全国药品监管人员教育培训规划教材

职业化专业化药品检查员培训教材

药品监督管理技能

国家药品监督管理局高级研修学院　组织编写

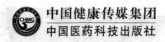

中国健康传媒集团

中国医药科技出版社

内容提要

  本书是"全国药品监管人员教育培训规划教材"之一，同时也是"职业化专业化药品检查员培训教材"。系根据2019年新修订的《中华人民共和国药品管理法》，由国家药品监督管理局高级研修学院组织专家和学者，为提高药品监管人员的监督管理技能而编写。本教材包含九章内容：药品行政许可、药品行政处罚、药品抽检、药品广告监管、药品网络销售监管、药品上市许可持有人制度下的监管、药品生产环节违法案件查办技能、药品流通环节违法案件查办技能、药品行政执法与刑事司法衔接。

  本书适用于药品监管人员、检查员教育培训，也可作为医药行业从业人员培训和自学用书。

图书在版编目（CIP）数据

  药品监督管理技能 / 国家药品监督管理局高级研修学院组织编写 . —北京：中国医药科技出版社，2020.7

  全国药品监管人员教育培训规划教材 职业化专业化药品检查员培训教材

  ISBN 978-7-5214-1846-0

  Ⅰ.①药… Ⅱ.①国… Ⅲ.①药品管理—质量管理—中国—职业教育—教材 Ⅳ.①R954

  中国版本图书馆CIP数据核字（2020）第085370号

美术编辑 陈君杞

版式设计 南博文化

出版 **中国健康传媒集团** | 中国医药科技出版社

地址 北京市海淀区文慧园北路甲22号

邮编 100082

电话 发行：010-62227427 邮购：010-62236938

网址 www.cmstp.com

规格 787×1092mm $\frac{1}{16}$

印张 13 $\frac{1}{2}$

字数 276千字

版次 2020年7月第1版

印次 2023年11月第6次印刷

印刷 三河市万龙印装有限公司

经销 全国各地新华书店

书号 ISBN 978-7-5214-1846-0

定价 **38.00元**

获取新书信息、投稿、为图书纠错，请扫码联系我们。

编者名单

主　编　罗　杰
副主编　杨占新
编　者　（以姓氏笔画为序）

王月明　王连水　王张明　许学先　杨　悦

杨占新　李　竹　宋　健　张宗利　张爱华

张海军　陈和平　罗　杰

前言
QIANYAN

　　为贯彻落实2019年修订的《中华人民共和国药品管理法》，提高药品监管人员的监督管理技能，加强药品监管队伍能力建设，国家药品监督管理局高级研修学院组织药品监管领域的专家、学者和长期从事药品监管工作的人员编写了本书。

　　本书以问题为导向，紧贴药品监管实际，共分为药品行政许可、药品行政处罚、药品抽检、药品广告监管、药品网络销售监管、药品上市许可持有人制度下的监管、药品生产环节违法案件查办技能、药品流通环节违法案件查办技能、药品行政执法与刑事司法衔接九部分，系统介绍了药品监管工作的基础知识和必要技能。教材在保持科学、严谨的理论体系构架的基础上，通过引入"学习导航""问题""知识链接""案例分析"等编写栏目，提升了教材的针对性和可读性。

　　本书是"全国药品监管人员教育培训规划教材"之一，同时也是"职业化专业化药品检查员培训教材"。该系列教材是在国家药品监督管理局有关领导和相关司局的大力支持下，由来自系统内外相关领域的权威专家编写而成，内容涵盖药品、医疗器械和化妆品等监管业务领域所需的理论与实务。希望广大药品监管人员和检查员认真学习，不断提升监督检查的能力和水平。

编　者
2020年1月

目录

第一章　药品行政许可

📝 学习导航

1. 掌握药品行政许可的主要项目、设定依据，药品注册、生产和经营等环节许可的实施要求。

2. 熟悉药品许可监督检查的方法和相关要求。

3. 了解药品行政许可的概念、特征与遵循的原则，实施药品行政许可的基本要求和程序规定。

2004年7月1日起施行的《中华人民共和国行政许可法》（以下简称《行政许可法》）对我国药品行政许可工作产生了深远影响，在保障和监督药品监督管理部门有效实施行政管理的同时，也对药品行政许可工作提出了现实的改革调整要求。2019年8月26日第十三届全国人大常委会第十二次会议第二次修订的《药品管理法》对药品行政许可事项作出了一些创新性规定。

第一节　药品行政许可概述

❓ 问题

　如何做到准确地实施药品行政许可，从而实现药品行政许可的目的呢？药品监督管理部门要实施哪些行政许可？

药品是直接关系人身健康和生命安全的特殊商品，其特殊性就在于药品具有社会公共性、专业技术性、种类复杂性、医用专属性、安全相对性和生命周期性。正是基于药品的特殊性，我国与世界各国通常的做法一样，对药品实行了严格的行政许可制度。

药品行政许可是我国药品监督管理部门对药品品种上市、药品生产、药品经营等事务进行事前监管的重要和有效手段。未经许可，药品不得上市、生产和销售。

一、药品行政许可的概念与特征

（一）药品行政许可的概念

《行政许可法》第二条规定："本法所称行政许可，是指行政机关根据公民、法人或者其他组织的申请，经依法审查，准予其从事特定活动的行为。"根据《行政许可法》对行政许可的界定，我们可以对药品行政许可赋予以下定义：药品行政许可，是指药品监督管理部门根据公民、法人或者其他组织的申请，经依法审查，准予其从事药品研制、生产、经营或者使用等活动的行为。

（二）药品行政许可的特征

药品行政许可具有以下几个特征：①根据行政管理相对人的申请产生；②需要通过药品监督管理部门审查；③是对从事药品研制、生产、经营、使用特定活动实施管理的行为；④是药品监督管理部门审查后准许申请人从事上述特定活动的行为。

二、药品行政许可的分类

按照功能属性可将药品行政许可划分为以下六类：①注册类许可，包括新药注册、仿制药注册等；②市场准入许可，包括药品生产许可、经营许可等；③信息服务许可，包括药品广告审批和互联网药品信息服务许可等；④证明文件类许可，对某些有特殊管理要求的药品，其购用、运输或者邮寄需要特殊的许可，如《药品类易制毒化学品购用证明》、麻醉药品和精神药品的运输证明、准予邮寄证明等；⑤产品审核登记类许可，包括《进口药品通关单》、麻醉药品和精神药品与蛋白同化制剂和肽类激素《进口药品口岸检验通知书》《生物制品批签发合格证》等；⑥资格、资质证书类许可，如执业药师资格证书等。

三、药品行政许可遵循的原则

药品行政许可必须遵循一定的原则，这些原则与药品行政许可实践息息相关，且贯穿药品行政许可工作的始终。

（一）许可法定原则

许可法定原则，是指药品行政许可的设定和实施，必须遵守法定的权限、范围、条件和程序。

1. 行政许可的设定　应当符合法定原则，包括三个方面的要求：①许可设定权由法律赋予；②有权设定许可的机关，应当按照许可法规定的设定许可事项的范围和程序以及立法法规定的立法程序，设定行政许可；③没有许可设定权的机关或者组织，一律不得设定行政许可。各级药品监督管理部门没有行政许可设定权，不得设定行政许可。

2. 行政许可的实施　应当符合法定原则，包括三个方面的要求：①必须遵守法定的权限，不得越权实施许可；②必须按照法定的条件审核后，根据申请人是否符合条件来决定是否准予许可；③必须按照法定的程序进行。

（二）公开、公平、公正原则

1. 公开原则　行政许可的设定和实施，都要向社会公开。药品行政许可贯彻公开原则应当注意五个问题：①行政许可的设定要公开，以便于社会公众知情和参与；②行政许可设定后，许可事项要公开，便于社会公众了解；③行政许可实施的条件、程序和期限要公开，便于社会公众了解和监督；④实施行政许可的过程和作出的行政许可决定，除涉及国家秘密、商业秘密或者个人隐私外，应当公开，允许公众查阅；法律、法规、规章规定实施行政许可应当听证的事项，或者药品监督管理部门认为需要听证的或其他可能涉及公共利益的重大许可事项，应当向社会公告，并举行听证；⑤对许可事项活动监督检查时，应当将监督检查的情况和处理结果予以记录，由监督检查人员签字后归档。公众有权查阅监督检查记录。

2. 公平原则　凡是符合法定条件和标准的药品行政许可申请人，都有获得药品许可的权利，并且这个权利是平等的，任何人或者组织都没有优先权。

3. 公正原则　药品监督管理部门在实施药品行政许可时，应当公正地对待每一个申请人，不得歧视和偏私。

（三）便民和效率原则

1. 便民原则　药品监督管理部门在实施药品行政许可过程中，要遵循行政许可法的规定，采取便利申请人办理药品许可的具体措施，包括除依法应当由申请人亲自到场申请的以外，允许申请人委托代理人申请办理药品许可；在办公场所公示药品许可的事项、依据、条件、程序、期限以及需要申请人提交的全部材料目录和申请书示范文本；设立行政审批大厅，集中、统一办理药品许可等措施。

2. 效率原则　药品监督管理部门为提高办理药品许可的效率，还可以通过提前介入、强化服务指导、特殊许可绿色通道等措施缩短办理时限。

（四）救济原则

救济原则，是指公民、法人或者其他组织对药品监督管理部门实施药品行政许可，享有陈述权、申辩权；有权依法申请行政复议或者提起行政诉讼；其合法权益因行政机关违法实施行政许可受到损害的，有权依法要求赔偿。

（五）信赖保护原则

信赖保护原则，其基本含义包含三层意思：①行政决定一旦作出，就被推定为合法有效；②行政机关对自己作出的行政行为或者承诺，应当恪守信用，不得擅自改变；③对确需改变的许可所给行政相对人造成的损失，行政机关应当给予补偿。

药品监督管理部门贯彻这一原则的要求包括：①公民、法人或者其他组织依法取得的药品行政许可受法律保护，药品监督管理部门不得擅自改变已经生效的行政许可；②药品行政许可决定作出后，该行政许可所依据的法律、法规、规章修改或者废止，或者准予行政许可所依据的客观情况发生重大变化的，为了公共利益的需要，药品监督管理部门可以依法变更或者撤回已经生效的行政许可。由此给公民、法人或者其他组织造成财产损失的，药品监督管理部门应当依法给予补偿。

四、药品行政许可的设定

（一）行政许可的设定

行政许可的设定，是指特定的国家机关依据法定权限和法定程序创设行政许可规范的活动。行政许可的设定本质上是一种立法行为。依照《行政许可法》的规定，可以设定行政许可的法律规范有法律、行政法规、地方性法规，以及省、自治区、直辖市人民政府规章；必要时，国务院可以采用发布决定的方式设定行政许可。部门规章和一般规范性文件不能设定行政许可。地方政府规章设定的行政许可（临时性行政许可）实施满一年需要继续实施的，应当提请本级人民代表大会及其常务委员会制定地方性法规。地方性法规和地方政府规章不得设定应当由国家统一确定的公民、法人或者其他组织的资格、资质的行政许可；不得设定企业或者其他组织的设立登记及其前置性行政许可；其设定的行政许可，不得限制其他地区的个人或者企业到本地区从事生产经营和提供服务，不得限制其他地区的商品进入本地区市场。

行政法规可以在法律设定的行政许可事项范围内，对实施该行政许可作出具体规定。地方性法规可以在法律、行政法规设定的行政许可事项范围内，对实施该行政许可作出具体规定。部门规章虽不具有行政许可设定权，但也可以在上位法设定的行政许可事项范围内，对实施该行政许可作出具体规定。法规、规章对实施上位法设定的行政许可作出的具体规定，不得增设行政许可；对行政许可条件作出的具体规定，不得增设违反上位法的其他条件。

（二）药品行政许可的设定依据

目前，药品行政许可事项的设定依据主要来源于以下三个层面。

1. 法律　如《药品管理法》和《疫苗管理法》。

2. 行政法规　如《药品管理法实施条例》《麻醉药品和精神药品管理条例》《易制毒化学品管理条例》《反兴奋剂条例》等。

3. 国务院决定　如2004年，国务院出台《对确需保留的行政审批项目设定行政许可的决定》（国务院令第412号），其中涉及11项药品行政审批事项，虽不是由法律、法规设定，但确有必要继续实施，因此予以保留。近几年来，国务院关于取消和调整行政审批项目作出了一系列决定。

五、药品行政许可的实施

行政许可的实施，是指行政机关依照行政许可设定的权限、范围、条件和程序，批准或者不批准公民、法人或者其他组织提出的行政许可申请的行政行为。由于药品研制、生产、经营和使用各环节都可能影响药品质量，都与人身健康和生命安全密切相关，因此法律、法规在不同环节都设定了必要的行政许可事项。根据相关法律、行政法规和国务院决定，目前我国药品行政许可事项有数十项。这些许可事项的实施主体主要为国家药品监督管理局（以下简称国家局）和各省、自治区、直辖市药品监督管理部门（以下简称省级局），个别为设区的市级、县级人民政府承担药品监督管理职责的部门（以下简称市、县级局）。

（一）国家药品监督管理局实施药品行政许可事项

国家药品监督管理局实施药品行政许可事项及设定依据详见表1-1。

表 1-1 国家药品监督管理局实施药品行政许可事项

序号	项目名称	设定依据
1	医疗机构配制的制剂调剂（跨省）审批	药品管理法
2	中药保护品种证书核发	中药品种保护条例
3	药物非临床研究质量管理规范（GLP）认证	药品管理法
4	疫苗类制品、血液制品、用于血源筛查的体外诊断试剂，以及国务院药品监督管理部门规定的其他生物制品销售前或进口时检验或审批	药品管理法
5	开展（涉及）麻醉药品和精神药品实验研究活动及成果转让审批	麻醉药品和精神药品管理条例
6	麻醉药品和精神药品进出口准许证核发	麻醉药品和精神药品管理条例
7	国产药品注册审批	药品管理法
8	进口药品（包括进口药品、进口药材、临时进口药品）注册审批	药品管理法
9	港澳台医药产品（包括进口药品、进口药材、临时进口药品）注册审批	药品管理法
10	麻醉药品和第一类精神药品全国性批发企业审批	麻醉药品和精神药品管理条例
11	放射性药品生产、经营企业审批	放射性药品管理办法

注：根据新修订的《药品管理法》，原药物临床试验机构资格认定已改为备案。

（二）中央指定地方实施药品行政许可事项

中央指定地方实施药品行政许可事项及设定依据详见表1-2。

表 1-2 中央指定地方实施药品行政许可事项

序号	项目名称	审批层级和部门
1	医疗机构配制的制剂品种和制剂调剂审批	药品监督管理部门（省）
2	药品生产企业许可	药品监督管理部门（省）
3	药品批发企业许可	药品监督管理部门（省）
4	药品零售企业许可	市人民政府负责药品监管的部门
5	医疗机构配制制剂许可	药品监督管理部门（省）
6	药品委托生产审批	药品监督管理部门（省）
7	生产第一类中的药品类易制毒化学品审批	药品监督管理部门（省）
8	经营第一类中的药品类易制毒化学品审批	药品监督管理部门（省）
9	购买第一类中的药品类易制毒化学品审批	药品监督管理部门（省）

序号	项目名称	审批层级和部门
10	科研和教学用毒性药品购买审批	药品监督管理部门（省、市、县）
11	麻醉药品和精神药品生产企业审批	药品监督管理部门（省）
12	区域性批发企业需就近向其他省、自治区、直辖市行政区域内的取得麻醉药品和第一类精神药品使用资格的医疗机构销售麻醉药品和第一类精神药品的审批	药品监督管理部门（省）
13	麻醉药品和第一类精神药品区域性批发企业经营审批、专门从事第二类精神药品批发企业经营审批	药品监督管理部门（省）
14	全国性批发企业向取得麻醉药品和第一类精神药品使用资格的医疗机构销售麻醉药品和第一类精神药品审批	药品监督管理部门（省）
15	区域性批发企业从定点生产企业购买麻醉药品和第一类精神药品审批	药品监督管理部门（省）
16	第二类精神药品零售业务审批	市、县人民政府负责药品监管的部门
17	麻醉药品和第一类精神药品运输证明核发	市、县人民政府负责药品监管的部门
18	麻醉药品和精神药品购买审批	药品监督管理部门（省）
19	麻醉药品和精神药品邮寄证明核发	市、县人民政府负责药品监管的部门
20	医疗单位使用放射性药品许可	药品监督管理部门（省）
21	蛋白同化制剂、肽类激素进出口审批	药品监督管理部门（省）
22	药品批发企业经营蛋白同化制剂、肽类激素审批	药品监督管理部门（省）
23	执业药师注册	药品监督管理部门（省）
24	药品广告审批	药品监督管理部门（省）
25	药品、医疗器械互联网信息服务审批	药品监督管理部门（省）
26	国产药品再注册审批	药品监督管理部门（省）
27	国产药品不改变药品内在质量的补充申请行政许可	药品监督管理部门（省）
28	国产药品注册初审	药品监督管理部门（省）
29	中药品种保护初审	药品监督管理部门（省）

注：根据新修订的《药品管理法》，原药品生产质量管理规范（GMP）认证、药品经营质量管理规范（GSP）认证已不再单独作为行政许可事项。

第二节　药品行政许可实施程序

? 问题

实施药品行政许可具体包括哪些程序？行政许可必须遵循的方式、步骤、时限和顺序分别是什么？

药品行政许可的实施程序，是指具有法定权限的药品监督管理部门从受理药品行政许可申请到作出是否准予、中止、收回或者撤销行政许可等决定必须遵循的方式、步骤、时限和顺序。本节主要介绍药品行政许可的申请与受理、审查与决定。

一、公示

《市场监督管理行政许可程序暂行规定》（国家市场监督管理总局令第16号）第四条规定："市场监督管理部门应当按照规定公示行政许可的事项、依据、条件、数量、实施主体、程序、期限（包括检验、检测、检疫、鉴定、专家评审期限）、收费依据（包括收费项目及标准）以及申请书示范文本、申请材料目录等内容。"

二、申请

药品行政许可的申请，是指公民、法人或者其他组织提出拟从事某项依法需要取得行政许可的涉药活动的意思表示。在申请环节应当注意以下内容。

（1）药品行政许可可以由申请人提出，也可以由申请人委托代理人提出。只要法律、法规和规章未规定必须由申请人到场提出的，都可以委托代理人申请。

（2）申请药品行政许可一般应当采取书面的形式。

（3）申请药品行政许可可以通过多种方式提出，包括信函、电报、电传、传真、电子数据交换和电子邮件等。

（4）申请人对申请材料实质内容的真实性负责。申请人要取得药品行政许可，必须符合法定条件。而要符合法定条件，保证申请材料实质内容的真实性是前提。如果用虚假材料骗取药品行政许可，不但骗取的药品行政许可要被撤销，有关人员还要被追究法律责任。同时，药品监督管理部门不得要求申请人提交与其申请的行政许可事项无关的技术资料和其他材料。

三、受理

药品行政许可的受理，是指药品监督管理部门对申请人提出的申请材料进行形式审查，并在规定期限内决定是否对其申请予以接受的活动。

（一）形式审查

药品监督管理部门在确定是否受理药品行政许可申请时，进行形式审查即可，主要包括以下内容。

（1）审查申请事项是否依法应当取得药品行政许可。如果申请事项依法不需要取得药品行政许可，应当即时告知申请人。

（2）审查申请事项是否属于本机关的职权范围。对于申请事项不属于本机关职权范围的，应当即时作出不予受理的决定，同时告知申请人向该药品行政许可事项的法定实施机关申请。如申请《医疗机构执业许可证》，药品监督管理部门无权受理，应告知向卫生行政部门申请。

（3）审查申请资料是否齐全。申请人是否按照法律、法规和规章等规定提交了符合规定数量、种类的申请材料。

（4）审查申请材料格式是否规范。行政机关应当对申请人提供的药品行政许可申请材料是否符合规定的格式进行审查。

（5）其他审查。如申请人是否属于无权提出药品行政许可申请的人，申请人提供的材料是否有明显的计算、文字错误等。申请人存在《药品管理法》第一百一十八条、第一百二十二条至一百二十六条、第一百四十一条、第一百四十二条规定的禁止从业情形的，应不予受理。

（二）作出是否受理的决定

药品监督管理部门对申请人提出的药品行政许可申请进行形式审查后，应当根据下列情况分别作出处理决定。

（1）申请事项依法不需要取得行政许可的，应当即时告知申请人不受理。

（2）申请事项依法不属于本部门职权范围的，应当即时作出不予受理的决定，并告知申请人向有关行政机关申请。

（3）申请材料存在错误，可以当场改正的，应当允许申请人当场更正。

（4）申请材料不齐全或者申请材料不符合法定形式要求的，应当当场或者在五日（本章行政许可期限方面的规定均以工作日计算，不含法定节假日）内一次性告知申请人需要补正的全部内容；逾期不告知的，自收到申请材料之日起即为受理。

（5）对申请人不能提供材料齐全且符合法定形式要求的药品行政许可申请，药品监督管理部门应当依法作出不予受理的决定。

（6）申请事项属于本部门职权范围，申请材料齐全、符合法定形式，或者申请人按要求提交全部补正材料的，应当予以受理。

药品监督管理部门受理或者不予受理行政许可申请，都应当出具加盖本部门专用印章并注明日期的书面凭证。

四、审查

药品行政许可的审查，是指药品监督管理部门对已经受理的药品行政许可申请材料的实质内容进行核查的过程。审查的目的主要有两方面：一是判断药品行政许可申请是否适法，即申请材料反映的情况与法律、法规规定取得该行政许可应当具备的条件是否一致；二是核查申请材料反映的实质内容是否真实。

（一）审查应遵守的规定

1. **一般审查** 药品监督管理部门受理药品行政许可申请后，要审查申请人是否符合法定的条件和标准。

2. **核查** 按照法定的条件和标准，需要对申请材料进行核实的，药品监督管理部门应当指派两名以上工作人员进行现场核查。

3. **两级审查** 需要两级药品监督管理部门先后进行审查的，下级部门在法定期限内审查完毕，并将初审意见和全部申请材料报上级部门。上级部门不得要求申请人重复提供申请材料。

4. **告知** 药品监督管理部门在审查时，发现药品行政许可事项直接涉及他人重大利益的，应当告知利害关系人，并且听取利害关系人的意见。

（二）审查的方式和要求

1. **书面审查** 审查药品行政许可申请最常用和最基础的方式。

2. **现场核查** 在实施药品行政许可过程中，仅进行书面审查难以掌握客观情况，或者难以判断申请材料的真实性，往往需要采取实地（现场）核查的方式。有的药品行政许可事项，虽然法律、法规或者规章没有明确规定，但现场核查不可或缺，如《药品生产许可证》核发。

3. **其他方式** 药品行政许可审查在必要时还可采用当面询问、听证、召开专家论证会或者技术审评会、检验检测等方式。

（三）重点审查内容

药品行政许可的条件，是为了实现药品行政许可设定目的要求必须具备的各种保证要素的总和。一般由法律、法规在设定行政许可事项时规定。药品监督管理部门在作出药品行政许可决定前必须依照法定条件对申请的适法性严格审查。

1. **法定条件审查** 通常情况下，法律对行政许可条件的设定比较原则，往往需要下位法的具体规定。

以药品经营许可为例，新修订的《药品管理法》规定："从事药品经营活动，除应当遵循方便群众购药外，应当具备第五十二条规定的条件：（一）有依法经过资格认定的药师或者其他药学技术人员；（二）有与所经营药品相适应的营业场所、设备、仓储设施如卫生环境；（三）有与所经营药品相适应的质量管理机构或者人员；（四）有保证药品质量的规章制度，并符合国务院药品监督管理部门依据本法制定的药品经营质量管理规范要求。"

为增强实施该行政许可事项的可操作性，《药品经营许可证管理办法》结合上位法的其他条文规定，对上述条件进行具体化：①有保证药品质量的规章制度；②企业、企业法定代表人或企业负责人、质量管理负责人无《药品管理法》规定的"十年直至终身禁止从事药品生产经营等活动"情形；③有与经营规模相适应的一定数量的执业药师，质量管理负责人具有大学以上学历，且必须是执业药师；④有能够保证药品储存质量要求的，与其经营品种和规模相适应的常温库、阴凉库、冷库。仓库中具有适合药品储存的专用货架和实现药品入库、传送、分检、上架、出库现代物流系统的装置和设备；⑤具有独立的计算机管理信息系统，能覆盖企业内药品的购进、储存、销售以及经营和质量控制的全过程；能全面记录企业经营管理及实施《药品经营质量管理规范》方面的信息；符合《药品经营质量管理规范》对药品经营各环节的要求，并具有可以实现接受当地药品监管部门（机构）监管的条件；⑥具有符合《药品经营质量管理规范》对药品营业场所及辅助、办公用房以及仓库管理、仓库内药品质量安全保障和进出库、在库储存与养护方面的条件。

2. 法定标准审查　药品行政许可申请除应当符合法定条件外，还应当符合相关的标准。通常认为，药品行政许可标准从属于药品行政许可条件，是药品行政许可条件的具体展开。

如《药品经营许可证管理办法》第六条规定："开办药品批发企业验收实施标准由国家药品监督管理局制定。开办药品零售企业验收实施标准，由各省级药品监督管理局制定，并报国家药品监督管理局备案。"这些验收实施标准也是实施药品行政许可应当遵照的依据。

五、决定

药品行政许可的决定，是指药品监督管理部门根据对药品行政许可申请的审查结果，作出是否准予行政许可决定的过程。

（一）决定的类型

1. 当场作出　对于申请人提交的药品行政许可申请，材料齐全、符合法定形式，药品监督管理部门能够当场作出决定的，应当当场作出。

2. 准予许可　对于申请人提交的药品许可申请，材料齐全、符合法定条件和标准的，药品监督管理部门应当在法定期限内，作出准予许可的决定。准予许可的决定作出后，应当向社会公开，可以在报纸上公布，也可以在政府网站上公布，还可以在本部门的办公场所公布。

3. 不予许可　对申请人提交的药品许可申请不符合法定条件、标准的，药品监督管理部门应当作出不予许可的决定。不予许可的决定必须是书面的，不能是口头的。作出不予许可决定，应当说明理由，且告知申请人有权依法申请行政复议或者提起行政诉讼。

（二）法定期限

为提高行政许可的实施效率，防止行政机关因办事拖延损害申请人的合法权益，《行政许可法》规定了行政许可的期限制度。所谓期限，即行政许可的实施程序整体及各个环节要求的时间上的限制。根据《行政许可法》的一般规定，从受理行政许可申请到作出行政许可决定的期限不得超出二十日。二十日内不能作出决定的，经行政机关负责人批准可以延长十日，并向申请人说明理由。但是，法律、法规另有规定的，应当依照其规定。

在药品法律、法规中，不同的行政许可事项期限也不相同。如《生物制品批签发管理办法》规定，承担批签发检验或者审核的药品检验机构受理批签发申请后，疫苗类制品应当在五十五日内完成，血液制品类制品应当在三十日完成，血源筛查试剂类制品应当在十五日内完成，其他类制品应当根据该制品检验周期确定其具体的检验或者审核时限等。如果在规定的时限内不能作出决定的，应当申请延期批准并向申请人说明理由。

一般来说，药品监督管理部门作出准予行政许可决定后，应当自作出决定之日起十日内向申请人颁发、送达行政许可证件。

（三）行政许可证件

行政许可证件是药品行政许可的法定凭证，一经药品监督管理部门颁发即具有法律效力。行政许可证件的法律效力取决于行政许可行为的法律效力，与行政许可行为的法律效力状态及其表现一致。行政许可证件的形式有：许可证或者其他许可证书；资格证、资质证或者其他合格证书；批准文件或者证明文件；法律、法规规定的其他行政许可证件等。

行政许可证件一般应当载明证件名称、发证机关名称、持证人名称、行政许可事项名称、证件有效期，有些证件还有编号（证号）。药品监督管理部门应当在证件上加盖本机关印章，标明发证日期。

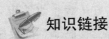 **知识链接**

行政许可证件的效力特性

行政行为的效力特性如公定力、确定力和拘束力等，一般也适用于行政许可证件，同时行政许可证件还具有证明力，但不具有执行力。

1. **公定力**　许可证件一经发放，一般即认定其合法有效从而具有法律效力。

2. **既定力**　权益的明确。行政许可机关向申请人发放许可证件，即表明许可机关认可，并同意被许可人可以行使一定的权利或从事一定的活动，被许可人也只有在领取了许可证件之后才能在许可的权利范围内进行活动。

3. **确定力**　申请人一经取得许可证件，许可机关非依法不得收回或撤销。被许可人与许可机关之间的关系是确定的。一般来说，只要被许可人在许可范围内依法从事活动，许可机关就不得改变行政许可。

4. **证明力**　被许可人可以持许可证件向许可机关、其他行政机关以及其他公民、组织证明自己行为的合法性。

5. **拘束力**　许可证件一经发放，被许可人必须在许可的范围内进行活动，不得违反；许可机关也不得随意加以干预，其他机关或组织、个人也不得侵犯其法定权利。

第三节　药品注册与医疗机构制剂注册

> **? 问题**
>
> 　　药品注册包括哪些内容，有哪些基本要求？如何开展药品注册？

一、药品注册管理

　　2001年《药品管理法》修订后，药品注册管理权限统一由国务院药品监督管理部门实施。国家药品监督管理部门先后四次颁布和修订《药品注册管理办法》，同时逐步完善了多部与药品注册管理相关的规章。2019年新修订的《药品管理法》对药品注册管理进行了具体的修改，增加了鼓励研发、创新和药品上市许可持有人等条款。

　　药品注册是一种依申请的行政行为，只有注册申请人主动申请才发生，行政主体不主动作出。药品注册申请人是指提出药品注册申请并承担相应法律责任的机构。境内申请人是指在中国境内合法登记并能独立承担民事责任的机构，境外申请人是指境外合法制药厂商。

　　药品注册的类别是按照中药、化学药和生物制品等进行分类的。其中，中药注册又分为：创新药、改良型新药、古代经典名方中药复方制剂、同名同方药等。化学药又分为：创新药、改良型新药、仿制药等。生物制品注册又分为：创新生物制品、改良型生物制品、已上市生物制品（包括生物类似药）等。

　　下面以化学药的创新药注册申请为例，说明审批的基本程序和要求。

　　创新药注册申请主要分两种情形：一是创新药临床试验申请，二是创新药生产申请。

（一）创新药物临床试验审批的基本程序和要求

　　（1）申请人完成支持药物临床试验的药学、药理毒理学等研究后，提出药物临床试验申请的，应当按照申报资料要求提交相关研究资料。经形式审查，申报资料符合要求的，予以受理。药品审评中心应当组织药学、医学和其他技术人员对已受理的药物临床试验申请进行审评。对药物临床试验申请应当自受理之日起六十日内决定是否同意开展，并通过药品审评中心网站通知申请人审批结果；逾期未通知的，视为同意，申请人可以按照提交的方案开展药物临床试验。

　　（2）开展药物临床试验，应当经伦理委员会审查同意。药物临床试验用药品的管理应当符合药物临床试验质量管理规范的有关要求。

　　（3）获准开展药物临床试验的，申办者在开展后续分期药物临床试验前，应当制定相应的药物临床试验方案，经伦理委员会审查同意后开展，并在药品审评中心网站提交相应的药物临床试验方案和支持性资料。

　　按照《药品审评中心与注册申请人沟通交流质量管理规范》要求，对创新药不同研发、申报时期，注册申请人可以与药审中心预约沟通交流。

（4）《药品管理法》第十九条第一款规定："开展药物临床试验，应当按照国务院药品监督管理部门的规定如实报送研制方法、质量指标、药理及毒理试验结果等有关数据、资料和样品，经国务院药品监督管理部门批准。国务院药品监督管理部门应当自受理临床试验申请之日起六十个工作日内决定是否同意并通知临床试验申办者，逾期未通知的，视为同意。其中，开展生物等效性试验的，报国务院药品监督管理部门备案。"

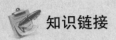

知识链接

药物临床试验

药物临床试验通常包括Ⅰ、Ⅱ、Ⅲ、Ⅳ期临床试验以及生物等效性试验等。

1. **Ⅰ期临床试验**　初步的临床药理学及人体安全性评价试验。其目的是观察人体对药物的耐受程度和药代动力学，为制定给药方案提供依据。

2. **Ⅱ期临床试验**　治疗作用初步评价阶段。其目的是初步评价药物对目标适应证患者的治疗作用和安全性，也包括为Ⅲ期临床试验研究设计和给药剂量方案的确定提供依据。可以根据具体的研究目的，采用多种形式，包括随机盲法对照临床试验。

3. **Ⅲ期临床试验**　治疗作用确证阶段。其目的是进一步验证药物对目标适应证患者的治疗作用和安全性，评价利益与风险关系，最终为药品上市许可申请的审查提供充分的依据。一般为具有足够样本量的随机盲法对照试验。

4. **Ⅳ期临床试验**　新药上市后应用研究阶段。其目的是考察在广泛使用条件下的药物的疗效和不良反应，评价在普通或者特殊人群中使用的利益与风险关系以及改进给药剂量等。

5. **生物等效性试验**　用生物利用度研究的方法，一般以药代动力学参数为指标，比较同一种药物的相同或者不同剂型的制剂，在相同的试验条件下，其活性成分吸收程度和速度有无统计学差异的人体试验。

根据药物研制规律，原则上药物临床试验可按照Ⅰ、Ⅱ、Ⅲ期的顺序实施，也可根据药物特点、适应证以及已有的支持信息，采用灵活的方式开展适用的试验。

（二）创新药物上市许可的基本程序和要求

（1）药品上市许可是申请人对拟在中国境内上市药品的安全性、有效性、质量可控性等完成研究评价后，向国家药品监督管理部门提出上市许可申请；提出药品上市许可的申请人应当具备与申报药品全生命周期管理相关的质量管理体系及风险管理体系等；申请人准备自行生产拟上市药品的，还应当具备符合生产质量管理规范要求的药品生产条件。

（2）药品上市许可申请受理后，药品审评机构应当在规定时限内组织完成初步审评，符合要求的,进入全面审评环节;不符合要求的,不予批准,发给《审批意见通知件》,并说明理由。

（3）药品审评机构收到申报资料后,组织药学、医学及其他技术人员对申报资料进行审评,必要时可以要求申请人补充资料,并说明理由。药品审评机构根据审评需要,可结合药品风险、日常监管、企业信用等信息,综合运用现场检查、药品检验等管理手段,开展技术审评。药品审评机构认为需要组织现场检查的,通知国家药品监督管理部门核查机构开展现场检查并明确具体检查要求,核查结果反馈药品审评机构;认为需要药品检验的,通知核查机构进行抽样,指定药品检验机构进行检验,检验结果反馈药品审评机构。

（4）对于审评结论为不通过的,药品审评中心应当告知申请人不通过的理由,申请人可以在十五个工作日内进行申诉。药品审评中心结合申请人的申诉意见进行综合评估,并反馈申请人。申请人对综合评估结果仍有异议的,药品审评中心应当按照规定,在五十个工作日内组织专家咨询委员会论证,并综合专家论证结果形成最终的审评结论。

（5）综合审评结论通过的,批准药品上市,发给药品注册证书。综合审评结论不通过的,不予批准,发给《药品上市许可不予批准通知书》。

二、医疗机构制剂注册申请

医疗机构制剂,是指医疗机构根据本单位临床需要经批准而配制、自用的固定处方制剂。固定处方制剂,是指制剂处方固定不变,配制工艺成熟,并且可在临床上长期使用于某一病症的制剂。

（一）医疗机构制剂注册的基本规定

《药品管理法》第七十四条规定:"医疗机构配制制剂,应当经所在地省、自治区、直辖市人民政府药品监督管理部门批准,取得医疗机构制剂许可证。无医疗机构制剂许可证的,不得配制制剂。"医疗机构配制的制剂,应当是本单位临床需要而市场上没有供应的品种。医疗机构配制的制剂,不得在市场销售。特殊情况下,经国务院或者省、自治区、直辖市人民政府药品监督管理部门批准,医疗机构配制的制剂可以在指定的医疗机构之间调剂使用。医疗机构制剂只能在本医疗机构内凭执业医师或者执业助理医师的处方使用,并与《医疗机构执业许可证》所载明的诊疗范围一致。

市场上已有供应的品种,含有未经国家局批准的活性成分的品种,除变态反应原外的生物制品,中药注射剂,中药、化学药组成的复方制剂,麻醉药品、精神药品、医疗用毒性药品、放射性药品,以及其他不符合国家有关规定的制剂,不得作为医疗机构制剂申报。

2005年6月22日,国家局发布了《医疗机构制剂注册管理办法（试行）》,同年8月1日开始实施。根据该办法,医疗机构制剂的申请人,应当是持有《医疗机构执业许可证》并取得《医疗机构制剂许可证》的医疗机构;未取得《医疗机构制剂许可证》或者《医疗机构制剂许可证》无相应制剂剂型的"医院"类别的医疗机构可以申请医疗机构中药制剂,但是必须同时提出委托配制制剂的申请。接受委托配制的单位应当是取得《医疗机构制剂许可证》的医疗机构或者取得《药品生产质量管理规范》认证证书的药品生产企业。委托配制的制剂剂型应当与受托方持有的《医疗机构制剂许可证》或者《药品生产质量管理规范》认证证书所载明的范围一致。

（二）医疗机构制剂注册的主要程序

（1）医疗机构完成临床前研究后，填写《医疗机构制剂注册申请表》，向所在地省级局或者其委托的市级局提出申请，报送有关资料和制剂实样。

（2）省级局对申报资料进行形式审查、决定受理或者不予受理。

（3）省级局在申请受理后十日内组织现场考察，抽取连续三批检验用样品，通知指定的药品检验所进行样品检验和质量标准技术复核。受委托的市级局在完成上述工作后将审查意见、考察报告及申报资料报送省级局，并通知申请人。

（4）接到检验通知的药品检验所在四十日内完成样品检验和质量标准技术复核，出具检验报告书及标准复核意见，报送省级局并抄送通知其检验的药品监督管理部门和申请人。

（5）省级局在收到全部资料后四十日内组织完成技术审评，符合规定的，发给《医疗机构制剂临床研究批件》。申请配制的化学制剂已有同品种获得制剂批准文号的，可以免于进行临床研究。

（6）医疗机构完成临床研究后，向所在地省级局或者其委托的市级局报送临床研究总结资料。

（7）省级局收到全部申报资料后四十日内组织完成技术审评，作出是否准予许可的决定。符合规定的，自作出准予许可决定之日起十日内向申请人核发《医疗机构制剂注册批件》及制剂批准文号，同时报国家局备案；不符合规定的，应当书面通知申请人并说明理由。

（三）医疗机构中药制剂注册的相关规定

2016年12月25日第十二届全国人民代表大会常务委员会第二十五次会议审议通过的《中华人民共和国中医药法》第三十二条规定："医疗机构配制的中药制剂品种，应当依法取得制剂批准文号。但是，仅应用传统工艺配制的中药制剂品种，向医疗机构所在地省、自治区、直辖市人民政府药品监督管理部门备案后即可配制，不需要取得制剂批准文号。"

该规定包括两层含义：①医疗机构配制的中药制剂品种，应当依照《药品管理法》的规定取得制剂批准文号；②仅应用传统工艺配制的中药制剂品种，向医疗机构所在地省、自治区、直辖市人民政府药品监督管理部门备案后即可配制，不需要取得制剂批准文号。

此外，《中华人民共和国中医药法》第二十八条规定："对市场上没有供应的中药饮片，医疗机构可以根据本医疗机构医师处方的需要，在本医疗机构内炮制、使用。医疗机构应当遵守中药饮片炮制的有关规定，对其炮制的中药饮片的质量负责，保证药品安全。医疗机构炮制中药饮片，应当向所在地设区的市级人民政府药品监督管理部门备案。

根据临床用药需要，医疗机构可以凭本医疗机构医师的处方对中药饮片进行再加工。"

（四）医疗机构制剂注册审查的其他规定

医疗机构配制制剂使用的辅料和直接接触制剂的包装材料、容器等，应当符合国家局有关辅料、直接接触药品的包装材料和容器的管理规定；医疗机构制剂的说明书和包装标签应当按照国家局有关药品说明书和包装标签的管理规定印制，其文字、图案不得超出核准的内容，并需标注"本制剂仅限本医疗机构使用"字样。说明书和包装标签由省级局根据申请人申报的资料，在批准制剂申请时一并予以核准。

医疗机构配制制剂，应当严格执行经批准的质量标准，并不得擅自变更工艺、处方、配制地点和委托配制单位。需要变更的，申请人应当提出补充申请，报送相关资料，经批准后方可执行。

第四节　药品生产、经营许可

> ### ? 问题
>
> 获得药品生产、经营许可应当具备哪些法定条件？开展药品生产、经营活动应当遵循哪些法定程序？

目前，针对不同的市场主体，药品生产、经营许可形式共有三种，即药品生产许可、药品经营许可和医疗机构配制制剂许可。其中，医疗机构配制制剂许可属于药品生产范畴。

一、药品生产许可

（一）药品生产许可的法定条件

《药品管理法》第四十二条规定了从事药品生产活动应当具备的条件。

（1）有依法经过资格认定的药学技术人员、工程技术人员及相应的技术工人。这一要求的目的是，保证从事药品生产人员具有相应的能力，以对药品生产的质量管理中的实际问题作出正确判断和处理。

（2）有与其药品生产相适应的厂房、设施和卫生环境。药品生产是一个十分复杂的过程，从原料进厂到成品合格出厂，涉及许多环节和管理，其中任何一个环节的疏忽，都可能导致药品质量不符合国家标准规定。因此，必须对药品生产实施全过程的管理和控制，以此来消灭产生污染、混淆和差错的隐患。

（3）有能对所生产药品进行质量管理和质量检验的机构、人员以及必要的仪器设备。药品生产企业的质量管理是以确定和达到药品质量所必需的全部职能和活动作为对象进行管理。能够对自己生产的药品进行质量管理和质量检验是国家对药品生产企业生产药品的最基本的要求。药品生产企业必须对生产药品的原辅材料、中间产品、环境状况、空气洁净度等级、水质情况等都要进行测试和监控，同时药品出厂前必须进行质量检验，符合法定标准后方可出厂销售。为此，开办药品生产企业必须建立能够实施质量管理和质量检验的机构，受企业负责人直接领导，对产品质量负责，对药品生产中的质量管理方面所出现的问题能够作出正确的判断和处理。

（4）有保证药品质量的规章制度，并符合国务院药品监督管理部门依据本法制定的药品生产质量管理规范要求。这些规章制度包括保证药品质量管理（包括技术标准、产品标准和卫生标准等）的各项规章制度，如工艺规程、验证规程；管理标准，如物料管理、留样管理；各项卫生要求等管理制度，并且做到实施标准时都要有相应的原始记录和凭证，同时要加强日常监督检查，以求实效；同时，从事药品生产活动，还要符合国务院药品监督管理部门依据《药品管理法》制定的药品生产质量管理规范要求，建立健全药品生产质量管理体系，保证药品生产全过程持续符合法定要求。药品生产企业的法定代表人、主要负责人对本企业的药品生产活动全面负责。

（二）药品生产许可的法定程序

从事药品生产活动，应当经所在地省、自治区、直辖市人民政府药品监督管理部门批准，取得药品生产许可证。省级药品监督管理部门依据《药品管理法》第四十一条和《药品管理法实施条例》的相关规定办理药品生产许可。

1. **形式审查** 省级药品监督管理部门根据申请人申报的申请材料进行形式审查。申请人应当对其申请材料全部内容的真实性负责。

2. **受理** 省级药品监督管理部门根据实际情况，依法作出是否受理的决定，并出具加盖本部门专用印章并注明日期的书面凭证，即《受理通知书》或者《不予受理通知书》。

3. **审查** 省级药品监督管理部门相关机构对申请人是否具备药品生产条件、是否符合药品法定要求进行审查。重点进行现场检查。

4. **决定** 省级药品监督管理部门根据审查情况，对符合要求的予以批准，核发《药品生产许可证》，并在网站予以公示；对不符合规定的，作出不予批准的书面决定，并说明理由，同时告知申请人享有依法申请行政复议或者提起行政诉讼的权利。

5. **文书送达** 可以通知申请人持受理通知单领取，也可以委托送达或者邮寄送达。

二、医疗机构配制制剂许可

（一）医疗机构配制制剂的法定要求

《药品管理法》第七十五条规定："医疗机构配制制剂，应当有能够保证制剂质量的设施、管理制度、检验仪器和卫生环境。医疗机构配制制剂，应当按照经核准的工艺进行，所需的原料、辅料和包装材料等应当符合药用要求。"

医疗机构配制制剂有其特殊性，如使用量不确定、规模小、储存时间短、针对性强、临床必需等，是药品生产企业所无法代替的。但由于医疗机构配制制剂也是一种药品生产过程，所以也应当按药品生产的要求进行规范管理，除必须具备的硬件（设施、检验仪器、卫生条件）外，也应具备各种管理程序和管理制度等软件。

（二）医疗机构配制制剂许可的法定程序

具体办理程序与药品生产许可的程序相一致，包括形式审查、受理、审查、决定、文书送达等。

（三）医疗机构配制中药制剂的规定

《中华人民共和国中医药法》第三十一条对医疗机构配制中药制剂作出规定："医疗机构配制中药制剂，应当依照《中华人民共和国药品管理法》的规定取得医疗机构制剂许可证，或者委托取得药品生产许可证的药品生产企业、取得医疗机构制剂许可证的其他医疗机构配制中药制剂。委托配制制剂，应当向委托方所在地省、自治区、直辖市人民政府药品监督管理部门备案。"

三、药品经营许可

（一）从事药品经营活动的法定条件

《药品管理法》第五十二条规定了从事药品经营活动应当具备的条件。

（1）有依法经过资格认定的药师或者其他药学技术人员。这些执业药师或其他药学技术人员在药品经营过程中负责该企业的药品管理、处方审核和调配、合理用药指导等专业性工作。

（2）有与所经营药品相适应的营业场所、设备、仓储设施和卫生环境。药品经营，从药品验收入库到出库销售，涉及储存温度、湿度控制等因素，这些因素都可能对药品质量产生影响。因此，必须对药品经营实施全过程的管理和控制，以此来消除各类隐患和风险。

（3）有与所经营药品相适应的质量管理机构或者人员。药品经营企业能够对所经营药品进行质量管理，是国家对药品经营企业经营药品的最基本要求。

（4）有保证所经营药品质量的规章制度，并符合国务院药品监督管理部门依据本法制定的药品经营质量管理规范要求。规章制度包括保证药品质量管理进货查验制度、购销记录制度、温湿度控制制度等，并且要有相应的原始记录和凭证。同时，从事药品经营活动，还要符合国务院药品监督管理部门依据《药品管理法》制定的药品经营质量管理规范要求，建立健全药品经营质量管理体系，保证药品经营全过程持续符合法定要求。

（5）遵循方便群众购药原则。既要防止药品经营企业多小散乱，出现恶性竞争现象，又要方便群众购药。

从事药品零售连锁经营活动的企业总部，应当具备以下条件：①企业质量负责人具有大学本科以上学历，质量负责人、质量管理部门负责人应当是执业药师；企业法定代表人、主要负责人、质量负责人、质量管理部门负责人无《药品管理法》规定的禁止从事药品经营活动的情形；②具有能够保证药品储存质量、与其经营品种和规模相适应的仓库，仓库中配备适合药品储存的专用货架和设施设备；③具有独立的计算机管理信息系统，能覆盖企业药品经营和质量控制全过程，并实现药品信息化追溯；④具有所经营药品相适应的质量管理机构和人员；⑤具有保证药品质量的规章制度，并符合药品经营质量管理规范的要求。

（二）药品经营许可的法定程序

1. **受理** 药品监督管理部门收到药品经营许可证申请后，应当根据下列情况及时作出处理：①申请事项不属于本部门职权范围的，应当即时作出不予受理的决定，发给《不予受理通知书》，并告知申请人向有关部门申请；②申请材料存在可以当场更正错误的，应当允许申请人当场更正；③申请材料不齐或者不符合法定形式的，应当当场或者在五个工作日内发给申请人《补正材料通知书》，一次性告知需要补正的全部内容；逾期不告知的，自收到申请材料之日起即为受理；④申请事项属于本部门职权范围，材料齐全、符合法定形式，或者申请人按要求提交全部补正材料的，发给申请人《受理通知书》。《受理通知书》注明的日期为受理日期。

2. **审核批准** 药品监督管理部门自受理申请之日起三十个工作日内，对申请材料进行审查，并依据检查细则组织现场检查。经材料审查和现场检查，符合条件的，予以批准，并自批准决定作出之日起五个工作日内核发药品经营许可证；不符合条件的，应当书面通知申请人并说明理由，同时告知申请人享有依法申请行政复议或提起行政诉讼的权利。现场检查、企业整改的时间，不计入审批时限。

国家鼓励、引导药品零售连锁经营。从事药品零售连锁经营活动的企业总部，应当建立统一的质量管理制度，对所属零售企业的经营活动履行管理责任。药品零售连锁经营企业收购、兼并其他药品零售企业时，如实际经营地址、经营范围未发生变化的，可按变更药品经营许可证办理。

第五节 药品行政许可监督检查

> **？ 问题**
>
> 被许可人获得药品行政许可前是否符合药品行政许可的条件和标准，获得药品行政许可后是否依法从事生产经营，往往需要通过监督检查才能发现和确认。那么，依据什么开展监督检查，开展监督检查都有哪些要求，采取什么方式进行监督检查，监督检查后，针对不同的检查结果，又该如何处理？

一、监督检查的内涵与依据

药品行政许可监督检查包括两方面：一是许可前核查，其结论是作出是否准予许可的重要依据；二是许可后对被许可人的行为实施监督检查，目的是为了确保被许可人切实履行法定义务，按照许可的法定要求从事特定的活动，其实质属于行政执法的范畴。

药品行政许可仅是对药品研制、生产、经营、使用等活动实施事前控制与管理的手段。可以说，在一定意义上事后监督比事前许可更重要。

被许可人对药品监督管理部门依法开展的监督检查应予配合。《药品管理法》第九十九条第一款规定："药品监督管理部门应当依照法律、法规的规定对药品研制、生产、经营和药品使用单位使用药品等活动进行监督检查，必要时可以对为药品研制、生产、经营、使用提供产品或者服务的单位和个人进行延伸检查，有关单位和个人应当予以配合，不得拒绝和隐瞒。"

二、监督检查的基本要求

1. **主体合法** 药品监督管理部门应按法定职权，对辖区内被许可人特定的涉药活动进行监督。开展监督检查时不得超越法定事务管辖权和法定地域管辖权。

2. **程序规范** 在监督检查时，药品监督管理部门应当指派两名以上检查人员参加。检查人员应当向被许可人出示执法证明文件。检查结果应以书面形式告知被检查单位。需要整改的应当提出整改内容及整改期限，并实施跟踪检查。

3. **信息归档** 药品监督管理部门对被许可人监督检查的情况和处理结果应予以记录，由监督检查人员签字后归档。监督检查的情况和处理结果，公众有权查阅。

药品监督管理部门应当在法律、法规、规章赋予的权限范围内，建立本辖区药品行政相对人的监管档案。档案内容包括药品行政许可情况、监督检查情况、药品质量抽查情况、不良行为记录和投诉举报等方面的内容。

4. **其他要求** 药品监督管理部门收到他人对被许可人从事违法活动的举报后，应当及时核实、处理。实施监督检查，不得妨碍被许可人正常的生产经营活动。检查人员不得索取或者收受被许可人的财物，不得谋取其他利益，对知悉的企业技术秘密和商业秘密应当保密。除法律、行政法规另有规定的外，药品监督管理部门对行政许可事项进行监督检查，不得收取任何费用。

三、监督检查的主要方式

1. **书面检查** 从减少行政执行成本、避免执法扰民的角度，书面检查是值得倡导的常用方式，但这种检查方式具有局限性，往往难以掌握被许可人客观、真实的情况，所以经常需要结合其他检查方式。

2. **现场检查** 对于药品行政许可审查环节，现场检查是对被许可人监督检查最常用的方式。很多情况下不经现场检查无法判断被许可人是否履行法定义务、是否存在违法违规行为，都需要现场检查后方能核实。

3. **抽样检查** 通常指对被许可人生产、经营的药品质量进行的监督检查。《药品管理法》规定，药品监督管理部门根据监督检查的需要，可以对药品质量进行抽查检验；对于国务院药品监督管理部门规定的生物制品、首次在中国销售的药品以及国务院规定的其他药品，在销售前或者进口时，必须经指定的药品检验机构检验等。

四、监督检查的结果处理

许可前的监督检查（核查），其结果是作出是否准予许可的重要依据。符合条件的，发给许可；不符合条件的，不予许可。

许可后对被许可人的行为实施监督检查，在监督检查结果的处理上，应把握好以下几种处理方式。

1. **撤回证件**　一般来说，作出的行政许可具有公定力、确定力，一经批准受法律保护，行政机关不得擅自改变。因此，在实践中撤回行政许可的案例比较罕见，除非是出现药品行政许可所依据的法律、法规修改或者废止，取消了原许可事项行政许可的规定，或者作出行政许可所依据的客观情况发生重大变化，必须对某药品生产、经营等活动加以禁止等情况。出现撤回的情形，给被许可人造成财产损失的，药品监督管理部门应当依法给予补偿。

2. **撤销证件**　《行政许可法》第六十九条所规定的撤销行政许可有特定的含义，专指行政许可在实施过程中本身存在违法因素，或者存在瑕疵，属于无效行政许可。因此，作出行政许可决定的行政机关或者其上级行政机关，根据利害关系人的请求或者依据职权，对被许可人获得的行政许可予以撤销。

可以撤销药品行政许可的情形有：①药品监管部门工作人员滥用职权、玩忽职守作出准予行政许可决定；②超越法定职权作出准予行政许可决定，违反法定程序作出准予行政许可决定；③对不具备申请资格或者不符合法定条件的申请人准予行政许可；④依法可以撤销行政许可的其他情形。

如果被许可人以欺骗、贿赂等不正当手段取得药品行政许可，药品监督管理部门应当予以撤销，并依照有关法律规定在一定期限内剥夺其再次申请的资格。

3. **吊销证件**　吊销行政许可证件是《中华人民共和国行政处罚法》（以下简称《行政处罚法》）规定的行政处罚的一个种类，适用于被许可人取得行政许可后有严重违法行为的情形。根据《行政处罚法》的规定，吊销只能由法律、法规设定。

《药品管理法》规定了一些吊销许可证的情形，如生产、销售假药，情节严重的，吊销药品生产许可证、药品经营许可证或者医疗机构制剂许可证；生产、销售劣药的，情节严重的，责令停产停业整顿直至吊销药品批准证明文件、药品生产许可证、药品经营许可证或者医疗机构制剂许可证；伪造、变造、出租、出借、非法买卖许可证或者药品批准证明文件，情节严重的，并处违法所得五倍以上十五倍以下的罚款，吊销药品生产许可证、药品经营许可证、医疗机构制剂许可证或者药品批准证明文件。

4. **注销证件**　根据《行政许可法》第七十条的规定，有下列情形之一的，行政机关应当依法办理有关行政许可的注销手续：①行政许可有效期届满未延续的；②赋予公民特定资格的行政许可，该公民死亡或者丧失行为能力的；③法人或者其他组织依法终止的；④行政许可依法被撤销、撤回，或者行政许可证件依法被吊销的；⑤因不可抗力导致行政许可事项无法实施的；⑥法律、法规规定的应当注销行政许可的其他情形。

药品行政许可证件被撤回、撤销、吊销或者注销后，都意味着原行政许可的消亡，原许可机关应当办理注销手续。

? 思考题

1. 药品行政许可应当遵循哪些基本原则?

2. 药品行政许可实施的基本程序有哪些?

3. 药品监督检查的基本要求和主要方式是什么?

4. 如何把握药品行政许可证件的撤回、撤销、吊销和注销?

第二章　药品行政处罚

✏️ 学习导航

1. 掌握行政处罚的概念、基本原则、办案程序、裁量规则以及文书的制作规范等的相关知识。
2. 熟悉行政处罚的种类、行政处罚证据运用和法律适用。
3. 了解行政处罚管辖、行政强制措施的运用和案件协查的相关规定。

《中华人民共和国行政处罚法》是我国行政法律体系中的一部基本法，它对行政处罚的设定、行政处罚的实施机关、行政处罚的程序、行政处罚的执行都做出了规范。行政处罚是药品监督管理部门主要的监管手段。药品行政处罚是药品监督管理部门实施最多的行政手段之一。学习和掌握其基本知识，对于药品监督管理部门的行政执法人员来说是一项基本功。

第一节　药品行政处罚概述

❓ 问题

药品行政处罚必须遵循行政处罚的基本原则，如果背离这些基本原则，就会导致行政处罚偏离执法目的。那么，如何才能准确地实施行政处罚，从而实现执法的目的呢？

一、药品行政处罚的概念

2021年7月15日起施行的《行政处罚法》第二条规定："行政处罚是指行政机关依法对违反行政管理秩序的公民、法人或者其他组织，以减损权益或者增加义务的方式予以惩戒的行为。"这一定义包括五个方面的内涵：①行政处罚的实施主体是行政机关，法律、法规授权的具有管理公共事务职能的组织实施行政处罚是行政机关权力的延伸；②行政处罚针对的是公民、法人或者其他组织违反行政管理秩序的行为；③行政处罚的方式是减损权益或者增加义务；④行政处罚的对象是外部相对人的公民、法人或者其他组织；⑤行政处罚的目的是"惩戒"。

因此，药品行政处罚，是指药品监督管理机关在其职权范围内依法对违反药品行政管理秩序的公民、法人或者其他组织，以减损权益或者增加义务的方式所给予的特定的惩戒。

二、药品行政处罚的基本原则

我国行政处罚的基本原则是药品行政处罚应当遵循的原则。依据《行政处罚法》，主要有如下几个原则。

1. **处罚法定原则**　该原则是《行政处罚法》的最重要的原则。处罚法定原则要求：实施行政处罚的行政机关及其职权法定；行政处罚的种类法定；行政处罚的依据法定；受处罚的行为法定；行政处罚的程序法定。

2. **公正公开原则**　公正被认为是执法者应具有的品质，意味着平等地对待当事人各方，不偏袒任何人，平等和公正地适用法律。公开的具体要求：行政处罚的依据必须公开；实施行政处罚的工作人员必须公开身份；行政机关作出处罚前，必须向行政相对人告知处罚的事实、依据、理由；行政处罚的听证除法律有特别规定的以外，必须公开进行。

3. **过罚相当原则**　《行政处罚法》规定，设定与实施行政处罚必须以事实为依据，与违法行为的事实、性质、情节以及社会危害程度相当。

4. **处罚与教育相结合原则**　行政处罚的直接目的，是纠正违法行为，对违法者和社会公众进行教育，提高其法治观念，使社会公众自觉遵守法律、维护法律。

三、药品行政处罚的分类

根据《行政处罚法》第九条的规定，行政处罚的种类有以下六种。

1. **警告、通报批评**　两者属于申诫罚。警告是指行政机关对有违法行为的公民、法人或者其他组织提出警示和告诫，使其认识所应负责任的一种处罚。通报批评主要表现为行政机关在一定范围内对违法行为人的违法事实予以公布，借此既制裁和教育违法者，又广泛教育他人。

2. **罚款、没收违法所得、没收非法财物**　三者属于财产罚。罚款是指行政机关责令有违法行为的公民、法人或者其他组织在一定期限内缴纳一定数量货币的处罚行为。没收违法所得与没收非法财物指国家行政机关将违法所得与非法财物收归国有的行政处罚，具有强制性与无偿性特征。较罚款而言，其惩戒程度更为严厉，在适用程序上要求也相对更为严格。

3. **暂扣许可证件、降低资质等级、吊销许可证件**　三者属于资格罚。指行政机关对有违法行为的公民、法人或者其他组织，通过暂扣、吊销许可证件、降低资质等级的方式暂时剥夺或者永久剥夺其从事生产或经营权利的行政处罚。

4. **限制开展生产经营活动、责令停产停业、责令关闭、限制从业**　四者属于行为罚。指行政机关对违反法律法规的当事人，在一定期限内或者永久剥夺其从事某项生产经营活动权利的行政处罚。

5. **行政拘留**　是指法定的行政机关依法对违反行政法律规范的人，在短期内限制其人身自由的一种行政处罚。

6. **法律、行政法规规定的其他行政处罚**　这是兜底规定。前面五类行政处罚在实践中运用频率较高，具有基础性与代表性，但除此之外，现行法律、行政法规中的其他行政处罚以及未来立法中可能出现的行政处罚也属于合法有效的行政处罚种类，兜底规定将其涵盖其中。

根据《药品管理法》及其实施条例的规定，药品行政处罚的种类主要有警告、罚款、没收违法所得、没收非法财物、责令停产停业、责令关闭、吊销许可证件、限制从业、行政拘留等。其中，吊销药品批准证明文件、吊销药品生产许可证、吊销药品经营许可证、吊销医疗机构制剂许可证均属于吊销许可证件。

四、药品行政处罚的管辖

依据《行政处罚法》，药品行政处罚的管辖主要有以下四种。

1. **地域管辖**　又称"区域管辖"，是指在同级行政处罚机关之间处理违法行为的分工和权限。《行政处罚法》第二十二条规定："行政处罚由违法行为发生地的行政机关管辖，法律、行政法规、部门规章另有规定的，从其规定。"这一条确定了行政处罚地域管辖的一般原则。"违法行为发生地"，包括违法行为的实施地、结果发生地和发现地等。目前，单行法律和行政法规对管辖原则的特殊规定主要如下：①由违法行为人所在地行政机关管辖；②由最先查处的行政机关管辖。

2. **级别管辖**　不同层级的行政机关在管辖和处理行政违法行为上的分工和权限。《行政处罚法》第二十三条规定："行政处罚由县级以上地方人民政府具有行政处罚权的行政机关管辖。法律、行政法规另有规定的，从其规定。"

3. **指定管辖**　两个或两个以上行政机关对管辖权发生争议时，由共同的上一级行政机关以决定的方式指定某一行政机关管辖。《市场监督管理行政处罚程序规定》（国家市场监督管理总局令第2号，根据2021年7月2日国家市场监督管理总局令第42号《国家市场监督管理总局关于修改〈市场监督管理行政处罚程序暂行规定〉等二部规章的决定》修正，以下简称《程序规定》）第十二条、第十三条规定："对当事人的同一违法行为，两个以上市场监督管理部门都有管辖权的，由最先立案的市场监督管理部门管辖。对管辖权有争议的，应当自发生争议之日起七个工作日内协商解决；协商不成的，报请共同的上一级市场监督管理部门指定管辖，也可以直接由共同的上一级市场监督管理部门指定管辖。"第十四条规定："市场监督管理部门发现立案查处的案件不属于本部门管辖的，应当将案件移送有管辖权的市场监督管理部门。受移送的市场监督管理部门对管辖权有异议的，应当报请共同的上一级市场监督管理部门指定管辖，不得再自行移送。"第十六条规定："报请上一级市场监督管理部门管辖或者指定管辖的，上一级市场监督管理部门应当在收到报送材料之日起七个工作日内确定案件的管辖部门。"

4. **管辖转移**　《程序规定》第十五条规定："上级市场监督管理部门认为必要时，可以将本部门管辖的案件交由下级市场监督管理部门管辖。法律、法规、规章明确规定案件应当由上级市场监督管理部门管辖的，上级市场监督管理部门不得将案件交由下级市场监督管理部门管辖。上级市场监督管理部门认为必要时，可以直接查处下级市场监督管理部门管辖的案件，也可以将下级市场监督管理部门管辖的案件指定其他下级市场监督管理部门管辖。下级市场监督管理部门认为依法由其管辖的案件存在特殊原因，难以办理的，可以报请上一级市场监督管理部门管辖或者指定管辖。"

第十七条规定："市场监督管理部门发现立案查处的案件属于其他行政管理部门管辖的，应当及时依法移送其他有关部门。发现违法行为涉嫌犯罪的，应当及时将案件移送司法机关，并对涉案物品以及与案件有关的其他材料依照有关规定办理交接手续。"

第二节 药品行政处罚证据运用

 案例

　　某医院于2012年10月至2013年5月期间，购进使用进口拉米夫定片（商品名贺普丁片，标示为某制药公司生产，规格100mg／片×14片，批号B046512）共计60盒。经查证，该医院是从当地合法医药公司购进的，其购进记录完整，履行了相关的法定义务。当地药品监督管理部门认定该医院使用假药，依据是某公司（中国）投资有限公司的鉴定函及其授权声明。鉴定函称，标示为"贺普丁"的进口药品，批号为B046512，生产日期2011-07，有效期2014-07，非我公司所产，系假冒。授权声明称，发现以下批号的产品中有假药出现，其中有进口包装B046512。仅凭厂家声明认定假药，证据是否充足？

一、证据属性

　　按《程序规定》第二十三条第一款的规定，证据包括书证、物证、视听资料、电子数据、证人证言、当事人的陈述、鉴定意见、勘验笔录、现场笔录，与新修订的《行政诉讼法》第三十三条所列证据基本相同。证据是用以证明案件真相的客观事实，但并非一切客观事实、证据材料都能作为认定案件事实的证据，只有符合法律、法规、规章关于证据的规定，根据证据的属性，经查证属实，才能作为认定案件事实的根据。

　　1. **证据的合法性**　　运用证据的主体要合法，每个证据来源的程序要合法，证据必须具有合法形式，证据必须经法定程序查证属实。证据的合法性是证据客观性和关联性的重要保证，也是证据具有法律效力的重要条件。最高人民法院《关于行政诉讼证据若干问题的规定》第五十五条明确了行政诉讼中的合法性审查方式："法庭应当根据案件的具体情况，从以下方面审查证据的合法性：（一）证据是否符合法定形式；（二）证据的取得是否符合法律、法规、司法解释和规章的要求；（三）是否有影响证据效力的其他违法情形。"并且在第五十七条及第五十八条规定了对非法证据予以排除："以违反法律禁止性规定或者侵犯他人合法权益的方法取得的证据，不能作为认定案件事实的依据"。

　　2. **证据的真实性**　　即客观性，是指证据事实必须是伴随着案件的发生、发展的过程而遗留下来的，不以人们的主观意志为转移而存在的事实。真实、客观是证据最基本的因素和特征。最高人民法院《关于行政诉讼证据若干问题的规定》第五十六条规定了对证据真实性的审查方式："法庭应当根据案件的具体情况，从以下方面审查证据的真实性：（一）证据形成的原因；（二）发现证据时的客观环境；（三）证据是否为原件、原物，复制件、复制品与原件、原物是否相符；（四）提供证据的人或者证人与当事人是否具有利害关系；（五）影响证据真实性的其他因素。"可见，对证据客观性的探究主要在于：①要摒除办案人员的个人主观臆断，确保其判断符合经验法则及逻辑规律，防止传闻证据中的想象、假设、推理、臆断、虚构等成分被作为定案证据使用；②厘清案件事实的发展轨迹，从表面的"客观"表象中查找案件事实的来龙去脉；③查证证据的真实来源，剔除伪证，排除合理怀疑。

3. 证据的关联性 证据必须同案件事实存在某种联系。如果证据与该事实关系极为微小，或者没有足够的证据价值，那就是无关联性的。具体又可分为"逻辑相关性"和"法律相关性"，前者指逻辑上具有证明某个命题的任何趋势，后者指"一项证据的证明力足以支持在考虑该证据时带来的延迟、耗费、损害或者混淆的正当性"，体现的是证明能力和作为证据的证明价值。

> **分析**
>
> 本节案例中，这里的证据有缺陷：一是鉴定函并非标示的某制药公司出具，其鉴定函和授权声明的证明效力有限；二是某公司（中国）投资有限公司声明中只说明该批号中有假药出现，并没有说凡是该批号的药品都是假药，证据的关联性较差。由于以上两点，在案件的定性上就产生了疑问，稳妥的做法应当是将查获的可疑药品按程序抽样后，送药品检验机构进行检验。

二、证据规则

证据规则是指确认证据的范围、调整和约束证明行为的法律规范的总称。我国行政法体系中尚无《美国联邦证据规则》那样的法典化的证据法，相应的证据规则散见于《行政处罚法》《行政强制法》等法律、法规及司法解释以及各执法部门制定的行政处罚程序规定中。

《行政诉讼法》中对证据规则作出了相应的规定。按该法第七十条的规定，主要证据不足的，人民法院判决撤销或部分撤销，并可以判决被告重新作出行政行为。根据该规定，法院如认为被诉行政处罚的事实认定属于主要证据不足，就会否定行政机关的事实认定，撤销处罚决定。

《行政诉讼法》及相关司法解释等所确立的诉讼证据规则，虽然不是在行政执法办案过程中所直接适用的，如最高人民法院《关于执行<中华人民共和国行政诉讼法>若干问题的解释》《关于行政诉讼证据若干问题的规定》等，但行政诉讼是对行政处罚案件合法性的最终评价，所以上述诉讼证据规则同样对行政处罚案件证据规则产生作用。

三、证据收集

（一）证据的种类与收集方法

根据《行政诉讼法》《程序规定》，药品行政处罚证据主要有八类：书证、物证、视听资料、电子数据、证人证言、当事人的陈述、鉴定意见、勘验笔录或现场笔录。

1. 书证 以文字、图形等形式以证明案件事实情况的书面文件或物品。收集书证时应当注意以下三点。

（1）应力求取得原件　收集原件确有困难时，可以收集与原件核对无误的复印件、照片或节录本，但必须注明"与原件相同"等字样。

（2）应注明出处并加盖印章　收集由有关部门保管的书证原件的复制件、影印件或者抄录件的，一定要注明出处，并经该部门核对无异后加盖其印章。

（3）应当附有说明材料　收集报表、图纸、科技文献等书证的，应当附有说明材料。

2.　**物证**　以自身存在的外部形态等存在状况和物质属性来证明待证事实的物品或痕迹。物证的收集方法主要如下。

（1）现场检查　通过现场检查，发现和提取一定的物证。

（2）查封、扣押　必须履行合法的手续和程序。

（3）先行登记保存　在登记保存期间，当事人或者有关人员不得销毁或转移被保存的物品。

（4）抽样取证　行政执法人员在收集证据的过程中，从总体物证中取出个别样品进行抽验、鉴定，确定该批物证是否存在法律上关联的证据。

3.　**视听资料**　以利用录音、录像、电子计算机及电磁设备等高科技方式贮存和反映的与案件有关的数据和资料来证明案件真实情况的一种证据，包括录像、录音、传真资料等。视听资料的收集应当注意以下问题。

（1）收集有关资料的原始载体。提供原始载体确有困难的，可以提供复制件。

（2）注明制作方法、制作时间、制作人和证明对象等。因为视听资料的复制不仅简单，而且复制件与原始载体很难区分，因此，为了保证视听资料的可靠性，不论是原始载体还是复制件，都要求注明制作方法、制作时间、制作人和证明对象等。

（3）声音资料应当附有该声音内容的文字记录。

4.　**电子数据**　以数字化形式存储、处理、传输的，能够证明案件事实的数据。执法人员应当收集电子数据的原始载体。收集原始载体有困难的，可以采用书式固定、拍照摄像、拷贝复制、委托分析方式取证，并应注明制作方法、制作时间、制作人和证明对象等。

5.　**证人证言**　证人就其所知悉的案件情况所作出的陈述。收集证人证言时应当注意以下问题。

（1）证人要具备资格。证人应当具备四个条件：①证人所体验的应当是过去已发生的事实。由于案件是已经发生且不可复现的事实，所以证人具有不可替代性。②证人应当是除当事人之外的第三人。当事人对案件情况的陈述不属于证人证言。③证人应是自然人。证人应当就其知悉的事实进行陈述，只有自然人才具有证人资格。④能够辨别是非、正确表达的人才能作为证人。不能正确表达意志的人不能作证。

（2）写明证人的姓名、年龄、性别、职业、住址等基本情况，并附有居民身份证复印件等证明证人身份的文件。

（3）证人签名，不能签名的，应当以盖章、按指纹等方式证明，并注明出具日期。

（4）询问证人时，应当告知其做伪证的法律责任。

6.　**当事人的陈述**　与案件本身有直接利害关系的当事人向行政执法机关作出的与案件有关的法律事实或证据事实的叙述。一般来说，当事人对案件事实有着最直接、全面、具体的了解，他们对有关案件事实的客观陈述有利于执法人员查明案件事实。但同时，由于案件处理结果与当事人的自身利益密切相关，所以，行政机关在采纳当事人的陈述时要做审慎的审核。

7. **鉴定意见**　鉴定人运用自己的专业知识和技能，对案件中所涉及的某些专业性问题进行分析、判断后所作出的结论性意见。例如鉴定书证的真伪，鉴定公文印章的真伪等。鉴定意见是意见证据，而不是案件事实本身。这也是鉴定意见与书证、物证、证人证言等最根本的区别。

8. **勘验笔录或现场笔录**　执法人员对于现场、物证进行勘验或检查时，对勘验或检查过程、方法和结果所作出的文字记录。勘验或检查的目的是发现实物证据，并要了解实物证据被发现时所处的状态、位置、相互关系等情况。

（二）证据收集的一般要求

收集证据时，除了遵守各类证据的具体规定外，还应当做到以下几点。

1. **依法收集**　法律、法规对调查收集证据在程序和方式上有严格要求。只有通过合法的程序和方式收集的证据才是合法证据。

2. **公正客观**　公正要求行政机关在收集证据时要客观、全面，不偏不倚，既要收集对当事人不利的证据，也要收集对当事人有利的证据。

3. **及时准确**　案件办理时应当尽快着手进行证据的收集，以免由于自然条件的变化、人为因素的影响或其他原因，造成证据灭失或难以寻找。

4. **全面深入**　收集证据要深入，凡是与案件有关的一切单位和个人都应当调查、询问，对于各种形式的证据，都应当尽可能地收集。

四、证据审查

证据审查，是指对证据材料进行分析、研究和判断，以鉴别其真伪，确定其有无证明力以及证明力大小的一种认识活动。在发现、收集、优选证据过程中，贯穿始终的是证据审查，即对于收集的证据进行分析、研究和鉴别，找出它们与案件事实之间的客观联系，根据证据规则分析证据材料的证据能力和证明力，从而对案件事实作出正确认定。行政机关审查判断证据后认定其具有证据能力和证明力的，即可直接作为处理案件的依据。

（一）证据审查的主要内容

证据审查以确定证据的客观真实性、判断证据的证明力作为基本任务。鉴别其真伪，去伪存真，同时，还应解决案件中的每一个证据是否真实和有无证明力、证明力大小，以及解决作为定案根据的整个案件的证据是否充分的问题。从其与案件事实之间是否存在某种联系，存在什么样的联系，判断其是否具有可证性及其证明力大小，以明确证据的关联性及其实际证明作用的问题。具有关联性的证据才具有可采性，但证据关联性的基础前提是证据的客观性，"当证据的相关性取决于某事实是否存在时，必须提出足以支持认定该事实确实存在的证明"，否则并不具有证据资格，更无证据能力。

（二）证据审查的方式

证据审查原则以肯定的方式要求执法者认定事实以有证据存在为前提，禁止以非理性的方法判断事实，既不得以证据以外的其他客观现象认定事实，也不得仅凭个人的主观推测和印象来认定事实。最高人民法院《关于行政诉讼证据若干问题的规定》第五十四条规定："法庭应当对经过庭审质证的证据和无须质证的证据进行逐一审查和对全部证据综合审查，遵循法官职业道德，运用逻辑推理和生活经验，进行全面、客观和公正的分析判断，确定证据材料与案件事实之间的证明关系，排除不具有关联性的证据材料，准确认定案件事实。"

（三）证据审查的基本方法

证据必须具有证明价值，即有助于证明或者证伪案件事实。但是，任何一个证据都不可能自我证明其真实性，所以必须结合全案的证据进行综合的判断审查。对证据证明价值的判断需要立足于知识、常识和经验，同时需要符合逻辑法则。

1. **单个证据的审查判断**　对单个证据的真实性、关联性和合法性的审查判断。

2. **多个证据的审查判断**　对多个证据进行比对审查，不仅要找出它们之间的相同点和差异点，而且要分析这些相同点和差异点，看其是否合理，是否符合客观实际。一是纵向比对审查，即对同一个人就同一案件事实提供的多次陈述进行前后比对，看其陈述的内容是否前后一致，有无矛盾；二是横向比对审查，即对证明同一案件事实的不同证据进行并列比对，看其内容是否协调一致，有无矛盾。

3. **全案证据的审查判断**　对案件中所有证据材料进行综合的分析、研究与鉴别，看其内容和反映的情况是否协调一致，能否相互印证，能否证明案件的全部事实。对全案证据进行审查判断时，既要注意鉴别实物证据的真伪，也要注意分析言词证据的真假；既要注意符合自己原先设想或者推断的证据，也要注意与原先设想或者推断不相符合的证据，切忌片面性和倾向性。

4. **审查案件证据的来源**　在行政处罚案件中，虽然尚未要求在现场笔录中记录现场提取证据的情况，但是不代表证据的来源一项可以被忽略。在证据提取单等材料上，应注明提取证据的时间、地点等要素，并经当事人或者证据提供人确认，以表明证据的来源和取得程序的合法性，增强证据的法律效力。

（四）证据审查的标准

定案证据所应达到的标准，即应能将案件事实证明到"清楚"，且证据自身达到"确实、充分"的程度。

1. **据以定案的证据均已查证属实**　即具有客观性、关联性和合法性，不仅具有合法形式，有合法来源，还应当能够相互印证，互相证明真实性。

2. **案件事实均有必要的证据予以证明**　对认定的事实、对解决争议、排除证据间矛盾的事实均由证据作为依据，没有证据证明的事实不得认定。比如，当事人的主观情绪、对执法工作的阻挠等，不能仅凭执法人员的感受去认定，必须要有相应的如对当事人的行为、语言的记录等证据。

3. **证据之间、证据与案件事实之间的矛盾得到合理的排除** 比如一名证人称案发时间是一月，另一名证人称案发时间是二月，当事人称案发时间是三月，证据之间就存在矛盾，那么就需要根据证据查明实际情况。比如第一位证人看到的实际是当事人在一月租赁门市，第二位证人看到的实际是当事人在二月装修门市，而当事人实际是在三月才开始违法经营活动。

4. **对案件事实的证明结论是唯一的，排除了其他的可能性** 这类似于刑事诉讼中的"疑罪从无"原则。存在其他可能性的，就可能造成事实认定错误，比如当事人的认定，是甲某还是乙某应当确定，不能够说"可能"是甲某，也"可能"是乙某等。

（五）常见证据的审查判断

1. 书证的审查判断

（1）审查书证的制作情况 查明制作人是否制作了该文件，对书证的制作过程进行审查；书证的获得情况；书证的内容与形式；书证与案件事实有无联系；书证本身所属的类型。

（2）审查判断书证的方法 既可以采用辨认的方法，也可以采取鉴定等方法。同时也要注意把书证同案内其他证据和案件情况联系起来进行比较分析，看其是否一致，能否相互印证，以辨别其真伪。

2. 物证的审查判断

（1）审查物证的客观情况 查明是否伪造和有无发生变形、变色或变质的情况；与案件事实有无客观联系，比如某种物证是否在案发现场等；物证的来源，查明物证是原物还是同类物或复制品。

（2）审查判断物证的方法 既可以采用将物证交由当事人、证人进行辨认的方法，也可以采用鉴定的方法。但最重要的还是把物证和全案其他证据联系起来进行对照分析，从中发现矛盾，并进一步认真查证，以消除矛盾、鉴别真伪。照片作为物证的拍摄时间、拍摄人员等可能出现争议，可以与现场检查笔录等证据材料进行核对、印证。

3. 电子数据证据 关于电子数据的规定，可以参照最高人民法院 最高人民检察院 公安部《关于办理刑事案件收集提取和审查判断电子数据若干问题的规定》（法发〔2016〕22号）。其第一条规定："电子数据包括但不限于下列信息、电子文件：（一）网页、博客、微博客、朋友圈、贴吧、网盘等网络平台发布的信息；（二）手机短信、电子邮件、即时通信、通讯群组等网络应用服务的通信信息；（三）用户注册信息、身份认证信息、电子交易记录、通信记录、登录日志等信息；（四）文档、图片、音视频、数字证书、计算机程序等电子文件。"对此应当着重审查以下内容：①是否随原始存储介质移送；在原始存储介质无法封存、不便移动或者依法应当由有关部门保管、处理、返还时，提取、复制电子数据是否由二人以上进行，是否足以保证电子数据的完整性，有无提取、复制过程及原始存储介质存放地点的文字说明和签名；②收集程序、方式是否符合法律及有关技术规范；经勘验、检查、搜查等侦查活动收集的电子数据，是否附有笔录、清单，并经侦查人员、电子数据持有人、见证人签名；没有持有人签名的，是否注明原因；远程调取境外或者异地的电子数据的，是否注明相关情况；对电子数据的规格、类别、

文件格式等注明是否清楚；③电子数据内容是否真实，有无删除、修改、增加等情形；④电子数据与案件事实有无关联；⑤与案件事实有关联的电子数据是否全面收集。如果对电子数据有疑问，应当进行鉴定或者检验。

如果电子数据经审查无法确定真伪，或者制作、取得的时间、地点、方式等有疑问，不能提供必要证明或者作出合理解释的，则不得作为定案的根据。

 知识链接

司法机关办理刑事案件中电子数据证据质证所依据的相关规定

1. 最高人民法院 最高人民检察院 公安部《关于办理刑事案件收集提取和审查判断电子数据若干问题的规定》（法发〔2016〕22号）。
2. 《公安机关办理刑事案件程序规定》（2012修订）（公安部令第127号）。

第三节　药品行政强制措施运用

? 问题

行政机关在实施行政强制措施过程中应注意哪些事项？违反法定程序滥用行政强制措施、擅自采取行政强制措施会带来哪些后果？

一、药品行政强制措施

（一）行政强制措施的含义与法律特征

行政强制措施，是指国家行政机关或者法律、法规授权的组织，为了维护行政管理秩序，预防和制止社会危害事件或违法行为的发生与存在，或者为了保全证据，确保案件查处工作的顺利进行，依照法律、法规、规章的规定，针对特定公民、法人或者其他组织的人身、行为及财产进行临时约束或处置的限制性强制行为。它主要具有以下法律特征。

1. **强制性**　行政强制措施受到国家强制力的保障和支持，具有相对于其他具体行政行为更强、更直接的强制性。主要表现在当行政主体实施某一行政强制措施行为时，被强制人负有容忍和配合的义务，不得以任何方式加以变更或违反，被强制人违反这一容忍义务，将不得不承担更为不利的法律后果。

2. **具体性**　行政强制措施必然是具体行政行为，行政强制措施是行政主体为实现特定的行政目的，针对特定的行政相对人及其行为或是特定的物，就特定的事项所做出的具体行政行为。

3. 可诉性 行政强制措施既然是具体行政行为的一种，它具有可诉性成为必然，表现为在法律救济上可适用行政复议和行政诉讼。

4. 限权性 行政强制措施是对当事人权利的一种限制使用（如查封财物），而不是对其权利的一种强制处分（如没收财物）。

（二）药品行政强制措施的种类

目前药品执法行政强制措施的种类主要有查封、扣押两类。《药品管理法》第一百条第二款规定："对有证据证明可能危害人体健康的药品及其有关材料，药品监督管理部门可以查封、扣押，并在七日内作出行政处理决定；药品需要检验的，应当自检验报告书发出之日起十五日内作出行政处理决定。"

1. 查封 药品监督管理部门用封条将当事人的财物（药品、原料、辅料、添加剂、合同、票据、账簿、工具、设备、生产经营场所等）依法就地封存，不准任何人转移、处理或继续使用。就地查封的财物，可以指定当事人负责保管，如果当事人拒绝保管或者保管不善，造成损失的，要承担责任；如果需要，也可以将查封的财物，易地封存，或者指定其他单位或者个人保管。以上查封方法的选择，根本目的就是要达到禁止查封物流通。

2. 扣押 药品监督管理部门把当事人的可作为必要证据的涉案财物（如涉案药品及有关材料）依法转移至另外场所，加以扣留，防止当事人占有、使用或处分。

应当注意的是，对实践中停止或者暂停药品上市销售或者使用的措施不属于《行政强制法》所说的行政强制措施，而是一种行政管理措施。

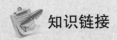 **知识链接**

先行登记保存与查封、扣押的区别

1. 性质不同 查封、扣押是行政强制措施的一种，是行政机关为了预防、制止或控制危害社会行为的发生，依法采取的对有关对象的财产和行为自由加以暂时性限制，使其保持一定状态的手段。先行登记保存是行政机关在行政处罚过程中的一种证据保全手段，它仅是具体行政行为中的一个环节。

2. 实施条件不同 查封、扣押的实施条件是必须在有证据证明当事人的违法行为涉嫌违反相关法律法规规定的情况下才能实施。先行登记保存的实施条件是只要在相关证据可能灭失或者以后难以取得的情况下都可以实施。

3. 法律后果不同 查封、扣押均是一个独立的具体行政行为，行政相对人可由此直接提起行政诉讼或者申请行政复议、国家赔偿。而先行登记保存不是独立的具体行政行为，当事人不能由此提起行政诉讼或者申请行政复议。

4. 适用条件不同 查封、扣押是在调查取证阶段采取的行政强制措施，其强制对象也是与违法行为有关的财物。先行登记保存是在证据可能永远不复存在，或者虽然事实上存在但以后难以再取得时使用。其实施对象为证据而并非与违法行为有关的财物。

5. 时限不同　查封、扣押的期限不得超过三十日；情况复杂的，经行政机关负责人批准，可以延长，但是延长期限不得超过三十日。法律、行政法规另有规定的除外。先行登记保存七天内应当作出处理决定，对不符合立案条件的，应立即解除；但对有可能危害人体健康的药品和相关材料，应进一步取证并作出查封或扣押的决定。

（三）实施行政强制措施应遵循的原则

正确实施行政强制措施必须严格遵守三个基本原则。

1. 合法原则　一是主体合法，采取行政强制措施的主体必须是法定的；二是依据合法。采取行政强制措施与适用何种强制措施，必须有法律、法规的明确规定。

2. 程序原则　在实施行政强制措施时，应当办理必要的手续，如表明身份、报请领导批准、制作相关法律文书等；另外，还必须符合法律规定的期限，不能随意拖延，否则，将会因程序违法而败诉。

3. 救济原则　根据《行政复议法》第六条和《行政诉讼法》第十二条、第四十五条的规定，当事人对行政机关作出的行政强制措施不服的，适用行政复议和行政诉讼救济；因违法实施行政强制措施给当事人造成损失的，按照《国家赔偿法》第四条的规定，当事人有获得赔偿的权利。作出行政强制措施之前，应当告知当事人享有陈述、申辩权，并认真听取当事人的陈述、申辩，做好笔录。

二、药品行政强制执行

（一）申请时限规定

《行政诉讼法》第九十七条规定："公民、法人或者其他组织对行政行为在法定期限内不提起诉讼又不履行的，行政机关可以申请人民法院强制执行，或者依法强制执行。"被处罚人收到《行政处罚决定书》之日起六个月的"法定期限"届满之后，药品监督管理部门就可向法院申请强制执行了。按照《行政强制法》第五十三条的规定，行政机关申请人民法院强制执行的期限是从当事人行使行政救济的法定期限届满之日起三个月内提出。

（二）申请执行条件

药品监督管理部门向法院申请强制执行的案件应当符合以下条件：①行政处罚决定已经生效、行政处罚行为合法、法院可以依法强制执行且属于法院管辖的；②行政处罚的内容合法且具有可执行性的；③申请执行人和被申请执行人双方主体合法；④被申请执行人在法定期限内不依法履行处罚决定又未提起诉讼的；⑤药品监督管理部门提出申请的时间在法律规定的期限之内。

（三）申请提交材料

依据《行政强制法》第五十五条，药品监督管理部门向法院申请强制执行的案件应当提交以下材料：①强制执行申请书；②行政决定书及作出决定的事实、理由和依据；

③当事人的意见及行政机关催告情况；④申请强制执行标的情况；⑤法律、行政法规规定的其他材料。

第四节 药品行政处罚裁量权适用

　　自由裁量如果偏离了公正原则，就很容易随意滥用公权力，也可能侵犯他人合法权益。那么，如何才能正确地行使行政处罚自由裁量权呢？

一、药品行政处罚裁量的范围

　　药品行政处罚自由裁量权，是指药品监督管理部门可以根据行政执法中遇到的具体情况，在药品管理行政法律规定的幅度和范围内，对行政相对人酌情处罚的权力。从这个概念中可以看出，自由裁量权有三个核心内容：①在法定的幅度和范围内选择裁量；②根据具体情况裁量；③酌情处罚。药品行政处罚自由裁量范围，主要限于处罚种类和罚款幅度上的酌情选择。

　　1. **处罚种类的选择**　在药品行政处罚中，法律规定可对处罚种类进行选择的情况不多，但也有一些规定。例如《中华人民共和国疫苗管理法》（以下简称《疫苗管理法》）第八十条规定："生产、销售的疫苗属于假药的，由省级以上人民政府药品监督管理部门没收违法所得和违法生产、销售的疫苗以及专门用于违法生产疫苗的原料、辅料、包装材料、设备等物品，责令停产停业整顿，吊销药品注册证书，直至吊销药品生产许可证等，并处违法生产、销售疫苗货值金额十五倍以上五十倍以下的罚款，货值金额不足五十万元的，按五十万元计算。"这里就有一个处罚种类的选择问题，根据违法事实和情节，既可以选择责令停产停业整顿，吊销药品注册证书，也可以选择吊销药品生产许可证等。

　　2. **罚款幅度的选择**　这是药品行政处罚中常见的情况。例如，生产、销售假药，按照《药品管理法》第一百一十六条规定，除了没收违法生产、销售的药品和违法所得，责令停产停业整顿，吊销药品批准证明文件外，还应当并处违法生产、销售的药品货值金额十五倍以上三十倍以下的罚款。这里的"十五倍以上三十倍以下"就涉及罚款幅度的选择问题。

二、药品行政处罚裁量权滥用的防范

　　防止药品行政处罚自由裁量权滥用，关键在于坚持合理性原则。合理性原则的主要内容如下。

　　1. **符合立法目的和精神**　药品管理行政法律是从我国国情出发，基于合理性原则而制定的。药品监督管理部门及其执法人员在执法中就要体现立法目的和精神，规范裁量权。

　　2. **必须出于正当考虑**　药品监督管理部门及其执法人员在行使裁量权时，对违法行为人处罚种类轻重和罚款数额高低的选择，目的必须正确，动机必须善意，必须合法、正确、公正，完全是为了国家和人民的利益而执法。

3．处罚决定必须合乎情理

（1）处罚种类和幅度的选择要符合常理　常理是一般人在日常生活中都能理解和普遍承认的道理。执法人员行使裁量权违背常理，是违反合理性原则的。例如，违法行为人无证生产假药，药品监督管理部门仅仅给予没收药品及违法所得，而不予以取缔，违法行为人就有可能继续生产假药，继续危害人民群众的身体健康和生命安全。药品监督管理部门不予取缔，就不符合常理要求。

（2）处罚种类和幅度的选择要公平　执法人员行使裁量权要求坚持公平原则。例如，两个药品经营者都违法经营药品，违法行为、情节、后果等都相同，就应当在同一处罚种类和幅度上进行处罚，不能有失公平。

三、药品行政处罚裁量权滥用的纠正

药品行政处罚裁量权滥用可以通过以下方式纠正。

1．自我纠正　药品监督管理部门发现自己行使自由裁量权而作出的行政处罚决定不当显失公平的，首先应当自我纠正。自我纠正是把"滥用"的处罚内容改正到合理程度。

2．上级监督　上级药品监督管理部门发现下级药品监督管理部门滥用自由裁量权而作出明显不当的行政处罚决定的，应当责令下级药品监督管理部门限期改正；逾期不改正的，应当直接予以改变或者撤销。

3．申请复议　被处罚人认为药品监督管理部门作出的自由裁量行为明显不当，可以申请行政复议，由复议机关审查后决定维持或者变更。

4．提起诉讼　被处罚人认为药品监督管理部门作出的自由裁量行为明显不当，或者对复议机关决定维持仍不服的，可以向人民法院提起行政诉讼，请求人民法院判决变更。

 知识链接

《国家食品药品监督管理局关于印发药品和医疗器械行政处罚裁量适用规则的通知》（国食药监法〔2012〕306号）

《市场监管总局关于规范市场监督管理行政处罚裁量权的指导意见》（国市监法〔2019〕244号）

第五节　药品行政处罚法律适用

？问题

药品行政处罚的种类是多种多样的，单就罚款也有幅度区别，那么，药品监督管理部门根据什么来决定是否予以处罚以及如何确定处罚内容呢？从轻与减轻的情节裁量如何把握？

一、药品行政处罚的依据

药品行政处罚的依据归纳起来主要有如下几种。

1. **法律依据** 药品行政处罚的基本依据。法律可分为基本法律和一般法律。基本法律是由全国人民代表大会依照立法程序制定和颁布的规范性法律文件。我国《刑法》《行政处罚法》等都属于基本法律。一般法律是由全国人民代表大会常务委员会依照立法程序制定和颁布的规范性法律文件。《药品管理法》是一般法律,它对相关法律责任所作出的规定,是药品监督管理部门实施处罚的基本依据。

2. **法规依据** 药品行政处罚的重要依据。法规可分为行政法规和地方性法规。行政法规是国务院依据宪法和法律在其职权范围内发布的有关国家行政管理活动的规范性法律文件。地方性法规是省、自治区、直辖市的人民代表大会及其常务委员会、设区的市的人民代表大会及其常务委员会根据本行政区域的实际情况,制定和颁布仅适用于本行政区域的规范性法律文件。药品行政法规、地方性法规是药品行政处罚的依据。

3. **规章依据** 药品行政处罚的具体依据。规章可分为部门规章(也称行政规章)和地方政府规章。部门规章是国务院各部、各委员会、中国人民银行、审计署和具有行政管理职能的直属机构,根据法律和国务院的行政法规、决定、命令,在本部门的权限范围内,依照《规章制定程序条例》制定的规范性法律文件。部门规章是法律、行政法规和国务院决定、命令的具体化,是国务院部门为了保障上位法和国务院决定、命令得以贯彻采取的重要手段。地方政府规章是省、自治区、直辖市和设区的市的人民政府,根据法律、行政法规和地方性法规,依照《规章制定程序条例》制定的规范性法律文件。药品行政处罚,既要有法可依,也要有章可循。

4. **法规解释依据** 药品监管的法律、法规和规章的解释(以下简称法规解释)也是药品行政处罚的依据。法规解释包括以下三种。

(1)立法解释 凡是关于法律条文本身、行政法规条文本身、地方性法规条文本身需要进一步明确界限或作出补充规定的,根据有权制定,有权解释的立法原则,分别由有权立法的机关进行解释或作出规定。

(2)应用解释 可分为司法解释和执法解释。司法解释,即属于法院审判工作或检察院检察工作中具体应用法律的问题,分别由最高人民法院和最高人民检察院进行的解释。一般称"两高"解释。执法解释一般称行政解释。行政解释具有普遍执行的效力,可作为行政执法部门的执法依据,可以在有关执法文书中直接引用。

(3)学理解释 立法解释、应用解释之外的解释可统称为学理解释,这种解释不具有法律约束力,也不能作为执法依据。但是学理解释可以启迪思路,帮助答疑解惑,增加对法规条款的理解。

药品行政处罚的主要依据是《药品管理法》及其实施条例、《疫苗管理法》以及国家药品监督管理部门和国家市场监督管理总局颁布的有关药品方面的行政规章,另外,相关执法问题的行政解释性文件也是执法的依据。

二、药品行政处罚法律适用规则

依据《立法法》规定，药品行政处罚法律适用规则主要有如下几种。

1. 上位法高于下位法　法律文件有位阶之分，不同位阶的法律文件其效力是不同的。药品行政处罚选择处罚依据时应遵循就高不就低的原则，当有效力层次较高的依据时，就应优先选择效力层次高的依据。

2. 新法优于旧法　同一机关就同一问题制定的法律文件处罚规定不一致时，应适用新的规定。从施行时间上区分，施行时间在后的优先作为依据，也称后法优于前法。

3. 特别法优于普通法　对同一位阶的法，特别法优于普通法。法律规范既要反映事物发展的普遍规律，又要考虑各个事物自身的特殊矛盾，因而需要制定与一般规定不一致的特别规定。处罚依据不一致时应适用特别法。

三、不予处罚、从轻或者减轻处罚、从重处罚

药品监督管理部门对行政相对人实施行政处罚，应当根据违法行为的具体情况作出合法、合理的决定，这涉及违法行为情节与不予、从轻、减轻、从重处罚的关系问题。

（一）不予处罚

《行政处罚法》没有区分不予行政处罚和免予行政处罚，均表述为"不予行政处罚"。不予处罚，包括行政主体对行政相对人实施的违法行为不予追究法律责任，即不对违法行为人作出行政处罚。

1. 不予处罚的条件　不予行政处罚，应当具备三个前提条件：①行政相对人已经实施了违法行为；②违法行为人已经负有法律责任；③必须有可不予处罚的情节或者事由。

2. 不予处罚的情节和事由　即不予追究行政处罚法律责任的违法行为的具体事实情况。根据《药品管理法》《行政处罚法》和其他有关法律的规定，对违法行为不予处罚的法定情节和事由主要有以下几种：①未到法定行政责任年龄。根据《行政处罚法》规定，我国自然人行政责任年龄为14周岁。凡是不满14周岁的未成年人在药品领域实施违法行为的，不予行政处罚。②行政相对人患有精神病，全部丧失行政责任能力。③超过追责时效。追责时效，是行政主体追究行政相对人违法行为所应承担的法律责任的法定有效期限。《行政处罚法》第三十六条规定："违法行为在二年内未被发现的，不再给予行政处罚；涉及公民生命健康安全、金融安全且有危害后果的，上述期限延长至五年。法律另有规定的除外。"这里的追责时效应当从违法行为结束之日起计算。④情节轻微。《行政处罚法》第三十三条规定："违法行为轻微并及时纠正，没有造成危害后果的，不予行政处罚。"初次违法且危害后果轻微并及时改正的，可以不予行政处罚。当事人有证据足以证明没有主观过错的，不予行政处罚。法律、行政法规另有规定的，从其规定。对当事人的违法行为依法不予行政处罚的，行政机关应当对当事人进行教育。"药品监督管理部门适用这条规定，以情节轻微为由，对行政相对人不予行政处罚，应当把握如下三种情况：一是行政相对人实施的违反药品管理法律的行为在情节上必须轻微。如果违法行为情节比较重，无论是否造成危害后果，都不能不予行政处罚。二是行政相对人已经及时纠正违法行为。如果违法行为虽然轻微，但行政相对人不能及时纠正的，则不能对其不予处罚。三是没有造成危害后果。有的违法行为虽然轻微，行政相对人也能积极纠正，但已造成危害后果，对这种情况也不能不予处罚。另外不予处罚时，行政

机关应当履行对当事人进行教育的义务，充分彰显处罚与教育相结合的法律精神。

（二）从轻或者减轻处罚

从轻处罚，是指行政相对人确有违法行为应当给予某类行政处罚，在该类行政处罚的幅度内选择较轻或者最轻的处罚。减轻处罚，是指行政相对人确有违法行为应当给予某类行政处罚，在该类行政处罚的下一档处罚幅度内给予行政处罚。

从轻处罚和减轻处罚都是轻罚，所依据的违法行为情节是同类的，但有两点区别：①减轻处罚所依据的违法行为情节在性质和内容上比从轻处罚所依据的违法行为情节还要轻一些；②从轻处罚是在法定幅度内的中等线以下予以处罚，而减轻处罚是在法定最低幅度以下予以处罚，前者虽已从轻，但没有"轻"出最低法定幅度，而后者一定要低于法定幅度。

根据《行政处罚法》第三十二条的规定，法定从轻或者减轻处罚的情节和事由有以下几种：①主动消除或者减轻违法行为危害后果的。主动消除或者减轻违法行为危害后果，实际上是自动停止、改正违法行为的行为。行政相对人已经实施违法行为，但经其主观上的努力，消除或者减轻了违法行为危害后果，药品监督管理部门应当从轻或者减轻处罚。②受他人胁迫或者诱骗实施违法行为的。在受到他人胁迫或者诱骗的情况下实施违反药品管理法律行为，并非出于其本人的真实意思，而是受到外界力量的强迫而违背其主观意愿所为的。在这种情况下，应当予以从轻或者减轻处罚。③主动供述行政机关尚未掌握的违法行为的。主动供述违法行为表现了违法行为人改恶向善的意愿，相对于拒绝承认错误，编造谎言误导行政机关调查工作的违法行为人而言，更易于教育，适用较轻的行政处罚即可达到处罚目的。应当注意的是，实践中有的违法行为人供述违法事实后，对自己的行为性质进行辩解，这种情况可以视为陈述或者申辩，不影响供述情节的成立。④配合行政机关查处违法行为有立功表现的。如帮助药品监督管理部门查处他人重大违法行为有积极作用的，可以对其从轻或者减轻处罚。⑤法律、法规、规章规定其他应当从轻或者减轻行政处罚的。根据《立法法》的规定，"法律、法规、规章"包括全国人大及其常委会制定的法律、国务院制定的行政法规以及依法制定的各种地方性法规、自治条例、单行条例、部门规章、地方政府规章等。

从法律规定来看，上述五种情形既适用从轻处罚，也适用减轻处罚，那么在实践中如何选择呢？法律没有规定标准，需要执法人员根据具体情况作出判断。

（三）从重处罚

从重处罚，是指行政主体对行政相对人实施的违法行为在法定幅度的中等线以上予以处罚。例如，某一药品违法行为的法律责任是处以货值金额十五倍以上三十倍以下罚款的，当行政相对人的违法行为具有从重情节时，应当在二十二倍以上三十倍以下罚款，而不能在十五倍以上二十二倍以下罚款。

根据《药品管理法》第一百三十七条的规定，行政相对人有下列行为之一的，被认定为具有从重处罚情节，应当在法律规定的处罚幅度内从重处罚：①以麻醉药品、精神药品、医疗用毒性药品、放射性药品、药品类易制毒化学品冒充其他药品，或者以其他药品冒充上述药品；②生产、销售以孕产妇、儿童为主要使用对象的假药、劣药；③生产、销售的生物制品属于假药、劣药；④生产、销售假药、劣药，造成人身伤害后果；⑤生产、销售假药、劣药，经处理后再犯；⑥拒绝、逃避监督检查，伪造、销毁、隐匿有关证据材料，或者擅自动用查封、扣押物品。

第六节 药品行政处罚案件协查

一、药品案件协查的概念和原则

（一）概念界定

《食品药品案件协查管理规定》（食药监稽〔2015〕264号，以下简称《协查规定》）对案件协查作出界定。案件协查，是指药品监督管理部门在执法办案过程中，对超出本部门管辖权、需要其他药品监督管理部门提供必要协助，对药品或者行政相对人及其行为等进行核查和确认，并出具与案件调查取证有关材料的过程。

　　《协查规定》明确了协查工作中的两个概念。

1. 提出单位　提出案件协查请求的县级以上药品监督管理部门。

2. 承办单位　接受案件协查请求，承担协查工作的县级以上药品监督管理部门。

（二）协查原则

《协查规定》明确了各级药品监督管理部门对涉及案件调查的有关情况，负有互相协助、提供相关证据的义务。该规定保障了案件协查的有效运作，有利于形成案件查办全国"一盘棋"的局面。同时为保障案件协查工作不会偏离法治的轨道，提出了依法、客观、高效、保密八字原则，这八字原则是案件协查工作的基本原则。

二、药品案件协查的程序

（一）协查提出

需要协查的案件，提出单位为县级以上药品监督管理部门的，原则上应当向涉案地具有管辖权的同级药品监督管理部门提出协查请求。在难以确定管辖权时，可以向涉案地上一级药品监督管理部门提出协查请求。

1. 案件协查的通用要求　案件协查工作应当遵守案件查办及公文管理的有关规定。提出案件协查请求，应当经提出单位负责人批准，并在协查函上加盖单位印章或者稽查专用章。地市级以下药品监督管理部门提出协查的，协查函应当抄送提出单位上一级药品监督管理部门。提出单位不得随意或者假借办案名义提出协查请求。

2. 需向国家药品监督管理部门函告的情形　省级药品监督管理部门提出案件协查请

求，对于掌握一定证据、符合以下条件的，应当同时将协查函抄送国家药品监督管理部门。国家药品监督管理部门视下列情形对案件查处工作予以指导、督办或者组织协调：①可能或者已经造成人员死亡或者对人体健康造成严重危害；②违法违规行为严重，可能吊销或者撤销相关批准证明文件；③生产销售违法药品涉案金额可能巨大的。

3. 协查函的制作要求 ①制作协查函应当有明确的协查事由、协查内容或者需要确认的事项；②附有协查必需的资料，如相关文件、实物、图片等；③有明确的联系人和联系方式。

4. 协查函的送达方式 协查函可通过电话、传真、电子邮件等方式先行发出，以方便承办单位及时协查；再通过特快专递或者挂号信等方式正式送达。

5. 承办单位调查的规定 根据案件查办的需要，提出单位派人直接到承办单位接洽协查相关事宜的，承办单位应当积极支持，但应当按照属地管辖和不得超越管辖区域执法的原则，以承办单位为主开展调查等相关工作。

（二）协查承办

1. 接受承办 药品监督管理部门应当指定专人负责协查函的签收、登记、转送、催办等工作。承办单位对于超出本单位管辖权的协查函，应当先通过电话、传真、电子邮件等方式与提出单位沟通情况，并于收到协查函之日起三个工作日内将函件退回。

2. 承办要求 承办单位收到协查函后，应当主动与提出单位联系，并针对需要协查的内容，依照法定程序和要求开展调查，确保调查结果客观、合法、关联、有效。承办单位在协查工作中发现被调查的行政相对人有违反药品监管法律、法规、规章规定的，除函告提出单位外，还应当对发生在本行政区域的违法行为依法查处。

3. 承办时限 承办单位一般应当在接到协查函之日起，十五个工作日内完成协查工作、函复调查结果。紧急情况下，承办单位应当自接到协查函之日起七个工作日或根据办案期限要求，完成协查工作并复函。特殊情况需要延长办理期限的，承办单位应当书面告知提出单位并说明理由。

4. 复函要求 承办单位的复函应当经本单位负责人批准，并加盖单位印章回复。承办单位为地市级以下药品监督管理部门的，复函应当抄送本单位上一级药品监督管理部门。复函应当符合以下要求：①能够确认的事项，应当有明确的答复意见；②不能确认的事项，或者不符合协查要求的内容，应当说明原因；③复函应当附调查中获取的相关证据和资料；④应当有明确的联系人和联系方式。

5. 函复送达 复函及相关证据材料应当以特快专递或挂号信方式邮寄发出。时间紧迫时，承办单位可以将协查结果及相关证据材料通过电话、传真、电子邮件等方式先行告知。

6. 指派承办 上级药品监督管理部门依据属地管辖的原则，结合本地区实际，可以指派具有管辖权的下一级药品监督管理部门承办相关协查工作。对于上级药品监督管理部门指派承办协查的案件，复函时应当附指派承办文件，同时复函要抄报上级药品监督管理部门。

三、药品案件协查的监督

药品案件协查的监督主要体现在查询、督办、追责三个环节。

1. 查询　案件协查提出单位在规定的时限内未收到复函，可直接向承办单位查询，也可以向承办单位的上一级药品监督管理部门反映或者建议督办。

2. 督办　各省（区、市）药品监督管理部门应当督促指导下级承办单位按规定做好协查工作。承办单位对上级药品监督管理部门督办的协查工作应当按时协查、复函，并及时上报。国家药品监督管理局根据需要对重大跨省协查案件进行监督和指导，并视情况直接派员进行现场协调。

3. 追责　案件协查承办单位无正当理由不予协查或者不予复函的，由其上级药品监督管理部门责令改正，对相关责任人批评教育；情节严重的，按照有关法律法规追究责任。承办人员因玩忽职守、徇私舞弊等原因导致协查结果错误的，按有关法律法规追究责任。案件协查中，发现承办人员有通风报信等违法违纪行为的，应当移交有关部门追究责任。

应当注意的是案件协查期间承办单位应当严格遵守信息保密规定，不得擅自对外发布案件信息。如确需对外发布案件信息，应当事先征得提出单位同意。因信息发布不当造成严重社会影响或者致使案件无法继续调查的，应当按有关规定追究相关责任人的责任。

第七节　药品行政处罚程序规定

> **(?) 问题**
>
> 　行政执法过程中如果不注重程序合法，就会导致处罚无效。那么，药品行政处罚程序有哪些具体要求呢？

一、药品行政处罚的程序

（一）简易程序

药品行政处罚简易程序一般又称为当场处罚程序，它具有简便、快捷、省时、高效等特点。适用简易程序时应重点把握以下两点。

1. 简易程序的适用范围　《程序规定》第六十六条规定："违法事实确凿并有法定依据，对自然人处以二百元以下、对法人或者其他组织处以三千元以下罚款或者警告的行政处罚的，可以当场作出行政处罚决定。法律另有规定的，从其规定。"

2. 当场处罚与当场收缴罚款的关系　根据《行政处罚法》的规定，在以下几种情况下可以当场处罚并可以当场收缴罚款；否则，只能进行当场处罚，而不能当场收缴罚款：①依法给予一百元以下罚款的；②不当场收缴事后难以执行的；③在边远、水上、交通不便地区，不论适用简易程序还是普通程序，当事人向指定银行缴纳罚款确有困难并经当事人主动提出的。

（二）普通程序

药品行政处罚的普通程序通常又称一般程序。它是药品行政处罚中最完整、最广泛的法律程序，一般是对于事实比较复杂或者情节比较严重的违法行为，给予较重的行政处罚时所适用的程序。适用普通程序时应注意以下四点。

1. 出示执法证件 《程序规定》第二十二条规定："办案人员调查或者进行检查时不得少于两人，并应当主动向当事人或者有关人员出示执法证件。"

2. 遵循法定程序 案件承办人员必须是两人以上，并且是有合法办案资格的人员，在进行案件调查时，对已有证据证明有违法行为的，应当出具责令改正通知书，责令当事人改正或者限期改正违法行为。

3. 经过集体讨论 对情节复杂或者重大违法行为给予较重的行政处罚，应当由药品监督管理部门负责人集体讨论决定。集体讨论决定的过程应当有书面记录。

4. 权利告知到位 在作出处罚的告知书上，应当明确告知当事人应有的权利，这也是药品行政处罚的必要程序。如果没有该告知程序，在行政诉讼中，药品行政处罚决定可能会被人民法院确认无效、判决撤销或变更。

（三）听证程序

药品行政处罚听证程序，是指在作出药品行政处罚决定之前，依法由非本案件调查人员主持，听取当事人对药品行政处罚决定的事实、依据和拟作出的处罚决定进行的申辩和质证的程序，这在药品行政处罚程序当中，也是一个重要的程序。履行该程序应当把握以下两点。

（1）听证权利一定要事先告知，不履行告知程序，所作出的行政处罚无效。听证由当事人提出申请，可以是书面，也可以是口头。当事人口头提出时应当做好记录。听证由作出行政处罚决定的机关负责。

（2）听证程序不是一个独立的行政处罚程序，它是普通程序中的特别程序。其作用是给当事人提供更好的行使陈述、申辩权利的机会。它具有范围的有限性，依据《行政处罚法》第六十三条的规定，以下情形：较大数额罚款；没收较大数额违法所得、没收较大价值非法财物；降低资质等级、吊销许可证件；责令停产停业、责令关闭、限制从业；其他较重的行政处罚；法律、法规、规章规定的其他情形。当事人享有要求听证的权利，如果当事人提出听证申请，那么听证程序就应当启动。

二、药品行政处罚的办案流程

（一）立案

依据《程序规定》，药品监督管理部门对依据监督检查职权或者通过投诉、举报、其他部门移送、上级交办等途径发现的违法行为线索，应当自发现线索或者收到材料之日起十五个工作日内予以核查，由药品监督管理部门负责人决定是否立案；特殊情况下，经药品监督管理部门负责人批准，可以延长十五个工作日。法律、法规、规章另有规定的除外。需要注意的是，《药品管理法》第一百条第二款规定："对有证据证明可能危害人体健康的药品及其有关材料，药品监督管理部门可以查封、扣押，并在七日内作出行政处理决定；药品需要检验的，应当自检验报告书发出之日起十五日内作出行政处理决定。"

（二）调查取证

1. 调查要求　进行案件调查时，执法人员不得少于两人，并应当出示执法证件。首次向案件当事人收集、调取证据的，应当告知其有申请办案人员回避的权利。被调查人或者有关人员应当如实回答询问并协助、配合调查，及时提供依法应当保存的票据、凭证、记录等相关材料，不得阻挠、干扰案件的调查。办案过程中涉及国家秘密、商业秘密和个人隐私的，执法人员应当保守秘密。

2. 制作笔录　进行现场调查，应当制作笔录。笔录应当注明执法人员身份、证件名称、证件编号及调查目的。执法人员应当在笔录上签字。笔录经核对无误后，被调查人应当在笔录上逐页签字或者按指纹，并在笔录上注明对笔录真实性的意见。笔录修改处，应当由被调查人签字或者按指纹。

3. 证据搜集

（1）调取原物、原件　确有困难的，可以由提交证据的单位或者个人在复制品上签字或者加盖公章，并注明"此件由×××提供，经核对与原件（物）相同"的字样或者文字说明。

（2）境外证据　在中华人民共和国领域外形成的证据，应当说明来源，经所在国公证机关证明，并经中华人民共和国驻该国使领馆认证，或者履行中华人民共和国与证据所在国订立的有关条约中规定的证明手续。境外证据所包含的语言、文字应当提供经具有翻译资质的机构翻译的或者其他翻译准确的中文译文。在中华人民共和国香港特别行政区、澳门特别行政区和台湾地区形成的证据，应当按照有关规定办理证明手续。

（3）证据保存　在证据可能灭失或者以后难以取得的情况下，经分管负责人批准，可以先行登记保存，并向当事人出具先行登记保存物品通知书。

4. 强制措施

（1）查封、扣押　案件调查时，经分管负责人批准可以依法采取查封、扣押等行政强制措施，执法人员应当向当事人出具查封、扣押决定书。情况紧急，需要当场采取查封、扣押措施的，执法人员应当在查封扣押后24小时内向分管负责人报告，并补办批准手续。分管负责人认为不应当采取行政强制措施的，应当立即解除。

（2）记录保存　实施查封、扣押时，应当通知当事人到场，并在现场笔录中对采取的相关措施情况予以记载。对查封、扣押的场所、设施或者财物，应当使用盖有本部门公章的封条就地或者异地封存，当事人不得擅自启封。对查封、扣押的物品应当开列物品清单，由执法人员、当事人或者有关人员签字或者加盖公章。

（3）保管处置　查封、扣押的场所、设施或者财物应当妥善保管，不得使用、损毁或者擅自转移、处置。

（4）查封、扣押期限　不得超过三十日；情况复杂的，经药品监督管理部门分管负责人批准，可以延长，但延长的期限不得超过三十日。除非法律、行政法规另有规定。

作出延长查封、扣押期限决定后应当及时填写查封扣押延期通知书，书面告知当事人，并说明理由。物品需要进行检验、检测、检疫或者鉴定的，应当填写检验（检测、检疫、鉴定）告知书。查封、扣押的期间不包括检验、检测、检疫或者鉴定的期间。

5. 其他相关要求

（1）签字盖章 执法人员在调查取证过程中，要求当事人在笔录或者其他材料上签名、盖章或者以其他方式确认，当事人拒绝到场，拒绝签名、盖章或者以其他方式确认，或者无法找到当事人的，应当由两名执法人员在笔录或者其他材料上注明原因，并邀请有关人员作为见证人签字或者盖章，也可以采取录音、录像等方式记录。

（2）抽样检验 执法人员调查违法事实，需要抽取样品检验的，应当按照有关规定抽取样品。检验机构应当在规定时限内及时进行检验。

（3）调查终结报告 案件调查终结后，案件承办人应当撰写调查终结报告，简易程序除外。调查终结报告内容包括：当事人基本情况、案由、违法事实及证据、调查经过等；拟给予行政处罚的，还应当包括所适用的依据及处罚建议。

（4）责令改正违法行为 案件调查时，对已有证据证明有违法行为的，应当出具责令改正通知书，责令当事人改正或者限期改正违法行为。

（三）作出处罚

1. 审核 包括案件审核和法制审核。承办人提交案件调查终结报告后，办案机构应当将调查终结报告连同案件材料，交由药品监督管理部门审核机构进行审核。审核分为法制审核和案件审核。直接关系当事人或者第三人重大权益，经过听证程序的，在听证程序结束后进行法制审核。

2. 告知 审核机构完成审核并退回案件材料后，对于拟给予行政处罚的案件，办案机构应当将案件材料、行政处罚建议及审核意见报药品监督管理部门负责人批准，并依法履行告知等程序；对于建议给予其他行政处理的案件，办案机构应当将案件材料、审核意见报药品监督管理部门负责人审查决定。药品监督管理部门在作出处罚决定前应当填写《行政处罚告知书》，告知当事人违法事实、行政处罚内容、处罚的理由和依据，以及当事人依法享有的陈述、申辩权、听证权。药品监督管理部门应当充分听取当事人的陈述和申辩。当事人提出的事实、理由或者证据经复核成立的，应当采纳。药品监督管理部门不得因当事人申辩而给予更重的处罚。根据《市场监督管理严重违法失信名单管理办法》第六条的规定，实施下列药品、医疗器械、化妆品领域违法行为，且属于该办法第二条规定情形的，列入严重违法失信名单：生产销售假药、劣药；违法生产、销售国家有特殊管理要求的药品（含疫苗）；生产、进口、销售未取得药品批准证明文件的药品（含疫苗）；其他违反药品法律、行政法规规定，严重危害人民群众身体健康和生命安全的违法行为。第十三条规定，市场监督管理部门在作出行政处罚决定时应当对是否列入严重违法失信名单作出决定。列入决定书应当载明事由、依据、惩戒措施提示、移出条件和程序以及救济措施等。在作出列入决定前，应当告知当事人作出决定的事由、依据和当事人依法享有的权利。告知、听证、送达、异议处理等程序应当与行政处罚程序一并实施。

3. 组织听证 药品监督管理部门在作出责令停产停业、吊销许可证、撤销批准证明文件、较大数额罚款、没收较大数额违法所得、没收较大价值非法财物、限制从业等行政处罚决定前，应当告知当事人有要求举行听证的权利。当事人要求听证的，应当按照法定程序组织听证。较大数额罚款、没收较大数额违法所得和没收较大价值非法财物的标准，按照《市场监督管理行政处罚听证办法》（国家市场监督管理总局令第3号，根据2021年7月2日国家市场监督管理总局令第42号《国家市场监督管理总局关于修改〈市场监督管理行政处罚程序暂行规定〉等二部规章的决定》修正）第五条规定执行。

4. 集体讨论　对情节复杂或者重大违法行为给予较重的行政处罚，应当由药品监督管理部门负责人集体讨论决定。集体讨论决定的过程应当有书面记录。重大、复杂案件范围与法制审核范围相同。包括：①涉及重大公共利益的；②直接关系当事人或者第三人重大权益，经过听证程序的；③案件情况疑难复杂、涉及多个法律关系的；④法律、法规规定应当进行法制审核的其他情形。药品监督管理部门可以对以上法制审核案件范围作出具体规定。

5. 处罚决定　药品监督管理部门作出行政处罚决定，应当制作行政处罚决定书。行政处罚决定书应当载明下列事项：①当事人的姓名或者名称、地址等基本情况；②违反法律、法规、规章的事实和证据；③当事人陈述、申辩的采纳情况及理由；④行政处罚的内容和依据；⑤行政处罚的履行方式和期限；⑥申请行政复议、提起行政诉讼的途径和期限；⑦作出行政处罚决定的药品监督管理部门的名称和作出决定的日期。行政处罚决定中涉及没收药品或者其他有关物品的，还应当附没收物品凭证。行政处罚决定书应当盖有作出行政处罚决定的药品监督管理部门的公章。《市场监督管理行政处罚信息公示规定》第九条规定："作出行政处罚决定的市场监督管理部门和行政处罚当事人登记地（住所地）在同一省、自治区、直辖市的，作出行政处罚决定的市场监督管理部门应当自作出行政处罚决定之日起二十个工作日内将行政处罚信息通过国家企业信用信息公示系统进行公示。"

三、药品行政处罚的注意问题

药品行政处罚应注意以下四点。

1. 告知程序要履行　在行政处罚当中，不论是简易程序、普通程序，还是听证程序，告知是所有程序中必须有的一个步骤，如果缺少告知这一步骤，整个处罚程序就不完善，有时还要影响行政处罚的有效性，所以，履行告知义务是药品行政处罚过程中必不可少的程序，决不能轻忽。

2. 案件调查要细致　行政执法人员在调查案件时，对现场检查、收集证据、询问当事人、核对证词时不认真，不仔细，证据不全面，不制作笔录，事后凭记忆补作，或制作了笔录但未有当事人的签字，均会造成日后不必要的麻烦。

3. 文书制作要规范　执法文书在药品行政处罚程序上是至关重要的一环，对案发过程、损害程度记录不准，引用有关法律法规错误等，都会导致处罚有瑕疵。

4. 处罚决定要送达　行政处罚决定的送达是一项重要制度。根据《行政处罚法》《程序规定》的规定，行政处罚决定书应当在宣告后当场交付当事人，当事人不在场的，应当在七日内依照《民事诉讼法》的规定送达当事人。送达的方式主要有：直接送达、留置送达、委托送达、邮寄送达、电子送达、公告送达。当事人同意并签订确认书的，行政机关可以采用传真、电子邮件等方式，将行政处罚决定书等送达当事人。《程序规定》第八十三条还规定："市场监督管理部门可以要求受送达人签署送达地址确认书，送达至受送达人确认的地址，即视为送达。"

四、药品行政处罚的履行

药品行政处罚的履行要掌握以下要点。

1. **延期或者分期履行** 行政处罚决定书送达后，当事人应当在处罚决定的期限内予以履行。当事人确有经济困难，可以提出延期或者分期缴纳罚款的申请，并提交书面材料。经案件承办人员审核，确定延期或者分期缴纳罚款的期限和金额，报行政机关负责人批准后执行。

2. **不停止执行** 当事人对行政处罚决定不服，申请行政复议或者提起行政诉讼的，行政处罚不停止执行，但行政复议或者行政诉讼期间决定或者裁定停止执行的除外。

3. **罚缴分离** 除按规定当场收缴的罚款外，执法人员不得自行收缴罚没款。在边远、水上、交通不便地区，药品监督管理部门及其执法人员依照本规定作出处罚决定后，当事人向指定的银行缴纳罚款确有困难的，经当事人提出，执法人员可以当场收缴罚款，并向当事人出具省、自治区、直辖市财政部门统一制发的罚款收据。

4. **强制执行** 申请人民法院强制执行前应当填写履行行政处罚决定催告书，书面催告当事人履行义务，并告知履行义务的期限和方式、依法享有的陈述和申辩权，涉及加处罚款的，应当有明确的金额和给付方式。加处罚款的总数额不得超过原罚款数额。当事人进行陈述、申辩的，应当对当事人提出的事实、理由和证据进行记录、复核，并制作陈述申辩笔录、陈述申辩复核意见书。当事人提出的事实、理由或者证据成立的，药品监督管理部门应当采纳。履行行政处罚决定催告书送达十个工作日后，当事人仍未履行的，药品监督管理部门即可申请人民法院强制执行。

📋 案例分析
对陈述申辩意见既不复核也不说明导致行政处罚不成立

2012年4月20日，某县食品药品监督管理局的执法人员在检查中发现，某卫生室一批药品的处方量、采购量与库存量的差额不一致，其负责人张某也承认其中部分口服用药确实没有处方而直接对外零售。据此，该局认定，除已有处方的货值金额3500元的药品外，处方量、采购量与库存量的差额部分是不凭处方直接对外销售的，于是以无证经营药品为由，向该卫生室发出《行政处罚事先告知书》《听证告知书》。该卫生室未要求听证，但提出申辩意见，认为该局在认定的不凭处方而直接对外零售的药品中，有一部分是配到输液中使用的，是开具处方的，因此认定其违法事实错误，不能对其实施行政处罚，并提供了有关门诊日志和处方笺。该局对此意见和证据既不复核，也不回应，就依据原认定的事实和理由作出行政处罚决定。该卫生室不服提起复议。复议结果：复议机关认为，被申请人对申请人的申辩意见不复核、不回应的行为，在程序上违反了《行政处罚法》第三十二条的规定，根据《行政处罚法》第四十一条的规定，该行政处罚决定不能成立。责令被申请人重新作出处理。

第八节　药品行政处罚文书制作

? 问题

　　主体是否适格、事实是否确凿、适法是否正确、程序是否合法、制作是否规范是判定一个行政处罚能否成立的基本要件，也是行政处罚文书制作的基本标准。那么，如何才能做到以上要求呢？

一、药品行政处罚文书的分类

根据不同的标准，可以将药品行政处罚文书分为不同的类型。

1. 按文书制作主体分类　可以分为以个人名义制作的文书和以机关名义制作的文书。

（1）以个人名义制作的文书　以行政执法人员个人名义制作并对文书的真实性、准确性、正确性负责，如《询问笔录》。

（2）以机关名义制作的文书　行政机关执法人员以机关名义制作法律文书，由该机关对文书的真实性、准确性、正确性承担法律责任，如《行政处罚决定书》。

2. 按制作主体级别分类　可以分为上级机关制作的文书和下级机关制作的文书。

（1）上级机关制作的文书　上级机关针对下级机关提请而依据相应职权所作出的文书，如吊销药品生产许可证的行政处罚文书。

（2）下级机关制作的文书　下级机关在其行政处罚权限范围内所作出的行政处罚文书。

3. 按文书内容分类　可以分为描述事实的文书和表示意思的文书。

（1）描述事实的文书　制作人只对其看见的、了解的、掌握的事实进行客观的记录，不添加任何个人意思，不作出任何主观评价的文书，如《现场笔录》。

（2）表示意思的文书　制作人根据对事实情况的掌握与判断，依据法律规定作出处理决定的文书，如《行政处罚决定书》。

另外，根据文书制作形式不同，可以分为填写式文书、书写式文书和笔录式文书。根据文书使用范围不同，可以分为内部使用的文书和外部使用的文书等。

二、药品行政处罚文书的制作原则

药品行政处罚文书制作的主要原则如下。

1. 实事求是　制作执法文书，必须以客观的态度、客观的语言文字，表述客观存在的事实状况。

2. 遵守法律规定　行政处罚要符合法律的要求。主要包括两方面：①要符合实体法的要求；②要符合程序法的要求。从实体法的要求上讲，对违法行为的认定，要有明确的法律依据；对违法行为的处理，也要有明确的法律依据。从程序法的要求上讲，执法文书是执法工作程序的一种记录。《行政处罚法》《程序规定》都对行政执法程序作出了严格的规定，有些必经程序没有依法记录在案或记录不准确，将直接影响行政行为的有效性，如告知程序、听证程序等。

3. **内容格式规范**　包括三个方面：①执法文书的内容，一般以有序化为规范，包括叙述事实要素化、援引法律条文规则化、列举证据的组合排列链条化、处理和解决案件的决定标准化等；②执法文书的格式，一般以使用统一规定的格式为规范，药品执法文书以国家药品监督管理部门所拟定的格式为准；③执法文书的语言，要符合公文语体规范和语法规范以及公文制作技术规范。

4. **注重效率**　法律对文书的制作虽然没有明确的时限要求，但是对于办理案件却有时限规定。如《行政处罚法》规定，对于先行登记保存的证据，行政机关应当七日内及时作出处理决定；行政机关应当在听证的七日前，通知当事人举行听证的时间、地点。这些规定实际上是间接地对行政处罚文书的制作提出了时限要求，并且这些要求是硬性规定，违反了要承担败诉的风险。

三、药品行政处罚文书的制作要求

药品行政处罚文书是药品监督管理部门及其执法人员按照法定的执法程序制作的，反映执法活动全过程的法律文件。执法人员在日常执法工作中的不规范行为很可能引起行政复议或者行政诉讼，行政处罚文书中的任何一点纰漏都可能导致诉讼风险。那么，药品行政处罚文书制作应着重把握哪些要点呢？

（一）主体必须适格

1. 被处罚主体要认定清楚

（1）在处罚决定书中，被处罚主体资格应认定正确，即被处罚主体符合公民、法人或者其他组织的认定要求：法人是具有民事权利能力和民事行为能力，依法享有民事权利，承担民事义务的组织。它包括企业、事业单位、机关和社会团体等。依照法律或法人组织章程规定，代表法人行使职权的负责人，是法人的法定代表人。

（2）被处罚主体在主要法律文书中应前后一致，被处罚主体的名称必须使用全称。

2. 实施处罚主体资格适当

（1）实施行政处罚的部门具备行政处罚的主体资格并符合法定权限。行政处罚权是法律授予行政机关的一项职权。在我国，《药品管理法》授权药品监督管理部门行使药品监督管理的行政处罚权，其他单位或个人，如药品检验机构、药品监督员则不能作为处罚主体对违反《药品管理法》及相关法律、法规、规章的公民、法人或其他组织实施行政处罚。

（2）印章使用符合《行政处罚法》的规定和有关法律文件的要求。对外文书所使用的印鉴应为法律授权实施行政处罚的行政机关的公章。

（二）准确认定事实

1. 违法事实与主要情节的认定和表述必须清楚、准确　行政机关在实施行政处罚前，必须查明事实。只有查明事实，才能正确认定事实。而事实的认定应当体现在具体的执法文书中。任何一份执法文书都有其内在的主旨。如《询问笔录》是执法人员进行案件调查的记录。它客观地反映执法人员所询问的问题和被调查人对问题的回答。《行政处罚决定书》的主旨是行政处罚的意思表示，它反映了执法机关对行政相对人违法行为的认定及处理意见。

2. 违法事实与主要情节应有相关证据证明　证据是指在诉讼上用以认定事实的一般资料，包括书证、物证、视听资料、电子数据、证人证言、当事人的陈述、鉴定结论、勘验笔录和现场笔录等。若无充分且有效的相关证据，则违法事实不能在执法文书中加以认定。

3. 叙述事实应当因果明确、详略得当、重点突出　在叙述事实时不能任意推断臆测、夸大事实、牵强附会。要保证事实的真实性、事实要素（包括主体、时间、地点、标的物的数量、规格、货值、违法所得等）的完整性，特别是关键情节，应交代清楚，叙述要具体。实践中存在的问题主要有如下几种。

（1）调查取证不充分　在案件查处中，大多数案件仅有一份《询问笔录》，忽视对行政相对人主体身份的确认，在卷宗中无被处罚对象的营业执照复印件、法定代表人或者负责人及被委托人的证明材料，导致案件定性缺少关键证据，难以形成完整的证据链。

（2）《询问笔录》《现场笔录》等文书应当两人签字　容易出现只有一人签字，或者一人代签的问题。搜集的证据未做必要的说明，难以起到证据的作用。间接证据没有提供者的签字、盖章认可；对照片一类证据没有文字说明，孤立的照片证明力是较弱的。

（3）不注意取证　《现场笔录》无现场感，未记录现场环境，必要时应当用摄像、照片固定现场证据，作为佐证。

（4）办案不深入　对案件的来龙去脉未进行深入的调查，有浅尝辄止，避重就轻之嫌。

（三）正确适用法律

1. 准确引用法条　应适用甲法的，不能适用乙法；应适用甲法条的，不能适用乙法条。条、款、项的引用必须完整，其内容应准确无误。例如，《药品管理法》第九十八条第二款、第三款关于假药和劣药的规定，是对假药和劣药概念的内涵的阐述，属于法律概念的解释，实践中由于执法人员认识上的偏差，往往将其引为违反的法律条款，这是不恰当的。实际上第九十八条第二款、第三款应放在违法事实的认定中表述，而不应作为行为人涉嫌违反的法律规定。

2. 不能漏用依据　实践中最常见的就是当场处罚漏用《行政处罚法》第五十一条，从轻或者减轻处罚漏用《行政处罚法》第三十二条。

3. 要使用全称　除内部文书外，所适用的法律、法规、规章必须写全称，不能使用简称。如《中华人民共和国药品管理法》不能简写成《药法》等。

4. 无规定不处罚　不应给予行政处罚的，不能引用法律、法规实施行政处罚。不能对法律条文进行任何臆断、曲解和牵强附会。对法律、法规、规章没有规定的，也不能比照处罚。裁量也必须有法定事由，要保证事实、理由、结论的一致性。

5. **准确理解法律规范** 注意区别法律规定中的义务性规定和禁止性规定。

（1）义务性规定 从正面要求行为人应当做什么或应当怎样做的规范，通常表现为带有"应、应当、应该、须、必须"等字样的法律条款，如《药品管理法》第四十五条"生产药品所需的原料、辅料，应当符合药用要求、药品生产质量管理规范的有关要求"。

（2）禁止性规定 从反面要求行为人不能做什么或不能怎样做的规范，通常表现为带有"禁止、不得"等字样的法律条款，如《药品管理法》第九十八条第一款"禁止生产（包括配制，下同）、销售、使用假药、劣药"。

（四）符合法定程序

行政处罚是否符合法定程序，是其能否产生法律效力的必备条件。执法文书制作过程中应主要考虑以下几个方面。

1. **注意先后顺序** 先调查取证后作出处罚决定，时间顺序不能颠倒。认定事实必须是在执法文书形成之前完成，而不是在文书形成甚至生效之后。

2. **保障当事人权利** 决定处罚前应向当事人履行告知义务，并认真听取当事人的陈述、申辩。

3. **不能遗漏听证** 符合听证要求的应履行听证程序，有法定前置程序的应先履行该程序。

4. **送达应保留证据** 行政处罚文书一定要有送达证据，无证据将导致处罚无效。

实践中存在的如下几个问题，应引起重视。

（1）滥用简易程序 有的执法人员为图方便，走捷径，不应适用简易程序的案件却实施当场处罚。

（2）忽视样品抽样程序 《药品抽样记录及凭证》未填写，未当场签封、签字。

（3）办案有缺陷 责令限期改正必须有合理期限和到期限后的及时复查记录，该记录应当附在案卷之后。

（五）符合制作规范

1. **正确选用文书** 每个文书的制作都有明确的目的，比如《行政处罚决定书》是向被处罚人表明对其作出的处罚的内容及理由、依据；《询问笔录》是把当事人和其他有关人员提供的与案件有关的情况如实记录下来，使之成为认定事实和进行处理的依据；《现场笔录》则是把执法人员在现场检查中发现的有关情况进行如实记录。《询问笔录》和《现场笔录》两者的作用不同，不能互相代替，应当避免混用。

2. **保证文书有效** 文书结构应当固定。一般而言，文书都是由首部、正文、尾部三部分组成。如《现场笔录》的首部是对被检查的对象，检查的时间、地点以及检查人等情况的表述；正文是对检查情况的记述；尾部是有关人员的签字及文书的成文时间等。作为主要证据使用的《现场笔录》《询问笔录》等，必须交由当事人签署意见并签名或按指纹，涂改处必须有当事人按指纹。文书的事项应当完备。不同的文书有不同的事项要求，有些事项是必备事项，绝对不能缺少。如《行政处罚决定书》，除表明行政相对人违法事实、违反的法律规定以及处罚决定以外，还应当告知行政相对人所享有的申请复议和提起诉讼权利，以及逾期不执行处罚决定应交纳滞纳金的法律义务。另外，应当注意，对外使用的行政执法文书一经宣布，即具有法律效力，非经法定程序不得变更、撤销或随意停止执行。如《行政处罚决定书》一经送达，即具有法定的执行效力，执法部门和行政相对人都必须严格执行。如果执法部门在发出该文书后，又发现确有错误的，必须正式发文将原文书收回或终止其效力。待收回原文书或终止其效力后，方可制作新文书。

3. 规范制作文书　《行政处罚决定书》应充分说理。内容上，有关主体称谓应当一致。称谓，是指文书中所涉及的主体以及物品名称。为了使文书简明，称谓可以用代词代替。但是所使用的代词应当规范，且前后一致，不能混淆或者随意改变。如《询问笔录》中，对行政相对人，不能一会儿用第一人称"我"，一会儿用第三人称"他"；一会儿用企业名称，一会儿又称其为"当事人"。语言上，应注意以下几点：①叙事清楚，言简意赅；②修辞准确，句子结构完整、不得随意简省，标点符号正确；③用词规范，不能用方言土语，不能用"上下""左右"等模糊语言，不能用简化字，不能用生僻词语，不得自造字、词，不得渲染夸张；④逻辑严谨，推理正确，前后观点一致；⑤数字要准确，并使用法定计量单位。

实践中存在的主要问题如下。

（1）处罚告知与处罚决定不一致，未做任何说明，或说明理由过于勉强，给人随意性大的感觉。处罚决定与执行不一致未做必要说明或虽有说明，但理由不充分。结案未附交款凭证（单据）。

（2）在处罚告知之前，应当用"涉嫌"来表述案由，却直接给案件定了性。

（3）罚没物品处理缺乏规范。处理后的记录缺乏有效证据，是否按规定上缴了财政没有说清。

 知识链接

国家市场监管总局办公厅关于印发《市场监督管理行政处罚文书格式范本（2021年修订版）》的通知（国市监法发〔2021〕42号）

国家市场监管总局关于印发《市场监管执法稽查案件协助调查管理规定》的通知（国市监稽发〔2021〕26号）

《市场监督管理严重违法失信名单管理办法》（国家市场监管总局令第44号）

《市场监督管理行政处罚信息公示规定》（国家市场监管总局令第45号）

思考题

1. 实施药品行政处罚应遵循哪些基本原则？

2. 药品行政处罚的种类包括哪些？

3. 证据的三个属性是什么？

4. 药品行政处罚案件协查的原则是什么？

5. 药品行政处罚文书制作的标准是什么？

第三章　药品抽检

✏️ 学习导航

1. 掌握药品抽检规范和药品检验结果处理。
2. 熟悉药品抽样技巧、药品检验报告解读等。
3. 了解药品标准、药品抽检模式沿革和法律依据。

　　药品质量抽查检验（以下简称药品抽检）是对上市后药品监管的技术手段。做好药品抽检工作有利于对上市药品实施有效监管，有利于及时发现和打击假劣药品，有利于查找和分析药品风险和隐患，有利于涉药案件的定性，有利于更好地掌握和判断药品各环节的质量状况。为此国家药品监督管理局出台了《药品质量抽查检验管理办法》（国药监药管〔2019〕34 号，以下简称《抽检管理办法》）。本章从药品抽检概述、抽样规范、抽样技巧、药品标准与检验报告解读、结果处理等几个方面进行阐述，对基层监管人员开展抽检工作具有操作指导性。

第一节　药品抽检概述

> ❓ **问题**
>
> 药品抽检分为几类？我国药品抽检模式发展的特点有哪些？

一、药品抽检的定义

　　药品抽检，是指按一定的原则抽取一定数量的药品作为其整体的代表性样品进行质量检验的过程，包括药品抽查和药品检验。药品抽查是实施检验的前序性工作，包括药品监督检查和抽样。药品检验是药品研制、生产、经营和使用等监管环节的重要技术支撑。通过药品检验，不仅为药品技术审评、质量评价等工作提供技术依据，也是加强药品质量监控、实施监管威慑、发现假劣药品的重要途径和措施，为打击制售假劣药品等违法犯罪行为提供法律依据。

二、药品抽检的分类

　　药品质量抽查检验根据监管目的一般可分为监督抽检和评价抽检。

1. **监督抽检**　药品监督管理部门根据监管需要对质量可疑药品进行的抽查检验。
2. **评价抽检**　药品监督管理部门为评价某类或一定区域药品质量状况而开展的抽查

检验。

此外，根据监管职责和监管权限不同，可分为国家药品抽检和地方药品抽检。《抽检管理办法》规定，国务院药品监督管理部门负责组织实施国家药品质量抽查检验工作，在全国范围内对生产、经营、使用环节的药品质量开展抽查检验，并对地方药品质量抽查检验工作进行指导。省级药品监督管理部门负责对本行政区域内生产环节以及批发、零售连锁总部和互联网销售第三方平台的药品质量开展抽查检验，组织市县级人民政府负责药品监督管理的部门对行政区域内零售和使用环节的药品质量进行抽查检验，承担上级药品监督管理部门部署的药品质量抽查检验任务。

第二节　药品抽样规范

⑦ 问题

药品抽样必须要遵照抽样规范进行，药品抽样具体要按照哪些程序进行？

药品抽检的规范性体现在抽样工作各个环节，应保证药品抽检行为的公正合理、科学规范，维护行政相对人的合法利益。

一、药品抽样的要求

（一）科学制订抽样计划

药品监督管理部门负责药品的抽查检验工作，由药品监督管理部门设置或指定的药品检验机构依法承担抽样药品的检验工作。药品监督管理部门应在抽样前期充分调研，结合历年抽样工作总结制定抽样工作方案，避免抽样的主观性和随意性。

1. 抽样品种和抽样量　有针对性的抽样计划和品种选定能有效评价辖区内药品的总体质量水平，及时发现违法违规行为。药品监督管理部门一般根据药品检验机构的品种遴选方案，结合监管需求，确定抽样品种和抽样量。抽样计划通常涵盖基本药物、通过仿制药一致性评价品种、临床常用品种、高危品种、历年检验不合格品种等。

2. 抽检范围　药品监督管理部门辖区内的药品生产、经营、使用单位或个人。

3. 抽检覆盖原则　对药品生产企业应实施当年在产品种全覆盖抽检，旨在防患源头质量风险。对药品经营企业应实施科学性覆盖，重点防控储运不当的隐患与风险。对药品使用单位应实施针对性覆盖，防控终端用药风险。在批次数量和重点品种、安全项目等方面应明确要求，科学安排抽检频次与批次，控制好品种的抽检比例。

4. 抽检费用　《药品管理法》第一百条第一款规定："抽查检验应当按照规定抽样，并不得收取任何费用；抽样应当购买样品。所需费用按照国务院规定列支。"故组织任务的药品监督管理部门应提前做好经费预算。

（二）依法配备抽样人员

药品监督管理部门在开展药品抽样工作时，应当派出两名以上药品抽样人员完成。抽样人员应具备相关的药品知识，接受过专业法规和抽样技能的系统性培训，并保持一定时间内的稳定性。《抽检管理办法》第十三条规定："药品监督管理部门可自行完成抽样工作，也可委托具有相应工作能力的药品监管技术机构进行抽样。"

（三）合理配置抽样工具

抽样需要配置能在线上网的电脑、打印机、照相机、书写文具，有无菌要求的药品抽样（如无菌原料药）需要生产单位无菌抽样间配合；其他特殊的抽样情况（如生物制品抽样，放射性药品抽样）还需要根据抽样任务额外增加车载冰箱、冷藏包、隔离箱。

对于不便于在线录入抽样信息的，抽样人员还需要准备纸质版的抽样凭证和封条，当场封样确认。

（四）规范样品抽取过程

1. **取样**　样品抽取正确；应为完整的上市销售包装；封样完整、无破损、无污染；抽样数量正确。抽样场所应当由抽样人员根据被抽样单位类型确定。从药品生产环节抽样一般为成品仓库和药用原、辅料或包装材料仓库，从药品经营环节抽样一般为经营企业的药品仓库或零售企业的营业场所，从药品使用单位抽样一般为药品库房，从药品互联网交易环节抽样一般为与线上一致的线下药品仓库。

抽取的样品必须为已放行或验收入库的待销售（使用）的药品，对明确标识为待验产品或不符合规定（不合格）产品的，原则上不予抽取。抽样人员在履行抽样任务时，应当对储存条件和温湿度记录等开展必要的现场检查。检查发现影响药品质量的问题或存在其他违法违规行为的，应当固定相关证据，必要时可以继续抽取样品，并将相关证据或样品移交对被抽样单位具有管辖权的药品监督管理部门处置。对近效期的药品应当满足检验、结果告知和复验等工作时限，方可抽样；组织抽查检验的药品监督管理部门有特殊要求的除外。因特殊情况不能在规定时间内完成抽样任务时，抽样单位应当书面报告组织抽查检验工作的药品监督管理部门，并告知承担药品检验任务的药品检验机构。

2. **信息录入**　抽样数据内容录入应正确完整，与药品说明书、标签保持一致，与送承检单位的样品实物内容、批数一致。

3. **包装、封存**　抽样凭证信息应完整、正确，字迹清晰可辨，内容与样品实物保持一致，经抽样人员、被抽样单位双方签字盖章确认。封条完好无缺、信息完整、正确，内容与抽样凭证、样品实物保持一致，有特殊温度保存要求的，应在封条上注明。

4. **索取资料**　在生产单位抽取样品，除了样品、抽样凭证外，还需要按照抽样计划要求索取相关纸质资料，一般有药品生产许可证、药品批准证明性文件、药品检验质量标准、无菌验证资料（部分品种）；在药品经营、使用单位抽样，则还需要索取药品经营许可证、反映购入渠道的合同、发票及其他证明性凭证。以上纸质资料均为复印件，经与原件核对无误后，加盖被抽样单位公章。

5. **样品保存与交接**　对送检样品要保证按产品标示要求进行存储和运输，并及时根据下达任务时的相关规定与承检机构进行交接。退样的检品也必须严格按存储条件进行流转，确保样品退回过程规范。

二、药品抽样的程序

药品抽样具有规范性和程序性，具体抽样程序详见图3-1。

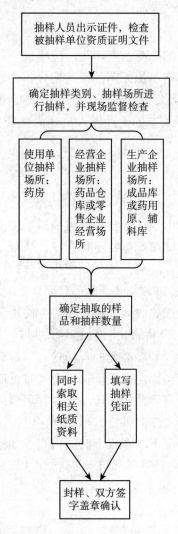

图3-1　药品抽样程序图

三、药品抽样的方法

药品抽样方法分为随机抽样和非随机抽样。抽样数量应当按照当次抽查检验计划或抽样工作实施方案执行，取样操作应当规范，不得影响所抽样品和被拆包装药品的质量。样品选择一般应当遵循随机原则；也可根据工作安排，以问题为导向，通过快速筛查等技术手段针对性抽取样品。抽样人员应当使用专用封签现场签封样品，按要求填写《药品抽样记录及凭证》，并分别由抽样人员和被抽样单位有关人员签字、加盖抽样单位和被抽样单位有效印章；同时可根据需要向被抽样单位索取相应资料和证明性文件复印件，并加盖被抽样单位有效印章。被抽样单位拒绝签字或盖章时，抽样人员应当在药品抽样记录及凭证上注明并签字。

（一）随机抽样

1. **简单随机抽样**　对全部抽样对象编号（从1开始连续编号），采用以下方法之一确定抽取对象：抽签法、掷随机数骰子（正二十面体）、查随机数表、计算器发随机数。

2. **分层比例随机抽样**　如拟抽样品种为多个药品生产企业生产，将生产拟抽样品种的企业按产品质量信誉分层次，按照质量信誉高的少抽、质量信誉低的多抽的原则，按比例（1∶2∶3）确定各层次企业的抽样批数，再将同层次企业的各批号统一编号（从1开始连续编号），按简单随机抽样法确定抽样批。

3. **系统随机抽样**　将总件数N分为n份，再按简单随机抽样确定第一份中第k号件作为抽样单元，随后按相等间隔（N/n）确定每份中第几件作为抽样单元。

4. **分段随机抽样**　适用于大包装套小包装的情况。根据大包装件数确定一级抽样单元（n_1），再按简单随机抽样法或系统随机抽样法确定一级抽样单元；根据一级抽样单元中的包装数确定二级抽样单元数（n_2），再按简单随机抽样法或系统随机抽样法确定二级抽样单元；以此类推，直到抽出最小包装的抽样单元。

（二）非随机抽样

1. **针对性抽样**　发现有质量可疑或其他违法情形一批或几批样品，从整体中划出，单独作为针对性抽样对象。

2. **偶遇抽样**　抽样人员在不受被抽样单位或者个人意愿影响以及其他外界影响的情况下，从抽样批的不同部位确定所遇见的包装件作为抽样单元。此法适用外观检查不能判别质量又难以实施随机抽样的情况。

四、药品抽样记录及凭证填写规范

药品抽样记录及凭证是抽样工作和检验工作的基本保证，应原始记录、字迹清晰、书写规范、内容正确，并保持页面整洁、不能随意删改。实践中，一些执法人员在药品抽样记录及凭证的填写上容易出问题，填写不规范，随意性较大。被抽样单位往往会以填错的药品抽样记录及凭证为理由，对检验结果提出异议，使处置工作陷入被动，因此，药品抽样记录及凭证的正确填写非常关键。需注意的要点如下。

（1）抽样计划名称选填正确，如：2017年国家基本药物监督抽检。

（2）抽样单位必须填写抽样单位全称（与公章一致）。

（3）检验单位必须选择正确的检验单位，填写检验单位全称。

（4）抽样日期×××年××月××日。

（5）药品通用名称填写药品通用名称，不包括商品名，且必须与送检样品标签名称一致。如六味地黄丸、消炎利胆片。

（6）药品商品名填写药品包装上的商品名称，如包装上没有商品名称，填写"无"，不可空白，注意不能将注册商标与商品名混淆。

（7）生产企业（含配制单位或产地）名称及地址准确填写药品包装盒上生产企业名称的全称，禁止简写。委托加工的样品填写委托单位和受托单位的全称。生产地址按药品包装盒或者说明书中的生产地址全称填写。

（8）制剂规格按药品外包装或说明书中的规格项填写。如：每袋装10g、0.1g等；复方制剂规格直接填写"复方"；中药制剂按照包装上标注的填写；中药饮片的制剂规格为"中药饮片"。

（9）包装规格从样品的最小包装开始从里向外描述。如：10片/板*2板/盒。避免将制剂规格与包装规格混淆。

（10）批号填写样品的最小包装打印的批号，如有分批号不能省略，如：20170905-1。

（11）效期填写样品的最小包装打印的有效期。如：至2017.4。

（12）批准文号按药品包装盒或者说明书的批准文号项填写。如：国药准字Z20170905。不能省略"国药准字"。

（13）药品类别、外包装情况、抽样地点、抽样选项不可空缺。

1）抽样数量应填写实际送样数量，如为大或中包装，应填写最小包装的数量。

2）抽样说明不可空缺，如无特殊说明内容，填写"无"。

3）样品包装按所给的项目进行选择，如选择其他，应备注说明样品包装。如：安瓿等。原则上按照标签、说明书标示完整填写。

（14）被抽样单位填写被抽样单位的全称，且应与被抽样单位的公章一致。

（15）其他被抽样单位地址、联系人、电话、邮编项准确填写，不可空缺。被抽样单位经手人签名（盖章）项不可空缺，签章字迹要清晰。至少两名抽样人员签名，必须字迹清楚。

五、抽样过程中的常见问题

1. 注意研读药品抽检方案　药品抽检方案一般都详细规定了所抽取样品的品名、抽样数量、所要求的剂型。方案如有变动，增加新内容、新要求、新提示时，药品监督管理部门在抽样前一定要特别注意，充分明确方案的要求。

例如，2017年国家药品抽检方案比往年增加了"抽样单位在抽取样品后，必须在五个工作日内寄出，并同步上传邮寄信息"的要求，对样品寄送工作提出了时间限定；在中药品种抽样中明确了抽取的为"中药饮片"非"中药材"的要求，并要求在抽样单填写"规格"项统一规范为"中药饮片"。

2. 注意抽取正确的样品　抽取样品时认真核对药品名称和剂型，注意样品不能混批，尤其是抽样量少的品种。例如，国家药品抽检中某检验机构承检的品种为"红霉素"，另一检验机构承检的品种为"罗红霉素片"，极易混淆。药品剂型方面，某药品检验机构承检的板蓝根品种，剂型特殊，要求抽取的片剂中明确了抽取普通片剂、咀嚼片、泡腾片，而抽样人员抽取的"板蓝根含片"，虽然也是板蓝根品种，但剂型不符合要求，样品被退回。

抽取的样品必须为已放行或验收入库的待销售（使用）的药品，对明确标识为待验产品或不符合规定（不合格）产品的，原则上不予抽取。

3. 注意药品抽样量的要求　在现场抽样过程中，抽样人员如遇到不满足抽样量的情形，要立即与承检单位及时沟通，确定这种情况能否受理。

例：某品种抽样量要求180片，抽样人员抽取的样品100片/瓶，2瓶，分2份样包装。这种情况样品的抽样总量满足，但不符合3份独立包装的封样要求，抽样人员抽样应立即与承检机构联系，确认是否满足检验要求，决定能否抽样。

4. 注意封条的完好性、密封性、正确性　防止封样不严，签封样品易被他人方便调换。例如，用塑料袋封装样品，仅在开口处简单地包裹，封样不完整，样品复验时被复验单位拒收。防止中药饮片采用纸袋包装封样，易受到环境和运输储存条件的影响，从而导致某些项目（如水分）检验时不合格后而产生纠纷。防止封条品名、批号与抽样凭证或样品实物内容不符，甚至混批。例如，抽取的"复方丹参片"签封的样品中有两个批号。抽取到的是"注射用乳糖酸红霉素"，样品封签上却为"乳糖酸红霉素"。

5. 注意防止液体样品破损　液体样品抽样，尤其是玻璃瓶装的大输液，因体积大、数量多，运输过程中极易破损，造成样品被污染，检验数量不足的问题。在邮寄样品中应采取适宜的防护措施，保证样品的完整性。

6. 注意及时处理网络平台样品信息　在线抽样样品实物的流转应和电子信息保持同步，抽样单位在抽取样品结束后要注意电子信息的及时处理，点击"寄送"或修改抽样信息，保证后续工作的顺利开展。

第三节　药品抽样技巧

⑦ 问题

如何提高药品监督抽检的效能，将有限的检验经费更好地用于发现假劣药品？如何开展中药材及饮片抽检？

一、提高药品抽样的针对性

（一）有效收集相关假劣药品信息

收集假劣药品信息，是开展药品监督性抽检的一门必备功课，应了解假劣药品信息的收集渠道，掌握信息的收集的方法，通过运用收集的假劣药品信息，有针对性地进行抽检。可重点关注药品质量公告、药品检验质量分析报告、不良反应报告中的相关信息。

在众多的信息分析中，梳理出容易出现质量问题和被假冒的品种、剂型、生产厂家、生产区域，为增加抽样的针对性提供参考。

（二）注重积累假劣药品外部特征

假劣药品的外部特征具有一定的规律，了解、掌握、运用这些规律既需要知识积累，也需要经验积累。针对这些外部特征，运用知识和经验指导药品抽样，既可以提高针对性，又可以不断丰富已有的经验。注重关注药品标准中有关外观性状鉴别的规定、药品标签说明书中有关标注的书写规范。

（三）现场抽样品种的判别要点

1. 直视判别   对于透过包装可以直接看到的药品进行观察的判别。片剂，有无裂片、变色、花斑、潮解等；水针剂和液体剂，有无异物、变色、结晶、浑浊、沉淀、絮状物、装量偏少等；粉针剂，有无杂色、潮解等。

2. 听觉判别   对于无法直视的药品，利用药品与直接接触药品的包装材料碰撞的声音进行判别。片剂和丸剂，摇动最小包装，有无声音不脆或粘连成团的感觉等；颗粒剂，如颗粒均匀，摇动起来声音比较整齐，否则有可能结块或不均匀；胶囊剂，正常情况下摇动起来除了能听到胶囊与包材的碰撞声外，还应能听到胶囊内的药物与胶囊的碰撞声，否则可能受潮。

3. 手感判别   对于软包装的药品，透过包装用手捏、折感觉有无改变原来的性状。胶囊剂，有无发硬、变脆；丸剂，有无变软或发硬；膏剂，有无发硬、变脆；颗粒剂，有无结块成团。

4. 外观判别   药品包装有无破损、浸水、霉变；标签说明书有无异常，内外标注有无冲突；封口是否严实，有无药物渗、漏、浸出等。

（四）结合查办其他违法行为

在日常稽查执法中，发现其他药品违法行为有可能涉及药品质量问题的，应进行抽检，以确认或发现新的案源。

1. 储运条件不符合标识要求的药品   发现药品储存和运输的条件不符合药品标签说明书上标注的要求，应对涉及的药品进行抽样，主要是温度、湿度和光照，特别是有冷藏、阴凉存放不符合要求的药品。在对这类药品抽样时，应考虑离开规定条件的时间，如果时间过短，不足以对药品产生影响。

2. 无证经营药品案件中查获的药品   无证经营药品行为涉及两种情形需要对所涉药品进行抽样，一种情形是无证经营药品达不到经营药品的储运条件，有可能对药品质量产生影响，需要抽样；另一种情形是所经营的药品存在假药的可能，需要抽样送检以确认。

3. 药品安全突发事件中的涉事药品   药品安全突发事件，主要是指因药品质量或使用不当造成人身伤害引发的事件，也有可能是没有人身伤害的舆情事件。处置这类事件时，在对现场药品进行排查的基础上，梳理出可能涉事药品，并进行抽样，以确认是药品质量引起的，还是其他原因引起的。

二、合理确定药品的抽样量

抽样量的确定，是指抽样人员选取了要抽样的药品样品后，根据该药品的检验标准和检验项目，确定抽取该种药品样品的数量。

（一）国家药品抽样量的确定

国家药品抽样一般由国家药品抽样计划规定抽取的品种及数量，抽样人员只要根据计划中规定的抽样量抽取药品样品即可。国家药品抽样原则上一定要按照抽样计划上规定的药品抽样量进行抽样，如果样品量少于计划规定量，可与该种药品的承检所联系，承检所如果认为可以受理，则可以抽取此样品，如果反之，则不予抽取。

（二）省级药品抽样及日常抽样量的确定

抽检人员在抽取药品样品时，一般抽取3倍全检量，贵重药品为2倍全检量。根据相关药品标准，表3-1所列为药品抽样3倍全检量参考表，供抽样人员在实际工作中参考。

抽样人员在实际工作中，有时会因各种原因（如可疑药品抽样、公安办案需要抽样、快检不合格药品抽样等），药品样品数量不够3倍全检量，又确需抽样的情况。在此种情况下，若该种药品的样品量多于2倍全检量少于3倍全检量，则1倍检验量和1倍复核量应予以保证，剩下的为留样；若该种药品的样品量多于1倍全检量少于3倍全检量，则1倍检验量应予以保证，剩下的可作为复核量和留样量，原则上复核量要多于留样量；若该种药品的样品量少于1倍全检量，原则上不予抽取，如确需抽取，需与承检所联系是否可以做部分检验，如可做部分检验，则可以抽取。

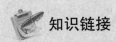 **知识链接**

药品抽样全检量

药品抽样全检量是指药品检验机构按照药品标准规定的全部检验项目进行检验，所需药品样品的数量。抽样人员在抽取3倍全检量时，1倍为检验，1倍为复核，1倍为留样。当抽样人员抽取3倍全检量，但不能等分为3等份时，应保证检验量、复核量要多于等分量。

表3-1　药品抽样3倍全检量参考表

剂型		1倍全检量	3倍全检量	备注
原料药		3瓶（每瓶2~5g）	9瓶	如需无菌检查，另增加无菌检查用量0.5g/瓶×45瓶
片剂、胶囊剂	片（粒）	同时满足下列条件： 1、3个以上独立包装 2、60片（粒）以上	同时满足下列条件： 1、9个以上独立包装 2、180片（粒）以上	中药根据片重计算，另增加微生物限度检查用量6个独立包装（60g以上）

续表

剂型		1倍全检量	3倍全检量	备注
微丸	粒	同时满足下列条件： 1、3个以上独立包装 2、800粒以上	同时满足下列条件： 1、9个以上独立包装 2、2400粒以上	中药根据片重计算，另增加微生物限度检查用量6个独立包装（60g以上）
注射剂	小针（安瓿）	40支（中药注射剂50支）	100支 （中药注射剂150支）	规格1ml（含）以下适当增加抽样量
	大输液	40瓶	100瓶	
	粉针剂	40瓶	100瓶	规格50mg（不含）以下适当增加抽样量
栓剂		40粒	100粒	
软膏剂、凝胶剂	<10g/支	30支	90支	
	≥10g/支	15支	45支	
眼膏剂		30支	90支	
丸剂		大蜜丸30丸（6个以上独立包装）；水蜜丸、小蜜丸各120g（6个以上独立包装）；浓缩丸6瓶	大蜜丸90丸（18个以上独立包装）；水蜜丸、小蜜丸各360g（18个以上独立包装）；浓缩丸18瓶	
滴眼剂、滴耳剂、滴鼻剂		40支	100支	
糖浆剂	<10ml/支	30支	90支	
	≥10ml/瓶	15瓶	45瓶	
气（粉）雾剂和喷雾剂		30瓶	90瓶	
颗粒剂、散剂		40袋	100袋	
口服溶液剂、混悬剂、乳剂、露剂	<10ml/支	25支	75支	
	≥10ml/瓶	15瓶	45瓶	
酊剂、洗剂、搽剂	100ml/瓶	15瓶	45瓶	
膏药		20片	60片	
贴膏剂		20片	60片	另增加微生物限度检查用量不得少于600cm²（24片以上）

注：1. 以上抽样量为常规抽样量。特殊品种需根据该品种的检验项目具体确定抽样量。2. 辅助科室检验量：微生物限度检查一次用量需6个独立包装，至少60g（膜剂不得少于12片且不得少于300cm²）；含动物药要求进行沙门菌检查再增加20g。

三、中药材及饮片的抽样方法

中药材及饮片的抽取样，是指从整批（件、包）药材或饮片中随机抽取一小部分，混合均匀后作为代表整批药材或饮片的样本。按照《中国药典》（2020年版）四部通则的要求，中药材及饮片的抽取样方法主要有以下四个步骤。

（一）对样品外包装的检查

现场取样前，应注意检查包装的完整性、清洁程度以及有无水迹、霉变或其他物质污染，核对整批药材或饮片的品名、产地、批号、规格等级等内容；如发现有异常情况的包件，应首先拍照，单独取样检验。

（二）对药材或饮片外观的检查

按取样单元数，打开一定数量的包件，比较包件间内容物外观的一致性，发现内容物不一致的包件或发现有腐败、霉变、严重虫蛀或色、嗅、味有显著异常的药材或饮片应单独取样检验；同一品种不同部位混杂不均匀的应注意均匀取样；液体样品应充分混匀后取样，不易均匀的样品则应在顶部、中部、底部分别取样混匀后再取样。

（三）取样数量的确定

根据药材或饮片的性质和种类确定能代表整批药材或饮片质量的抽取数目和取样量。根据《中国药典》（2020年版）第四部通则0211药材和饮片取样法的规定。

1. **抽取数目（取样单元）** 为保证取样的代表性，规定：药材和饮片总包件数不足5件的，逐件取样；总包件数5~99件，随机抽5件取样；总包件数100~1000件，按5%比例取样；总包件数超过1000件，超过部分按1%比例取样；贵重药材和饮片，不论包件多少逐渐取样。

2. **每包件的取样量** 一般药材和饮片抽取100~500g；粉末状药材和饮片抽取25~50g；贵重药材和饮片抽取5~10g。

（四）取样操作

首先清点总包件数，确定取样单元数，必要时应倒垛、搬运；随机限定一个包件位置，由底层向顶层、由外到内、顺或逆时针方向，按相等间隔，抽取包件作为抽样单元；拆开包件，用适宜取样工具抽取单元样品；对破碎的、粉末状的或大小在1cm以下的药材和饮片，可采用取样器（探子）抽取样品；对包件较大或个体较大的药材，可根据实际情况抽取有代表性的样品；同一包件，应在包件的至少2~3个不同部位取样，包间大的应从10cm以上的深处取样。将抽取的样品混匀，即为抽取样品总量。若抽取样品总量超过检验用数倍时，可按四分法再取样，即将所有样品摊成正方形，依对角线划"×"，使分为四等分，取用对角两份；再如上操作，反复数次，直至最后剩余量足够完成所有必要的实验以及留样为止。最终抽取的供检验用样品量，一般不得少于检验所需用量的3倍，即1/3供实验分析用，另1/3供复核用，其余1/3留样保存。

上面所述的是《中国药典》（2020年版）四部通则中规定的中药材及饮片的取样方法，在实际工作中，抽取中药材及饮片还应注意以下问题。

（1）检查被抽样饮片所处环境是否符合要求，确定抽样饮片的品种批次，检查该批次饮片的包装情况，标签上的名称、批号、生产企业名称等内容是否清晰，标签和说明书内容是否符合要求，核实被抽取饮片的库存量。现场对被抽样饮片所在的仓库全貌、库区分布、货架放置、温湿度计（探头）及饮片实物等方面进行拍照、录像，以真实反映饮片所保存的环境和状态。

（2）尽量抽取独立包装的饮片，不要对饮片包装进行破坏取样。如果因独立包装的饮片数量不符抽样要求，必须要打开包装进行取样的，要保持包装的完整及标签上内容的清晰，并将打开的包装与样品一起封样，同时要对抽样、封样过程进行录像，防止被抽样相对人提出异议。

（3）要求相对人按照《药品抽检管理办法》的要求，出具或提供以下相关文件或资料：被抽取单位为生产环节的，应索取饮片的批准证明文件、质量标准、批生产记录、药品出厂检验报告书、批生产量、库存量、销售量和销售记录等相关资料；被抽取为经营使用环节的，应索取饮片的进货凭证、发票或合同、调拨单、进货量、库存量、销售量和销售记录等相关资料。现场之所以要求上述文件或资料，主要是为了固定证据，为下一步可能出现的不合格情况的后处理预先做好充分的准备。

第四节　药品标准与检验报告解读

一、药品标准

（一）药品标准的概念与分类

药品标准是根据药物自身的理化与生物学特性，按照批准的处方来源、生产工艺、贮藏运输条件等所制定的，用于检测药品质量是否达到用药要求并衡量其质量是否稳定均一的技术规定，是药品生产、供应、使用、检验和管理部门共同遵守的法定依据。

我国药品标准的存在形式呈多元化，主要分为国家药品标准和地方标准。

1. 国家药品标准　《药品管理法》第二十八条规定："由国务院药品监督管理部门颁布的《中华人民共和国药典》和药品标准为国家药品标准。"

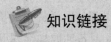

知识链接

《中国药典》（2020年版）的药品分类

《中国药典》（2020年版）由一部、二部、三部、四部及其增补本组成。一部收载中药，分为药材和饮片、植物油脂和提取物、成方制剂和单味制剂三部分；二部收载化学药品、抗生素、生化药品以及放射性药品等；三部收载生物制品，分为疫苗及体内诊断制品、抗毒素抗血清及血液制品、重组技术产品及微生态活菌制品等；四部收载通则和药用辅料。

2. 地方药品标准 国家药品标准没有规定的，经国务院药品监督管理部门备案的，省、自治区、直辖市人民政府药品监督管理部门制定的中药饮片炮制规范和医院制剂标准。

（二）药品标准项目与解析

药品种类繁多，简单地分也有中药、化学药品及生物制品三大类，且剂型又可以各不相同，不同种类和剂型的药品特性相差甚远，药品标准收载的项目及项目数也会有不同程度的差异。

1. 标准项目 药品标准包括质量指标及限度规定、生产工艺、处方组成、检验方法等内容，主要有安全性和有效性两方面的控制项目，根据品种和剂型的不同，主要项目按顺序如下列出。

（1）中药 品名、来源、处方、制法、性状、鉴别、检查、浸出物、特征图谱或指纹图谱、含量测定、炮制、功能与主治、用法与用量、规格、贮藏等内容。

（2）化学药品 品名、有机药物的结构式、分子式与分子量、来源或化学名称、含量或效价规定、处方、制法、性状、鉴别、检查、含量或效价测定、类别、规格、贮藏等内容。

（3）生物制品 品名、定义、组成、基本要求、制造、检定、保存、运输、使用说明等内容。

其中，性状、鉴别、检查等大项目下常常收载数项子项目。

2. 常见剂型的主要检验项目 药品的常见剂型有片剂、注射剂（注射液、注射用无菌粉末、注射用浓溶液）、胶囊剂、颗粒剂等，常见剂型的主要检验项目见表3-2。

表3-2 常见药品剂型主要检验项目表

剂型	主要检验项目	备注
片剂	重量差异、崩解时限（溶出度、释放度）、有关物质、微生物限度、含量测定等	检查含量均匀度的一般不再检查重量差异；检查溶出度、释放度的一般不再检查崩解时限；中药注射剂需检查重金属及有害元素残留量
注射剂（注射液、注射用无菌粉末、注射用浓溶液）	装量（装量差异）、pH、可见异物、不溶性微粒、无菌、细菌内毒素或热原、有关物质、异常毒性、降压物质、含量测定等	
胶囊剂	水分（硬胶囊）、装量差异、崩解时限（溶出度、释放度）、微生物限度、有关物质、含量测定等	
颗粒剂	粒度、水分（中药颗粒剂）、干燥失重、溶化性、装量差异（装量）、微生物限度、含量测定等	
酊剂	乙醇量、甲醇量、装量、微生物限度、含量测定等	
栓剂	重量差异、融变时限、微生物限度、含量测定等	
丸剂	水分、重量差异、装量差异、溶散时限、微生物限度、含量测定等	

续表

剂型	主要检验项目	备注
糖浆剂	装量、相对密度、pH、微生物限度、含量测定等	检查含量均匀度的一般不再检查重量差异；检查溶出度、释放度的一般不再检查崩解时限；中药注射剂需检查重金属及有害元素残留量
软膏剂、乳膏剂	粒度、装量、微生物限度、无菌检查（用于烧伤或严重创伤）、含量测定等	
眼膏剂	粒度、金属性异物、装量差异、无菌、含量测定等	
滴眼剂	pH、可见异物、粒度、沉降体积比（混悬型）、装量、渗透压摩尔浓度、无菌、含量测定等	
口服溶液剂	装量、pH、相对密度、微生物限度、含量测定等	
口服混悬剂	装量、干燥失重、沉降体积比、微生物限度、含量测定等	
口服乳剂	装量、相对密度、微生物限度、含量测定等	
合剂	装量、相对密度、微生物限度、含量测定等	
散剂	粒度、外观均匀度、水分（中药散剂）、干燥失重、装量（装量差异）、微生物限度、无菌（用于烧伤或严重创伤）、含量测定等	
凝胶剂	pH、粒度（混悬型）、装量、微生物限度、无菌（用于烧伤或严重创伤）、含量测定等	
搽剂	装量、pH、相对密度、微生物限度、含量测定等	
贴膏剂	含膏量、耐热性、赋形性、黏附力、含量均匀度、微生物限度、含量测定等	
膏药	软化点、重量差异、含量测定等	
露剂	pH、装量、微生物限度、含量测定等	
酒剂	总固体、乙醇量、甲醇量、装量、微生物限度、含量测定等	

二、药品检验机构与检验结果

（一）药品检验机构

中国食品药品检定研究院是国务院药品监督管理部门指定的国家检验药品质量的机构，依法承担药品、医疗器械、食品、保健食品、化妆品、包装材料等多领域产品的注册检验、监督检验、进口检验、安全评价及生物制品批签发，负责国家药品标准物质和生产检定用菌毒种的研究、分发和管理，开展相关技术研究工作等。

各省、自治区、直辖市及市级药品检验机构是本辖区内药品监督管理部门设置或指定的药品质量检验的机构，按照权限分别承担各辖区内的药品注册检验、监督检验、进口检验等检验工作以及药品质量标准相关的技术工作。

（二）检验结果

药品检验结果通过药品检验报告来呈现。药品检验报告，是指药品检验机构出具的对某一药品检验结果的正式凭证，是对药品质量作出的技术鉴定，是具有法律效力的技术文件，也是判定药品质量是否合格的法定依据。正确解读检验报告是药品监管人员应当具备的技能。

目前国内药品检验机构出具的药品检验报告虽然各具形式，但基本格式大体相同，主要由封面、表头栏目、检验项目正文、检验结论等组成。

1. **封面** 包括标题（例如"××检验报告"）、报告书编号、检验机构名称、检品名称、检验检测资质标识、供样单位或生产单位、检验目的、授权签字人、签发日期、相关说明等内容。

2. **表头栏目** 包括报告书编号、检品名称、注册证号、批号、生产单位或产地、剂型、规格、包装、包装规格、生产日期、有效期、检品数量、报验单位、供样单位、检验目的、检验项目（包括全检、部分检验、单项检验）、检验依据、收检日期、报告日期等内容。每一份药品检验报告书只针对一个批号的药品。

3. **检验项目正文** 包括"检验项目""标准规定"和"检验结果"三个栏目。其中，"检验项目"下，按质量标准列出【性状】、【鉴别】、【检查】与【含量测定】等大项目，不同药品品种各个大项目中包含的子项目有所不同。

（1）性状 当药品贮存条件不当，原辅料或包装材料质量不佳，添加未经批准或不恰当的辅料，生产过程中受到杂质、微生物等污染或药品发生分解等，均可能导致性状项下外观、臭、味或某些物理常数等发生改变，导致结果不符合标准规定。如片剂出现裂片、变色、花斑；注射剂无色澄清溶液变浊变色；滴眼液悬浮霉菌等。

（2）鉴别 在检验报告书中，按质量标准中鉴别项下的试验序号（1）（2）……等列在"检验项目"栏下，每一序号之后加注检验方法简称，如化学反应、薄层色谱、高效液相色谱、紫外光谱、红外光谱、显微特征等。

（3）检查 因涉及检查药品安全性、有效性、均一性和纯度等诸多方面，所以当药品生产时，由于原辅料、药包材的质量控制不到位，处方、工艺有缺陷，生产过程控制不充分、操作不规范，生产环境GMP不达标或贮存、运输条件未得到保障等都可能出现质量问题，导致检验结果不符合标准规定。如果药品标准制定不合理，或检验操作不当等，也可能使检验结果不符合标准规定。此外，中药材还存在不同品种混用、染色增重、掺杂掺假、过度熏蒸；中成药存在非法添加等问题。以下对常见不合格检查项目的产生原因进行简要列举。

1）酸碱度 不合格显示药品可能受到酸、碱物质的污染或发生水解现象，或是由于生产工艺中酸碱配比不当等原因造成。

2）金属离子和重金属 大多是因原、辅料中混入，或生产工艺中曾接触过而造成残留。

3）无机阴离子 大多来自原、辅料和生产工艺，也可能为药品的降解产物。

4）有机杂质和有关物质 可由原辅料中引入、处方各成分间相互作用产生或生产工艺中产生（如中间体、副产物、残留有机溶剂等），亦可因制备、贮存过程中药物或辅料降解或与包装材料相互作用产生杂质、高分子聚合物等。

5）干燥失重和水分   影响药品的稳定性，与包装材料、贮存、运输条件有密切关系。值得注意的是，南北气候、温度、湿度差异大，如不对包装材料、贮存、运输条件进行严格控制的话，容易造成干燥失重和水分项目不合格，甚至导致相关项目外观性状、有关物质等不合格。

6）溶出度   与主药本身的溶解性能、制剂的处方和生产工艺等有很大的关系，生产和贮存控制不当都有可能导致产品不合格。

7）装量（重量）差异   不合格可能与制剂工艺、设备有关；另外，水分超标，吸潮增重也会导致装量（重量）差异不合格。

8）可见异物   如出现白点多可能由原料或包装材料产生，纤维多可能因环境污染所致，玻璃屑往往是由于生产过程中灌封等操作不当造成。

9）溶液的澄清度   不合格可能由于原、辅料不纯含有杂质、包装材料或容器中某些成分发生迁移、生产工艺或操作不当、贮运条件不合要求等原因造成。

10）微生物限度   不合格主要源于原、辅料中引入和生产过程中的污染、灭菌工艺不彻底、包装材料不严密等。

11）热原   主要污染途径有注射用水、原辅料、容器、用具等，或由制备过程中产生，如制备环境卫生差、操作时间长、灭菌不合要求等。

12）无菌   不合格主要由于生产过程中无菌技术或无菌操作不合要求，以及环境、装置设备不净等原因造成。

（4）含量测定   导致药品含量下降的原因可能有环境因素（如温度、湿度、光线、氧气、金属离子、包装材料等）、处方因素（辅料、pH、溶剂、离子强度等）以及工艺因素（不按方投料）等。

4. 检验结论   按照检验依据，根据检验结果，作出符合或不符合规定的判定。无论检验项目多少，只要其中有一项不符合规定，对该批药品的结论即为不符合规定。检验结论的表述为"本品按×××检验（上述项目），结果（不）符合规定"。

根据国家有关规定，当事人对药品检验机构的检验结论有异议的，可以自收到药品检验结果之日起七个工作日内提出复验申请，但以下检验项目不合格不可申请复验。

（1）国家药品标准中规定不得复试的检验项目   如微生物限度检查中检出致病菌，可见异物检查中检出金属屑、玻璃屑、长度或最大粒径超过2mm纤毛和块状物等明显外来可见异物的检查项等，因其涉及严重的安全性问题，均可直接判定不符合规定。当检出为明显可见异物时，相关企业或单位可自收到检验报告书之日起七个工作日内，前往原药品检验机构对该项目进行现场确认。

（2）国务院药品监督管理部门规定的其他不宜复验的项目   如重量（或装量）差异、无菌、热原（细菌内毒素）等，因其涉及样品污染、不均和检查项目的随机性等问题。

5. 其他   检验报告书正文部分空白处有"以下空白"等表明检验项目结束的字样或标识；检验报告书末尾处设置授权人签章及签发日期栏，并加盖检验机构印章。

第五节 不合格药品检验结果处理

(?) **问题**

　　药品检验报告书的不合格结论一般只有"不符合规定"的表述，如何根据检验项目和检验结果对相关药品进行"假药""劣药"的判定呢?

　　药品检验报告的结论分为"符合规定"与"不符合规定"（合格与不合格）。本节主要介绍抽样药品检验报告结论为"不符合规定"，即不合格检验报告的处理过程。

　　药品抽检结果的处理程序与时限应当遵照《药品抽检管理办法》的要求与时限进行处理。

　　药品检验结果为"不符合规定"的处理，其工作主要内容与程序是药品检验报告的送达、不合格药品的控制、不合格药品的核查与真伪确认、不合格原因的调查、不合格结果的法律定性与处罚、不合格信息的报送与公示。

一、药品检验报告的送达

　　1. **合格检验报告的送达** 由检验机构按时限送达抽样单位，再由抽样单位送达被抽样单位。送达时必须事先制作送达回执书，经被抽样单位签字、盖章确认后留档备查。送达完成，该批次样品抽检工作可视为程序结束，处理完毕。

　　2. **不合格检验报告的送达** 由检验机构按时限将该检验报告送达抽样单位，并同时抄报上级检验机构。抽样单位接收不合格检验报告后应当在规定时限内向被抽样单位送达，并视情向上级监管部门报告。不合格检验报告报送时所需份数按监管需要事先确定，一般三份以上。抽样单位向被抽样单位送达不合格检验报告时应当事先制作送达书，书面告知被抽样单位（相对人）享有的申请复验、陈述、申辩等权利与程序，经被抽样单位签字、盖章确认后留档备查。

　　3. **复验申请** 被抽样单位或药品生产企业对药品检验机构的检验结果有异议的，可以自收到药品检验结果之日起七个工作日内提出复验申请；逾期申请复验的，药品检验机构将不再受理。复验申请应当向原药品检验机构或者上一级药品监督管理部门设置或者确定的药品检验机构提出复验。收到复验申请的药品检验机构，应当在七个工作日内进行审核，并开具"复验申请回执"，告知当事人是否受理复验。已受理复验的药品检验机构，应当在三个工作日内通知原药品检验机构提供其检验后的留样进行复验；原药品检验机构应在七个工作日内提供其检验后的留样。受理复验的药品检验机构应当在收到留样之日起二十五日内作出复验结论，并告知申请复验的当事人和原药品检验机构；特殊情况需要延期的，应当报告同级药品监督管理部门批准。申请复验的当事人应当按照国务院有关部门或者省级人民政府有关部门的规定，向复验机构预先支付药品检验费用。

　　特别需要注意的是，在经营、使用环节抽样的，有权提出复验申请的不只有被抽样单位,该样品的生产企业也有权申请复验。复验申请时限是在本单位收到检验报告后七个工作日。复验申请应当向原药品检验机构或者上一级药品监督管理部门设置或者确定的药品检验机构申请,也可以直接向中国食品药品检定研究院申请,其他药品检验机构不得受理复验申请。

二、不合格药品的控制

抽样单位在收到不合格报告后,必须立即对涉事的不合格药品依法采取控制措施,妥善控制患者用药风险。

对不合格药品,抽样单位应当根据不合格项目判定风险高低,一般采取查封、扣押等行政强制措施予以暂控,也可以根据安全隐患的大小实施药品召回。暂控措施实施后应在规定时限内组织调查核实,作出行政处罚处理决定。

在被抽样单位或生产企业申请复验或申诉期间,对涉事药品的控制措施应继续执行,不得中止。

三、不合格药品的核查

不合格药品的核查是对药品真伪进行确认,便于案件最终的定性,同时及时掌握辖区内生产企业的不合格信息,有针对性地组织后续的原因调查、风险控制,促进生产企业主体责任的落实,提高监管效能。

药品检验机构应当按照规定时间上报或寄送检验报告书。除另有规定外,药品检验机构应当在报告书签发后及时将药品检验报告书和药品抽样及记录凭证等材料传递抽样单位,并完成结果上报工作。检验结果为不符合规定的,药品检验机构应当在二个工作日内将检验报告书和药品抽样记录及凭证等材料传递被抽样单位所在地省级药品监督管理部门和标示生产企业所在地省级药品监督管理部门,或对涉及的相关单位具有管辖权的药品监督管理部门。

药品监督管理部门应当自收到不符合规定报告书之日起五个工作日内组织将检验报告书转送被抽样单位和标示生产企业。

被抽样单位和标示生产企业收到不符合规定检验报告书后,应当对抽查检验情况予以确认。标示生产企业否认为其生产的,应当出具充分准确的证明材料,标示生产企业所在地省级药品监督管理部门应当组织调查核实,调查核实情况应当通报被抽样单位所在地省级药品监督管理部门。对查实确系假药的,两地药品监督管理部门应当相互配合,共同核查问题产品来源。

对经检验不符合规定的药品,标示生产企业所在地省级药品监督管理部门应当对企业的排查整改情况进行调查评估。

四、不合格原因的调查

1. 生产企业调查　生产企业所在地药品监督管理部门应当对不合格情况逐一开展原因调查,并督促企业自查,切实找出不合格原因,并采取有效整改措施、消除隐患和风险。对药品存在严重质量风险或可能存在安全隐患的，应当实施药品召回。调查内容重点：生产工艺、原辅料、包装材料、批生产记录、生产设备状况、出厂检验标准与检验情况、储运配送方式与条件。

2. 药品经营、使用环节调查 被抽样方属药品经营、使用环节的，抽样单位在送达不合格检验报告时应立即开展调查核实等工作。调查主要内容：该批次药品的供货方资质、进货合同、相关票据、质量检验报告、进销存数量、验收出入库记录、储运记录与保管情况。重点是药品储运、保管的情况，作为被抽样单位是否依法尽责保管药品的依据。

对有证据证明质量问题是由生产环节导致的，应当通知被抽样单位所在地省级药品监督管理部门。对被抽样单位具有管辖权的药品监督管理部门根据通报情况，可酌情减轻或免除对经营、使用环节的处罚。

五、不合格结果的法律定性与法律责任

对抽检发现的不合格药品，应根据风险高低及时采取下架、封存、召回等产品控制措施，及时控制药品使用风险；对涉及的相关企业或单位，应组织开展调查核实，依法处理。

在非生产环节抽检不合格的，应当根据不合格项目和调查结果（生产企业生产全过程的质量控制资料、留样检验结果、被抽样单位药品储运保存状况等），综合研判生产企业是否对该不合格结果负有责任，依法处理。特别需要强调的是，不能单纯依据非生产环节的不合格检验报告而不经研判和原因分析直接追究生产企业法律责任。

在经营、使用环节抽检不合格的，不能凭不合格检验报告直接对其上游供货方及下游经销或使用方直接追究法律责任，需要依据不合格项目和实际情况综合研判后采取相应措施。

药品经营企业、医疗机构进行陈述、申辩，并提供充分证据，药品监督管理部门经过调查核实，予以采信的可依照《药品管理法实施条例》第七十五条执行。

六、不合格信息的报送与公示

抽样单位应当将不合格信息及时报送上级药品监督管理部门，特别是涉及辖区外生产企业的还应当及时书面告知生产企业所在地药品监督管理部门，确保不合格产品的有效控制、不合格隐患与风险的及时排查与整改，以及对相关责任方的法律责任追究。药品不合格信息对社会的发布，应当按照《药品质量抽查检验管理办法》的规定，由国家和省（区、市）药品监督管理部门实施。抽检单位应当对报送的信息准确性负责。

思考题

1. 我国药品抽检的主要分类有哪些？
2. 药品抽样的主要程序和方法是什么？
3. 药品抽样记录及凭证应当如果规范填写？

第四章　药品广告监管

📝 学习导航

1. 掌握药品广告监管相关的法律、法规及规章。
2. 熟悉药品广告的相关概念及分类。
3. 了解药品广告的监管部门及相关监管职责。

"广告"顾名思义就是广而告之，目的是宣传推销某种商品或服务，提升品牌形象。药品广告是商品广告，以促进药品这一特殊商品的销售为目的，通过向目标受众介绍有关药品信息，突出药品特性，从而提高药品的市场占有率。同时药品又是一种特殊商品，具有治疗与损伤的双重作用，与人的生命健康息息相关。消费者若因虚假广告的误导，不恰当地购买使用，不仅会造成经济损失，更可能贻误病情，造成人身损害。因此，加强药品广告监管，规范药品广告发布，既可促进广告业的健康发展，又可保障用药安全，保护消费者的合法权益。

本章通过对药品广告的概念、申请、审查、监测、处置等知识的介绍，使相关人员了解不同政府监督管理部门对药品广告监督管理的职能分工，通过对相关知识的掌握，能够识别和判定违法药品广告，对违法药品广告进行依法处理。

第一节　药品广告监管概述

❓ 问题

　　明晰药品广告监管的法律依据、厘清监管职责分工，是做好药品广告监管工作的前提，那么，如何才能明晰法律依据、厘清职责呢？

一、广告的相关概念

"广告"有广义和狭义之分。狭义的广告指商业广告，是商品经营者或者服务提供者承担费用，通过一定媒介和形式直接或者间接介绍自己所推销的商品或者所提供的服务的广告。广义的广告还包括公益广告、社会广告和政府广告。公益广告指宣传社会公益事业，不以营利为目的的广告；社会广告指如寻人、挂失、招领等社会生活服务的广告；政府广告指各级政府机关和部门向社会公开发布的广告。

本章介绍的药品广告专指商业广告。

二、药品广告的分类

根据不同的标准和方法，药品广告可分为不同的类别。

（一）按药品性质分类

我国实行处方药与非处方药分类管理制度。按照发布广告的药品性质不同，药品广告可以分为"处方药广告"和"非处方药广告"。与非处方药广告相比，处方药广告对发布对象有着严格的限制，处方药广告不得以公众为对象，发布载体限于医学药学专业性学术刊物。非处方药广告发布载体为大众传播媒介。

（二）按发布媒介分类

按照发布媒介的不同，药品广告可分为以下几类。

1. **印刷媒介广告** 也称为平面媒体广告，即以报纸、杂志、招贴、海报、宣传单等印刷品为传播媒介的广告。

2. **电子媒介广告** 以广播、电视、电影等电子媒介为传播载体的广告。

3. **户外媒介广告** 利用路牌、交通工具、霓虹灯等户外场所或户外空间设施为传播媒介的广告。

4. **数字互联网媒介广告** 利用互联网为传播载体的广告。互联网药品广告互动性强，传播面广，发展前景广阔。在互联网上发布药品广告，除遵循药品广告监管的法律外，还应当遵循《互联网广告管理暂行办法》（原国家工商行政管理总局令第87号）的相关规定。

5. **其他媒介广告** 利用体育活动、年历、各种文娱活动等形式开展的广告。

（三）按广告审批形式分类

按照审批形式的不同，药品广告可以分为"视""声""文"三种类型。"视""声""文"代表用于广告媒介形式的分类代号："视"指以图像或图像加声音、图像加文字形式发布的药品广告；"声"指以声音形式发布的药品广告；"文"指以纯文字或图片加文字形式发布的药品广告。

药品企业以不同的形式发布广告，审查批准的形式也有所不同。

三、药品广告监管的法律依据

药品广告管理的法律包括《中华人民共和国广告法》（以下简称《广告法》）《药品管理法》。行政法规主要是《药品管理法实施条例》对有关药品广告作出了一些规定。部门规章有2018年《市场监管总局关于修改〈药品广告审查办法〉等三部规章的决定》（国家市场监督管理总局令第4号），国家市场监督管理总局颁布的《药品、医疗器械、保健食品、特殊医学用途配方食品广告审查管理办法》对药品广告的审查程序、异地发布药品广告的备案、药品广告的管理、法律责任等做了修改规范。为规范广告活动，保护消费者合法权益，促进广告业健康发展，维护社会经济秩序提供了法律遵循。

四、药品广告监管的职责

（一）部门职责

根据《药品管理法》第八十九条的规定，省、自治区、直辖市人民政府确定的广告审查机关是药品广告审查机关，负责本行政区域内药品广告的审查工作。

（二）内部层级分工

按照药品广告监管法律法规、相关文件规定和部门"三定"方案，对各级药品监督管理部门在药品广告审批、检查方面的职能分工归纳如下。

1. **广告审批指导**　国家市场监督管理部门，负责拟订药品广告审查制度并监督实施；组织开展药品广告的监测；负责对广告审查工作进行指导和监督。

2. **广告审查批准**　省、自治区、直辖市和新疆生产建设兵团广告审查部门，负责药品广告受理、审查。对经批准的药品广告应当通过本部门网站等方便公众查询的方式，在三个工作日内向社会公开。

3. **广告检查处理**　设区的市、县级市场监督管理部门，负责对辖区内发布的药品广告进行检查，立案，处理；将辖区内违法发布药品广告的情况逐级上报，对需要撤销广告批准文号的违法广告移交省、自治区、直辖市和新疆生产建设兵团药品广告审查部门处理；对需要抽验的广告药品进行监督抽验；实施或协助上级部门开展辖区内广告发布企业的信用等级评定；根据违法药品广告情节、影响程度在本辖区内发布消费安全警示；对违法药品广告所涉及的药品生产、经营企业开展执法检查。

第二节　药品广告审查批准

？ 问题

> 发布药品广告需要经过哪个部门审批？审批流程是什么？

药品广告审查是药品广告审查部门实施的行政许可项目之一。本节主要介绍药品广告审查部门对药品广告的审查标准和步骤。对药品广告审批的程序，除适用本节的具体规定外，还应当遵循第一章有关药品行政许可实施程序的一般规定。

一、药品广告的申请

（一）申请主体

根据《药品广告审查办法》的规定，药品生产企业、药品经营企业可以作为药品广告申请人。根据《药品、医疗器械、保健食品、特殊医学用途配方食品广告审查管理办法》规定的，药品注册证明文件持有人及其授权同意的生产经营企业为广告申请人。

凡利用各种媒介或者形式发布的广告含有药品名称、药品适应证（功能主治）或者与药品有关的其他内容的，为药品广告，应当按照《药品、医疗器械、保健食品、特殊医学用途配方食品广告审查管理办法》进行审查。非处方药仅宣传药品名称（含药品通用名称和药品商品名称）的，或者处方药在国务院卫生行政部门和国务院药品监督管理部门共同指定的医学药学专业刊物上仅宣传药品名称（含药品通用名称和药品商品名称）的，无须审查。

（二）申请资料

根据《药品、医疗器械、保健食品、特殊医学用途配方食品广告审查管理办法》第十六条的规定，申请药品广告批准文号，应当提交《广告审查表》、与发布内容相一致的样稿（样片、样带），以及下列合法、有效的证明文件：①申请人的主体资格证明，其中，企业法人应当提交《营业执照》副本（含电子营业执照）；其他组织应当提交合法、有效的登记证明文件，进口产品注册证明文件或者备案凭证持有人可以提交其在中国境内设置代表机构的登记证明文件；②产品注册证明文件或者备案凭证、注册或者备案的产品说明书；③经授权同意作为申请人的生产、经营企业，还应当提交产品注册证明文件或者备案凭证持有人的授权文件；④委托代理人进行申请的，还应当提交代理人的身份证明和申请人委托书；⑤广告中涉及产品注册商标、专利等其他内容的证明材料。提供本条规定的证明文件的复印件，需加盖证件持有单位的印章。

（三）申请的合规性

申请药品广告，应当遵守《广告法》《药品管理法》《行政许可法》《药品、医疗器械、保健食品、特殊医学用途配方食品广告审查管理办法》，以及国家有关广告管理的其他规定。

二、药品广告的受理

省、自治区、直辖市和新疆生产建设兵团广告审查部门负责处理药品广告申请的受理工作，并应当根据下列情况作出处理。

（一）不予受理的情况

1. **申请事项不需要取得行政许可** 申请事项依法不需要取得行政许可的，应当即时告知申请人。例如，仅宣传名称的药品广告无须取得许可，包括非处方药仅宣传药品名称（含药品通用名称和药品商品名称）和处方药在指定的医学药学专业刊物上仅宣传药品名称（含药品通用名称和药品商品名称）的情形。

2. **申请事项不属于本部门职权范围** 申请事项依法不属于本部门职权范围的，应当即时作出不予受理的决定，并告知申请人向有关行政机关申请。药品广告申请应当向申请人所在地的药品广告审查部门提出。

3. **申请事项依法属于不予受理的情形** 申请行为违法的，应当即时作出不予受理的决定。这些违法行为有：隐瞒真实情况或者提供虚假材料申请药品广告审查的；以欺骗、贿赂等不正当手段取得药品广告批准文号的等。

4. 申请材料不齐全或者不合规　申请材料不齐全或者不符合规定的，应当当场或者在三日内一次性告知申请人需要补正的相关资料和内容。逾期不告知的，自收到申请材料之日起即为受理。

（二）予以受理的情况

申请事项属于本部门职权范围，申请材料齐全、符合法定形式，或者申请人按要求提交全部补正申请材料的，应当予以受理。对申请材料不齐全、不符合法定形式的，应当当场一次性告知申请人需要补正的全部内容，申请人按要求全部补正后应当受理。

（三）受理情况通知

药品广告审查部门受理或者不予受理行政许可申请，都应当出具加盖本部门专用印章并注明日期的书面凭证，如《广告审查受理通知书》《不予受理通知书》。

三、药品广告的审查

省、自治区、直辖市和新疆生产建设兵团广告审查部门对受理的药品广告申请依法进行审查，审查合格的核发药品广告批准文号。审查包括以下内容。

（一）不得发布广告的情形

不得发布广告的情形主要有三类：①不得发布广告的药品发布广告的；②未成年人出版物和广播电视频道、节目、栏目发布药品广告的；③以儿童为受众，以儿童名义介绍药品，以儿童为受众的药品广告。

（二）处方药不得以公众为对象进行广告宣传

我国实行处方药与非处方药分类管理制度。处方药是指由药品监督管理部门所确定的，必须凭执业医师或执业助理医师处方才可调配、购买和使用的药品。处方药只能由医师针对每个患者的特定病症决定使用，所以处方药的广告宣传只能以医师等医药专业人员为对象，而不能面向公众进行广告宣传。

《广告法》第十五条规定，处方药只能在国务院卫生行政部门和国务院药品监督管理部门共同指定的医学、药学专业刊物上做广告，不得在大众传播媒介发布广告或者以其他方式进行以公众为对象的广告宣传。

（三）药品广告发布需具备的要素

药品广告在形式上要具备以下几个要素。

1. 药品的通用名称　药品广告不能仅宣传商品名，必须同时出现药品通用名称。

2. 忠告语　作为特殊商品，药品广告中必须出现警示消费者的忠告语。处方药广告的忠告语是"本广告仅供医学药学专业人士阅读"。非处方药广告的忠告语是"请按药品说明书或在药师指导下购买和使用"。非处方药广告应同时标明非处方药专用标识

（OTC）。

3. 药品批准文号和广告批准文号 证明药品及广告均依法经过审查批准。

4. 药品禁忌和不良反应 药品广告应当显著标明禁忌、不良反应。

5. 药品生产企业或者经营企业名称 不得单独出现"咨询热线""咨询电话"等内容。

上述五大要素的字体和颜色必须清晰可见、易于辨认，在电视、电影、互联网、显示屏等媒体发布时出现时间不得少于5秒；在广播电台发布的药品广告可以不播出药品广告批准文号。

（四）药品广告内容需真实、合法

审查药品广告内容是否真实、合法。《药品管理法》第九十条规定："药品广告的内容应当真实、合法，以国务院药品监督管理部门批准的药品说明书为准，不得含有虚假的内容。"药品广告内容涉及药品适应证或者功能主治、药理作用等内容的宣传，应当以国务院药品监督管理部门批准的说明书为准，不得进行扩大或者恶意隐瞒的宣传，不得含有说明书以外的理论、观点等内容。

含有虚假内容的药品广告，包括对药品的成分、功效、适应证等做夸大、不实的欺骗性宣传，会使药品广告的接受者产生误解，在用药选择上作出错误的判断，其危害性甚大，必须予以禁止。

（五）药品广告需引导合理用药

审查药品广告是否宣传和引导合理用药，有无直接或者间接怂恿任意、过量地购买和使用药品；引起公众对所处健康状况和所患疾病产生不必要的担忧和恐惧，或者使公众误解不使用该产品会患某种疾病或者加重病情的内容。

（六）药品广告需符合国家有关广告管理的其他规定

药品广告需符合国家关于广告管理工作的一些规范性文件的要求，药品广告中药品商品名、产品文字型注册商标的字体不得大于药品通用名称等规定，都是药品广告审查的内容。

四、药品广告的批准决定

药品广告的审查批准机关应当在受理之日起十日内完成对药品广告的审查工作，作出是否核发药品广告批准文号的决定。对审查合格核发广告批准文号的应及时向社会予以公布；对审查不合格的作出不予核发药品广告批准文号的决定，书面通知申请人并说明理由，同时告知申请人享有依法申请行政复议或者提起行政诉讼的权利。

药品广告审查机关对审查合格的药品广告不单独核发药品广告批准证书，而是在申请人提交的《药品广告审查表》的"审查意见"上签署意见，填发广告批准文号和有效期。广告批准文号的格式为"×药广审（视、声、文）第0000000000号"，其中"×"为各省、自治区、直辖市的简称。"视""声""文"代表用于广告媒介形式的分类代号。

"0"由10位数字组成，前6位代表审查年月，后4位代表广告批准序号。药品广告批准文号有效期与产品注册证明文件或者备案凭证有效期的截止日期一致。产品注册证明文件或者备案凭证未规定有效期的，广告批准文号有效期不得超过五年。

经批准的药品广告，在发布时不得更改广告内容。药品广告内容需要改动的，应当重新申请药品广告批准文号。

五、药品广告的复审

根据《药品广告审查办法》第十八条的规定，已经批准的药品广告有下列情形之一的，原广告审查机关应当进行复审，向申请人发出《药品广告复审通知书》，复审期间该药品广告可以继续发布：①国家市场监督管理部门认为药品广告审查机关批准的药品广告内容不符合规定的；②省级以上市场监督管理部门提出复审建议的；③药品广告审查机关认为应当复审的其他情形。

原广告审查机关经复审，认为已批准的药品广告与法定条件不符的，应收回《药品广告审查表》，原药品广告批准文号作废。

第三节　药品广告监管措施

 案例

　　某报刊登药品广告，以患者自述的方式宣称"产品经八大医院权威验证，四个疗程根治心脏病；服用一个疗程，不适症状得到改善；服用两个疗程，心绞痛发作次数减少，血压、血脂逐渐平稳下降；服用三个疗程，心肌心血管得到前所未有的改善；服用四个疗程，症状全部消失，冠心病、心绞痛、心肌梗死等全面好转，并且杜绝二次复发"。该广告涉嫌以医疗机构、患者的名义作证明。

药品广告的监管包括药品广告检查、立案、报告和发布公告等。本节重点介绍市场监督管理部门如何针对不同的广告传播媒介开展药品广告检查，如何识别违法药品广告，依法履行监管职责。

一、违法药品广告的识别与判定

《药品管理法》规定了药品广告的内容必须真实、合法，以国务院药品监督管理部门批准的说明书为准，不得含有虚假内容。违反国家药品广告相关法律、法规、规章规定的广告为违法药品广告，主要有以下表现形式。

（一）不得发布广告的情形

根据《药品、医疗器械、保健食品、特殊医学用途配方食品广告审查管理办法》规定，下列药品不得发布广告：①麻醉药品、精神药品、医疗用毒性药品、放射性药品；②医疗机构配制的制剂；③军队特需药品；④国家药品监督管理部门依法明令停止或者禁止生产、销售和使用的药品；⑤批准试生产的药品；⑥国务院或者省、自治区、直辖市人民政府药品监督管理部门决定暂停生产、销售、使用的药品。

基于对未成年人的保护，未成年人出版物和广播电视频道、节目、栏目不得发布药品广告；药品广告不得以儿童为诉求对象，不得以儿童名义或形象介绍药品，不得出现儿童不在成人监护下单独用药的内容。

（二）处方药以公众为对象发布广告的情形

处方药不得以公众为对象发布广告的情形主要有：①处方药广告不得在大众传播媒介发布，"大众传播媒介"是指对广大公众进行信息传播的各种工具及手段，包括报纸、广播、电视、电影、杂志、互联网等；②处方药广告不得以其他方式以公众为对象发布，"以其他方式进行以公众为对象的广告宣传"包括：在建筑物或公众活动场所设立的户外广告宣传，包括以张贴、散发小广告等形式进行的处方药广告宣传等；③处方药广告不得以赠送医学、药学专业刊物等形式向公众发布；④处方药名称与该药品的商标、生产企业字号相同的，不得使用该商标、企业字号在医学药学专业刊物以外的媒介变相发布广告；⑤不得以处方药名称或者以处方药名称注册的商标以及企业字号为各种活动冠名。

（三）未经审查批准发布药品广告

不经过药品广告审查部门审批，擅自发布药品广告。

（四）篡改审批内容发布药品广告

篡改审批内容、使用伪造、失效的广告批准文号，或冒用广告批准文号发布药品广告。

（五）违反广告发布要素规定

违反广告发布要素规定的情形主要有：①未标示药品的通用名称；②未标示忠告语、非处方药广告未标明非处方药专用标识（OTC）等；③未标示药品批准文号、广告审查批准文号（在电台广播发布的药品广告除外）；④未标示药品禁忌和不良反应；⑤未标示药品生产企业或者经营企业名称。

（六）违反《广告法》对药品广告的特殊规定

违反《广告法》对药品广告特殊规定情形主要包括：①表示功效、安全性的断言或者保证；②说明治愈率或者有效率；③与其他药品、医疗器械的功效和安全性或者其他医疗机构比较；④利用广告代言人作推荐、证明；⑤法律、行政法规规定禁止的其他内容。

（七）其他违反药品广告审查规定的情形

如药品广告内容中含有"安全无毒副作用""毒副作用小"等内容的；含有免费治

疗、免费赠送、有奖销售、以药品作为礼品或者奖品等促销药品内容的；含有"家庭必备"或者类似内容的；含有"无效退款""保险公司保险"等保证内容的。

对检查中发现的涉嫌违法广告，监管人员可以通过信息检索的方式查询该药品广告是否经过审批、有无按审批的内容发布。信息检索主要有两种方式：①登陆国家药品监督管理局网站→药品→药品查询→药品广告，输入药品名称或广告审查批准文号即可查询相关药品的审批情况；②通过各省、自治区、直辖市市场（药品）监督管理部门网站，查询在本省审批和备案的广告。通过数据查询可以核查某一药品广告有无经过审批及相关的审批核准内容。国家药品监督管理局数据库还可以查询"可发布处方药广告的医学药学专业刊物名单"。

二、违法药品广告的处置

（一）违法药品广告的证据固定

市场监督管理部门对检查到的违法广告，应及时收集违法药品广告样件，固定证据。根据药品广告的发布形式与发布载体不同，可采用不同的方式对违法广告进行证据固定。

1. **报纸杂志等印刷品中发布的违法药品广告**　可以通过复印、扫描、拍照等方式固定证据，采取上述方式收集证据时要注意将报刊名称、日期一并显示，同时注明制作方法、制作人、制作时间等内容。

2. **电视频道、广播中发布的违法药品广告**　需要用专门的广告监测设备进行翻录，注明翻录制作方法、制作时间、制作人和证明对象等；对声音资料的音频文件，应当附有该声音内容的文字记录。

3. **互联网上发布的违法药品广告**　可通过打印或锁定网页等方式固定违法广告证据，注明打印人、打印时间。

4. **户外违法药品广告**　可以采用拍照、录像等方式固定违法广告证据，注明制作方法、制作时间、制作人和证明对象等内容。

5. **药品生产经营企业经营场所内散发、摆放和张贴的违法药品广告**　要制作《现场笔录》，提取发布违法药品广告的单页、招贴、宣传册或海报，由现场负责人签字确认。

（二）违法药品广告的立案

对应当由市场监督管理机关处理的违法广告应及时立案。

（三）违法药品广告的报告

1. **违法药品广告报告的情形**　第一种情形是指设区的市、县级市场监督管理部门对检查中发现篡改批准内容的药品广告，报告给省、自治区、直辖市和新疆生产建设兵团市场监督管理部门进行处理。根据《药品广告审查办法》第二十条的规定，省、自治区、直辖市市场监督管理部门接到设区的市、县级市场监督管理部门的报告后，经核实符合撤销条件的，应作出撤销广告批准文号的行政处罚决定或向原审批的药品广告审查机关提出撤销药品广告批准文号的建议。第二种情形是指市场监督管理部门应每月汇总检查到的违法广告药品名称、广告中标示的广告发布者名称、药品生产企业名称、广告批准文号、刊播媒介名称、刊播时间、刊播次数、违法原因、处理部门和处理结果，制作《违法药品广告处理情况汇总表》，报告给上一级部门，便于国家和省、自治区、直辖市和新疆生产建设兵团市场监督管理部门统计各类违法药品广告情形。

2. 药品广告监管中的约谈制度　违法药品广告主的约谈是指市场监督管理部门对违法药品广告的广告主进行约谈沟通，通过宣讲广告监管法律法规、分析点评等方式，指出其发布的药品广告中存在的问题并督促其改正的制度。作为一种柔性、劝告性的行政执法手段，行政约谈具有一定的积极作用。

（四）违法药品广告的行政处罚和行政措施

根据规定，省、自治区、直辖市和新疆生产建设兵团市场监督管理部门对违法药品广告实施相应的行政处罚和行政措施，包括对违法药品广告实施的撤销药品广告批准文号的行政处罚决定；对违法药品广告开展的收回、注销药品广告批准文号的行政管理措施。详见违反药品广告管理的法律责任一节。

（五）违法药品广告的公告

在现代信息社会背景下，公告制度作为一种督促当事人履行义务的新兴手段，发挥着日益重要的作用。公告制度在药品广告监督管理中也发挥着重要作用。根据发布的部门不同，违法药品广告公告分部门联合公告、市场监督管理部门公告和广告审查机关公告。部门联合公告由多个监管部门联合发布；市场监督管理部门公告由市场监督管理部门发布；广告审查机关公告由广告审查机关发布。

国家市场监督管理部门或省、自治区、直辖市和新疆生产建设兵团市场监督管理部门对情节严重的违法药品广告可以发布公告。发布内容包括典型虚假违法广告案例曝光、违法广告提示、违法广告案例点评、涉嫌严重违法广告监测公告等。上述违法广告公告内容可以在新闻媒体上刊播，也可以在发布机关主办的报刊和网站上发布。

第四节　违反药品广告管理的法律责任

 案例

　　某公司生产的处方药，在未取得广告批准文号的情况下，在大众媒介上发布广告，并宣称"是中国首个能够清除前列腺腺毒的药物，其独含的腺核溶解酶能从内部软化崩解腺毒，恢复男性功能，有效率高达99.99%，全面根治前列腺疾病"等。该广告涉嫌违反多项药品广告管理规定。

违反药品广告管理的法律责任包括行政法律责任和刑事法律责任。承担法律责任的主体包括两方面：一是监管人员，包括药品广告的审批人员和日常监管人员；二是行政相对人，包括药品广告的广告主、广告经营者和广告发布者。

本节阐述药品广告主、广告经营者和广告发布者违反药品广告管理规定依法应承担的相应法律责任。

一、违反药品广告管理的行政法律责任

市场督管理部门依职权分工对违反药品广告管理规定的广告主、广告经营者和广告发布者的违法行为实施行政管理措施或作出行政处罚决定。

（一）篡改批准内容

对篡改经批准药品广告内容的，按照《广告法》第五十八条处罚。

（二）提供虚假材料

对提供虚假材料申请药品广告批准证书的，被广告审查机关在受理审查中发现的，一年内不受理该企业该品种的广告审批申请。

（三）骗取批准文号

对提供虚假材料骗取药品广告批准文号的，撤销该药品广告批准文号，并在三年内不受理该企业该品种的广告审批申请。

（四）注销或撤销批准文号等情况

对有下列情形的，由药品广告审查机关注销药品广告批准文号：《药品生产许可证》《药品经营许可证》被吊销的；药品批准证明文件被撤销、注销的；国家药品监督管理局或者省、自治区、直辖市药品监督管理部门责令停止生产、销售和使用的药品。

被收回、注销或者撤销药品广告批准文号的药品广告，必须立即停止发布；异地药品广告审查机关停止受理该药品批准文号的广告备案。

药品广告审查机关作出收回、注销或者撤销药品广告批准文号决定的，应当自作出决定之日起五个工作日内通知同级市场监督管理部门，由市场监督管理部门依法予以处理。

（五）其他

未经审查发布药品广告或未按照审查通过的内容发布药品广告，按照《广告法》第五十八条处罚。广告主、广告经营者、广告发布者未严格按照审查通过的内容发布药品广告，对广告内容进行剪辑、拼接、修改等处理，或发布麻醉药品、精神药品、医疗用毒性药品、放射性药品、药品类易制毒化学品，以及戒毒治疗的药品、医疗机构制剂广告的，按照《广告法》第五十七条处罚。

二、违反药品广告管理的刑事法律责任

《刑法》第二百二十二条规定："广告主、广告经营者、广告发布者违反国家规定，利用广告对商品或者服务做虚假宣传，情节严重的，处二年以下有期徒刑或者拘役，并

处或者单处罚金。"

"违反国家规定"主要是指违反《广告法》《反不正当竞争法》《药品管理法》《药品管理法实施条例》等法律、行政法规中关于药品广告的规定。

"利用广告对商品或者服务做虚假的宣传",是指违反了上述法律及其有关法律法规规定,利用广告这种特殊的传播媒介,对所生产的产品或者提供的服务做夸张、虚伪和不实的宣扬或传播,足以使消费者受到欺骗或者误导的行为。

"情节严重"与否构成罪与非罪的界限。最高人民检察院、公安部《关于公安机关管辖的刑事案件立案追诉标准的规定(二)》第七十五条作出了明确规定。

？ 思考题

1. 简述各级市场监督管理部门对药品广告的监管职责。
2. 结合辖区内药品广告的发布情况,简述如何开展药品广告的监测工作。
3. 常见的违法药品广告有哪几种类型?
4. 移送违法药品广告案件时,需要注意哪些事项?

第五章　药品网络销售监管

✏️ **学习导航**

1. 掌握药品网络销售违法案件查办的基本思路和技能。
2. 熟悉药品网络销售违法行为类型和监管重点。
3. 了解药品网络销售常见模式和监管历程。

随着电子商务的广泛应用，网售药品以其便捷、选择自由、低价等特点受到消费者的青睐，互联网已经成为药品销售的新渠道。药品网络销售快速发展的同时也带来了相应的问题，尤其是给不法药品销售行为提供了一定空间，威胁着公众用药的安全与有效。通过互联网向企业销售药品的行为目前总体较为规范，而面向消费者个人销售药品行为是违法行为发生的主要领域，故本章主要讨论利用互联网向消费者个人销售药品的情形，并着重论述药品网络销售的常见模式和监管重点；违法行为的类型和典型特征；查办药品网络销售违法案件的监测、研判、证据收集、查处等步骤中有别于一般药品销售违法案件查办的技能。

第一节　药品网络销售监管概述

❓ **问题**

一家企业拟在互联网上开展面向个人消费者的药品销售业务，需要具备什么样的资质和条件？通过互联网销售药品有几种可行的合法合规渠道？哪些药品能通过互联网销售给个人消费者？

一、药品网络销售的监管历程

我国对药品网络销售的监管经历了一个从全面禁止到探索试点，再到有限放开，直至现在大规模松绑的历程，并已全面取消了实施12年的"互联网药品交易服务企业审批"许可事项。目前仍有效的专门规范药品网络销售行为的法律规范包括《药品管理法》和4个规范性文件（表5-1）。目前，药品监督管理部门正在制定新的药品网络销售监管规定，未来监管趋势是：对药品网络销售按照"线上线下一致"原则进行监管，并强化第三方平台主体责任；利用约谈、违法行为公示、多部门联合惩戒、罚款等多种措施，标本兼治、提高违法成本；从注重事前许可向强调查处违法行为转变，突出药品监督管理部门行政执法的特点。

表5-1 我国药品网络销售监管相关规定

发布时间	文件名称	文号	主要内容
2019年8月	《药品管理法》	2019年8月26日 第十三届全国人大常务委员会第十二次会议第二次修订，中华人民共和国主席令第三十一号	网络销售药品（国家实行特殊管理的药品不得网售）应当遵守药品经营有关规定；药品网络交易第三方平台要向省级药监部门备案，并承担相关主体职责等
2018年8月	《中华人民共和国电子商务法》	2018年8月31日 第十三届全国人民代表大会常务委员会第五次会议通过，中华人民共和国主席令第七号	电子商务经营者从事经营活动，依法需要取得相关行政许可的，应当依法取得行政许可。对关系消费者生命健康的商品或者服务，电商平台经营者对平台内经营者的资质资格未尽到审核义务，或者对消费者未尽到安全保障义务，造成消费者损害的，依法承担相应的责任
2005年10月	《互联网药品交易服务审批暂行规定》	国食药监市〔2005〕480号	规定了有关行为规范及监管部门的监管措施
2012年2月	《关于进一步加强互联网药品信息服务和交易服务监督管理严厉打击违法发布药品虚假信息销售药品的通知》	国食药监稽〔2012〕62号	规定药品连锁零售企业向个人网售药品，应由本企业配送；互联网药品信息服务和交易服务的企业要建立信息审查员制度，并报省级药品监管部门备案
2013年10月	《关于加强互联网药品销售管理的通知》	食药监药化监〔2013〕223号	加强药品交易网站销售含麻黄碱类复方制剂、处方药以及网售药品配送环节的管理和加大对互联网非法售药的查处力度
2017年4月	《关于落实〈国务院第三批取消中央指定地方实施行政许可事项的决定〉有关工作的通知》	食药监办法〔2017〕46号	取消互联网药品交易服务企业（第三方平台除外）审批。药品生产企业、药品批发企业可以通过自身网站与其他企业进行互联网药品交易，但不得向个人消费者提供互联网药品交易服务。药品零售连锁企业可以向个人消费者提供互联网药品交易服务，但不得超出《药品经营许可证》的经营范围，不得在网站交易相关页面展示、销售处方药以及国家有专门管理要求的非处方药品

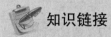 **知识链接**

国外药品网络销售监管的四大模式

1. **以美国为代表的"社会共治"模式**　强调政府、市场、社会相互协作。

2. **以英国为代表的"多部门协作"模式**　政府与行业协会保持长期良性互动，制定一系列标准指南指导规范网上药店服务。

3. **以德国为代表的"国家主导"模式**　以强大的社会医疗保险为支撑，不属于医保报销范围的药店和药物不予报销，从制度上消除了假冒药品在互联网上流通的可能。

4. **以日本为代表的"以专家为中心"模式**　强调患者的购药安全，引入专家对患者的个人信息进行审核。

二、药品网络销售的常见模式

面向个人消费者，目前较为常见的药品网络销售商业模式大致可分三种。

1. **B2C（Business to Customer）模式**　企业直接面向个人消费者销售产品和服务，主要是网上药店，向公众展示包括药品名称、剂型、规格、持有人等药品信息，并实现网上下单，通过物流配送来完成网络药品交易的过程。

2. **O2O（Online to Offline）模式**　全面融合线上虚拟经济与线下实体店面经营，将线下商务机会与互联网结合在一起，互联网成为线下交易的前台。普遍认为2014年是互联网药品经营O2O的元年，互联网公司以及传统医药行业公司都朝着O2O方向迈进，包括一些药品生产企业也积极通过O2O形式间接布局药品零售市场。

3. **第三方平台模式**　其自身无药品经营实体，在网站平台上介绍药品信息，生成药品订购单，再将订单转给药品经营企业，由药品经营企业完成药品的销售与配送。

三、药品网络销售行为的日常监管

药品网络销售者可以通过自建网站、网络客户端应用程序或者药品网络交易第三方平台等三种途径开展药品销售活动。目前，新修订的《药品管理法》对药品网络交易第三方平台仅作出了一些原则性规定，较为细致和操作性规定要求仍未出台。故本节暂不对药品网络交易第三方平台的日常监管工作进行论述。

（一）药品网络销售的违法表现形式

1. **无证经营**　违法分子为追求快速利润回报，在没有取得药品经营资质的情况下，不惜违法进行药品网络销售，并大量销售处方药、医疗机构制剂。目前，违法药品网络销售行为有很大比例都属于无证或超范围经营的情形。

2. **虚假宣传**　非法售药的网站上充斥大量以"权威专家""患者"名义对药品疗效的

虚假宣传，经常用"最高技术""最科学""最先进"等绝对化词语对药品进行描述，用"保险公司保险""无效退款"等承诺性语言误导患者。利用患者急迫治病心理，以"祖传秘方""进口良药""限量销售"等欺骗手段诱导患者购买。

3. 销售假药　网上非法售药选择性很强，基本上针对的是一些疑难杂症，如癌症、糖尿病、高血压、风湿等，越是难以治愈的疾病，宣称的药品疗效越好，销售给患者的大多数是非法添加了激素、抗生素等成分的假药，患者服用后有可能取得立竿见影的效果，但由于治标不治本，所以对患者身体会造成严重损害；有些药干脆就是用淀粉等制作的，没有任何作用。

4. 伪造资质　为骗取患者信任，违法分子往往假冒某某研究所、某某医院等名义，免费在网上为患者诊断，趁机推销其药品。实际上这些机构根本不存在，网上公布的地址也都是假的。还有假冒正规网站的钓鱼网站，常见的情形有两种：①使用与正规医药单位相似网站名称或相似网址，骗取消费者进入假冒医药网站购买药品；②克隆假冒正规单位网站页面。如有违法网站直接克隆假冒原国家食品药品监督管理总局网站基础数据库网页界面，诱骗消费者查询到虚假的药品信息。这类假冒网站还经常将医药界名人、影视明星或其他公众人物的照片进行加工处理，张贴在网站或产品展示页面上，以此诱使用户上当。

5. 虚构联系方式　为逃避购药者索赔、监管部门打击，通过各种综合性门户网站、微商、论坛、聊天室、博客、微博等或点击链接到违法网站，发布虚假药品信息；页面上所标示的网站开办单位地址是虚假的；或者没有显示地址信息；往往拒绝上门购买药品，仅以电话订购或在线订购的方式，使用他人身份设立银行账户接受汇款，让消费者向指定的银行账号、邮政信箱汇款，利用快递渠道送货上门或者通过货到付款的方式，向消费者销售和配送药品。由于供需双方不见面，使消费者在上当受骗后无从投诉，也给执法人员带来证据收集的难度。

（二）药品网络销售行为的日常监管重点

加强药品网络销售行为的监管，应采取经常性的网上巡查和网下现场检查相结合的方式。开展网上巡查主要是监管人员登录相关网站，核实企业药品销售资质、网站名称、单位名称、网址、IP地址等，抽查网站发布药品信息的真伪，检查网络销售药品的真实性、合法性；现场检查主要是采取人员询问、资料检查、产品抽查等形式开展。由于网站数量巨大以及行政监管力量有限，应有重点地开展网上巡查监测（表5-2），尤其是对一些有投诉举报的以及病友（病种）论坛、各类交友群等应重点关注。

表5-2　药品网络销售行为日常监管重点内容

序号	检查内容
1	是否取得药品经营资质
2	无药品零售资质的药品上市持有人、药品批发企业网站是否直接将药品销售给个人消费者
3	《营业执照》《药品经营许可证》等前置许可证照或备案凭证是否在有效期内
4	网站是否销售假劣药品
5	网站是否超出企业经营范围、经营方式销售药品

序号	检查内容
6	发布治疗糖尿病、高血压、肾病、风湿、痛风、性功能障碍、皮肤病等疑难杂症药品信息，并留有联系方式或收款方式的
7	网站是否有非本企业人员从事网上药品交易活动（涉嫌挂靠经营）
8	网上药店是否在交易相关网页展示处方药名称、图片、说明书信息，是否销售处方药、含麻黄碱类复方制剂以及国家药品监督管理部门禁止网上交易的药品
9	网站药品交易的票（发票、随货同行票据）、账（实物账、财务账）、货（药品实物）、款（货款）、物流单是否相互对应一致

 知识链接

国外对网络非法售药的监管经验

1. 美国注重事后监管　一是多部门联合采取专项行动计划，如1999年FDA制订"药品网络销售行动计划"；2013年与国际刑警组织（INTERPOL）和99国的卫生与执法当局合作，开展"泛古陆4号行动"（Operation Pangea Ⅳ），大举扫荡在全球各地贩卖假冒伪劣药品的网络药店；二是加强对搜索引擎的监管；三是积极引导消费者合法购药。FDA"网上购药"的教育项目内容丰富，并对发现有违法可疑点网站发送"cyber"信函给予警告；四是与LegitScript公司合作，打击网上非法药店。

2. 欧盟注重事前监管　一是制定新法规打击网上假药蔓延。2011年欧洲议会通过一个打击假药的新法案，规定网上药店必须由合法的医药产品实体店经营；二是政企合作共同打击网上非法药店；三是推行网上药店标志计划。2013年，欧盟采取"网上药店标志"（Internet Pharmacy Logo）计划统一监管辖区内的网上药店，该计划对网上药店经营者、零售商和药品销售人员都进行了规范。

第二节　药品网络销售违法行为特征及类型

 案例

　　2012～2015年，犯罪嫌疑人蒋某等雇佣人员生产假冒"波立维""胰岛素"等假药，同时通过非法渠道大肆收购"波立维""胰岛素"等医保回收药，将上述药品掺杂后利用QQ群联系客户，通过快递公司以代收货款方式销往全国26个省、区、市，案值逾1亿元。

一、药品网络销售违法犯罪的典型特征

1. **涉案人员组织形式以团伙为主**　据有关统计材料，以团伙分工为组织形式的网络药品违法犯罪案件占到总案例的八成以上，这可能是因为药品网络销售涉及加工进货、宣传欺骗、网店经营和货款收转等多个环节，过程较为复杂。例如，2015年湖北省十堰市"11·01"制售假药案共捣毁制假售假窝点65个，抓获犯罪嫌疑人204人。

2. **制假材料以低廉原辅材料为主**　违法犯罪分子既要谋求利润最大化，又力求风险最小化，故通常采用低廉原辅料（多以面粉、淀粉等为主）制假。值得注意的是，部分违法分子为了牟取暴利，提高"药效"，还会向非法药品中添加有害成分，如添加抗生素、各类激素等违规化学物质。

3. **作案手段以假冒名优药品为主**　名优药品以其过硬质量和良好声誉赢得消费者信任，违法犯罪分子在销售过程中也常常假冒进口抗癌类药物、国内高价名牌药品。例如，2013年广东深圳"7·29"系列生产销售假药案，查获"易瑞沙"等抗癌类假药8600余盒，市值高达1600余万元。

4. **销售途径以第三方平台和社交平台为主**　第三方购物平台因其网民青睐度高、交易便捷性强、身份易隐蔽等特点而成为违法犯罪分子的主要活动场所。近年来，包括微博、BBS、QQ群和微信等公共社交平台越来越成为非法药品销售者发布药品虚假信息的重要渠道，并通过这类平台完成非法药品交易，这种非法网络药品交易方式更具有隐蔽、分散、灵活等特点，不易监测和监管。

5. **运输以快递物流为主**　目前，我国有近万家快递企业，总体发展规模、管理水平良莠不齐，违法分子常利用快递行业的管理漏洞，选择小型、不规范的快递公司派送药品。

我国药品网络销售违法犯罪主要特征和模式可概括为：以团伙为组织形式的违法犯罪人分工协作，通过购入假劣药品或冒充品牌药品等手段，经由第三方或社交网络平台进行网上交易、收取货款，再以快递物流形式将药品运送到受害消费者手中。

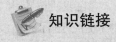 **知识链接**

当前网络犯罪案件的作案手段与特点

序号	表现方面		常见情形
1		依托平台	开设非法、虚假网站
2		服务器架设	境内外租用，服务器可为多个
3	网络平台	域名注册	境外注册，经常变换，网站通常采用动态网址
4		登陆维护	使用通讯、代理访问；实际地址和登记信息不符
5		认证身份	使用虚假身份信息
6		信息显示	通过提供链接的后台网站

续表

序号	表现方面		常见情形
7		诱导名义	用合法掩盖非法
8		分工模式	地下一条龙产业链条
9	运作模式	联系方式	使用虚假单位名称、地址、联系电话
10		资金支付	第三方支付或网上银行转账
11		物流方式	快递公司为主
12		资金提取	雇佣专门提款公司或人，按比例分成

二、药品网络销售违法行为的主要类型

（一）生产经营者无资质

1. 以"网络展示+送货上门"方式实现药品销售 非法网络药品经营者在网站上主要登载企业基本情况和药品销售信息，并留有销售联系方式，通过"网络展示+送货上门"的方式实现了药品销售。

2. 自然人通过社交平台、论坛等进行药品销售 当事人常常没有真实名称（多注明游客发布），没有注册地址、营业场所等详细信息，而是仅在网站、平台、论坛上列出药品名称、销售价格、图片等信息，通过电子邮件、QQ、手机等方式进行联系，交易方式灵活隐蔽。

（二）经营假劣药品

1. 销售未经批准的药品或以非药品冒充药品 这类假药宣传的功能以治疗降糖、降压、治疗风湿、抗肿瘤等为主，主要针对肿瘤、糖尿病等疑难杂症，常号称是祖传秘方、国家科技攻关成果、国际最新研究成果等，此类产品实际上多数为套用、虚标甚至没有批准文号的假药。在保健食品、普通食品中违法添加药品成分等冒充药品进行疗效宣传销售。

2. 以国外代购形式销售药品（多数为假药） 代购未经注册、批准的进口药。以代购形式从境外走私的药物真假难辨，这给消费者带来了极大的安全隐患。

（三）超出企业经营许可范围销售药品

1. 超出许可经营方式 无药品零售资质的药品上市持有人、药品批发企业通过网络直接将药品销售给个人消费者。

2. 销售本企业不具经营资质的药品 例如：不具备生物制品销售资质的零售药店通过互联网向个人消费者销售生物制品。

3. 销售非本企业经营的品种 主要是代销其他单位的品种，而代销的品种不是药店

自身按照药品GSP要求购进经营的品种。

（四）违反禁止性规定销售药品

按照目前有关法律法规，以下品种均不得在互联网上销售给消费者个人。

1. 国家实行特殊管理的药品 疫苗、血液制品、麻醉药品、精神药品、医疗用毒性药品、放射性药品、药品类易制毒化学品等。

2. 国家禁止零售企业经营的药品 如终止妊娠药品、蛋白同化制剂、肽类激素（胰岛素除外）、药品类易制毒化学品单方制剂和小包装麻黄素、医疗机构制剂等。

第三节 药品网络销售违法案件查办技能

? 问题

药品网络销售违法案件在查办过程中存在管辖权落地难、稽查取证难等问题，如何针对药品网络销售违法案件的特点，利用信息技术手段发现案件线索、固定证据，进而查处违法犯罪行为？

依托于网络技术、信息技术和现代物流手段发生的网络涉药案件与传统涉药案件存在巨大差别，传统办案理念和方法技术难以有效发现网络涉药违法犯罪线索并组织查处。目前，网络药品违法案件查办还存在主体确定难、明确管辖难、调查证据收集难和具体职责落实难等问题。针对互联网特点，本节重点讲述有别于一般药品销售违法案件查办的要求和技巧。

一、巡查监测技能

根据日常监管、投诉举报、社会舆论性信息情况确定监测范围。围绕监测范围，重点对相关网站以及专业医药论坛、涉药QQ群、聊天室、微博、邮件等多种网络公众区域的药品推介、评论和交易信息进行监测。除针对已知的重点网站采取定期或不定期方式进行日常巡查外，通过搜索引擎在一定范围内对违法药品网络销售行为进行监测是一种更为重要的主动出击性质的监管方式。

（一）搜索关键词的选定技巧

选用好关键词是使用搜索引擎最基本的技巧，合适的搜索关键词可以准确搜索出符合要求的信息，反之则只能搜索出大量无价值的信息。选择适当的搜索关键词需要经验积累。

1. 表达要准确 这是获得良好搜索结果的必要前提，搜索引擎会严格按照所提交的查询词去搜索。使用关键词"销售+药品"，在百度上搜索会出现66.4万个结果；在搜狗上会出现近28.7万个结果，在如此海量的信息中我们难以有效地找到有价值的信息。因此要按照网络药品违法销售行为特点来设置合适的关键词：①利用常见网络上销售的假药名（大多数是商品名、俗称）设置关键词，如易瑞沙、马兰法等；②利用非法药品网络销售所针对的常见病名设置关键词，如高血压、糖尿病、痛风、癌症等；③利用违法分子经常使用的隐晦表达言语，如私聊、私信、见面交易、代购等设置关键词。这些正是非法药品网络销售者填报搜索引擎的关键词，或者是网站推广关键词。

2. 尽量多选关键词　搜索引擎不能处理自然语言和人机对话，因此要把自己的想法，提炼成简单的、与信息内容主题关联的关键词。一般而言，提供给搜索引擎的关键字越具体，搜索引擎反馈无关Web站点的可能性就越小；提供的关键字越多，搜索引擎获得的结果就越精确。

（二）利用搜索引擎搜索的技巧

一些搜索技巧的运用会大幅提高搜索的效率，下面对几种常用搜索技巧进行简介。

1. 书名号《》　在想要搜索的关键词前后加上书名号，这种方法有两层效果：①书面上的效果，即搜索书名号和其中的文字；②书名号中的内容在搜索中不会被拆分。加了书名号之后，搜索引擎基本上就只会给出关于相关作品的搜索结果，而不会再提供其他方面的内容。

2. 双引号""　在想要搜索的关键词前后加上双引号，搜索结果就会严格按照被引用的内容进行匹配，包括文字内容和字符顺序。比如搜索"互联网药品"，那么搜索结果中"互联网"和"药品"就不能分开，也不能颠倒顺序，丢字加字。

3. 加号+　可让结果中都要带有加号后面的内容，比如搜索"互联网＋药品"（此处引号是行文需要，不是搜索技巧格式要求），结果中就必须都带有加号前后的内容，而且"+"左面必须留一个空格，右面不能留空格。加号内容理论上可无限添加，比如"互联网＋药品＋销售"（每个加号前都要留空格）。

4. 减号−　和加号同理，如果你不希望在搜索结果中看到某些内容，就用减号"−"将其排除。比如某些用户不想在"互联网"的搜索结果中看到食品的内容，那就输入"互联网−食品"。

5. "|"符　在两个关键词中间加"|"符号，例如互联网|药品查询结果不必同时包含这两个词，得到的网页或包含"互联网"或包含"药品"。

6. 通配符　包括星号（*）和问号（？），前者表示匹配的数量不受限制，后者匹配的字符数要受到限制，主要用在英文搜索引擎中。例如输入"computer*"，就可以找到"computer、computerized"等单词，而输入"comp？ter"，则只能找到"computer、compater"等单词。

7. 元词检索　大多数搜索引擎都支持"元词"（metawords）功能，依据这类功能用户把元词放在关键词的前面，这样就可以告诉搜索引擎你想要检索的内容具有哪些明确的特征。常见高级语法（元词）有intitle、inurl、Site、Filetype等。

8. 百度高级搜索页面的使用　通过访问http：//www．baidu.com/gaoji/advanced.html网址，百度高级搜索页面可将上述所有的高级语法集成，用户不需要记忆语法，只需要填写查询词和选择相关选项就能完成复杂的语法搜索，页面见图5-1。

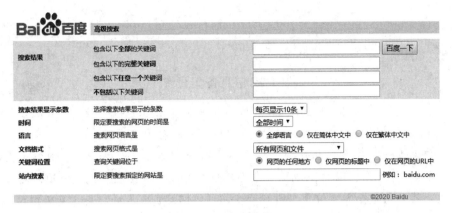

图5-1　百度高级搜索页面

9. 搜索相似的图片　可以在搜狗的搜狗识图、Google的以图搜图等中进行搜索。只要上传本地图片或输入图片URl地址，就可搜索到互联网上与这张图片相似的其他图片资源，同时也能找到这张图片相关的信息。安图搜的购物搜索引擎也是通过上传图片或输入图片的URl地址，搜索到全网同款和相似商品的。

二、分析研判技能

在对前期收集到的信息进行初筛的基础上，利用药品专业知识和统计分析技巧对初筛信息逐条配对，整理出相关药品交易信息。快速甄别出参与交易的交易主体、药品品种、交易数量、资金流向等关键案源信息，消除无用信息，并形成包括涉案交易主体、涉及品种、案件规模等的基础数据。

（一）查询和锁定IP地址

在发现网站涉嫌网络药品违法销售行为后，需要将网站主机服务器的IP地址查询出来，并进行锁定，以便进一步追查。查询网站IP地址方法很多，以下介绍两种较为常用的方法。

1. 通过系统命令行查询　在一台联网的电脑上，点开电脑上"开始"图标，在"搜索文件和程序"框中输入"CMD"后，点击出现的程序cmd图标，随后会弹出一个黑色的"命令提示符"窗口，在窗口中输入"ping"查询网站的域名，如输入"ping www.baidu.com"就能显示出来www.baidu.com网站的IP地址。

2. 通过查询工具查询　使用Whois查询工具了解信息较全面，但均是英文显示。Whois是一个用来查询域名是否已经被注册，以及注册域名的详细信息的数据库（如域名所有人、域名注册商、域名注册日期和过期日期等）。通过域名Whois服务器查询，在whois.chinaz.com网站上有个专属IP查询功能，通过该工具可以查询指定IP的物理地址或域名服务器的IP和物理地址，所在国家或城市，甚至精确到某个网吧、机房或学校等，显示为中文。

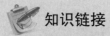知识链接

ICP/IP信息备案查询

登录国家工信部"ICP/IP地址/域名信息备案管理系统"（http://beian.miit.gov.cn），并进入"公共查询"栏目页面后，可以对国内网站审批备案合法性进行查询。点击"备案信息查询"栏目，输入网站名称、网站域名、网站首页网址、备案/许可号、网站IP地址、主办单位名称、证件类型中任何一项，均可查询核查的网站审批备案信息，同时可查询到该网站负责人的相关信息（图5-2）。

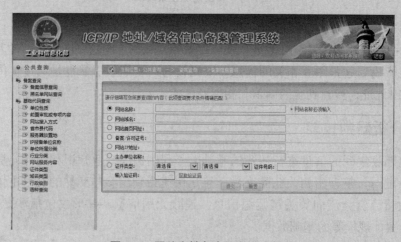

图5-2   网站审批备案信息查询界面

（二）拓展案件侦查途径

网络犯罪案件侦查途径的选择可以从身份条件入手，由虚拟身份反查IP地址、真实身份、地址、其他虚拟身份及当前方位等。也可从赃款条件入手，对赃款去向查询。还应对发现的药品网络销售违法行为线索进行登记汇总，内容应包括涉嫌违法网络平台IP地址、ICP备案号及涉嫌的违法行为；涉嫌违法网下实体登记信息、销售（联系）电话归属地、涉嫌的违法行为等。

（三）确定办案方向

（1）对基础数据进行分析研判，确定相关药品通过网络销售和推广的合法性、药品的真伪性、品种的特性以及社会危害性等，并注意研判涉案主体基本情况、药品经营资质等信息。

（2）进一步确定每个药品网络销售涉案价值与交易特性，分析案件性质、案件规模，分析基础数据的真实性和案件办理的可行性。

（3）提出部门合作（工信、公安等），确定初步的打击目标、打击方案、明确初步工作方法、办案方向，为定位和打击指明方向。

三、证据收集技能

网络犯罪的特点决定了电子证据在证明犯罪行为中具有关键作用，收集网络电子证据是查办工作的重中之重。网络违法案件中，犯罪嫌疑人往往因违法证据大多是网络虚拟而非现实的理由进行抵赖。要综合运用数据监测技术、加解密技术、日志分析技术、对比搜索技术、数据恢复技术等电子证据收集分析技术勘查网络现场，广泛收集电子证据，确保电子证据全面真实。实现对证据的快速准确掌握是关键。由于电子证据与传统证据有明显的区别，其证据收集方式、收集手段、认证等和传统证据都有差异。

（一）电子证据收集的对象

一般说来，对计算机网络进行搜查时需扣押查证的对象分为三种情况：①计算机软件、硬盘上存储的电子证据；②开放网络空间上的电子证据；③存留在其他载体上的电子证据，如手机、其他电子设备，甚至是照片、录像带上的电子证据。

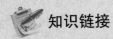

知识链接

涉网案件证据链的主要证据

以下几种证据是形成涉网案件证据链的主要证据：①当事人主体资格的证明；②当事人实施违法行为场所的现场检查情况；③当事人对于整个违法行为相关情况的陈述；④网络中证明当事人违法行为的证据（相关网站、网页的截屏）；⑤当事人使用网站或创建网站的证明（服务器租赁合同、网站代建合同、域名备案等），这些必备证据反映的是涉网案件的"共性"特征。根据不同类型涉网案件，体现出的不同于其他案件的"个性"证据也是形成案件证据链的必不可少的环节。

（二）电子证据收集的原则

电子证据作为一类证据，其收集不仅要遵循依法、客观、安全、全面、细致等常规证据收集的基本原则，而且要基于自身的特点遵循以下原则。

1. 及时性原则　由于电子证据具有易灭失的特点，因此对于电子证据的收集，最重要的是及时性，如果不及时做好电子证据的固定和保全工作，原始证据极易被篡改、删除，从而使证据无法取得。

2. 见证人及公证原则　电子证据的收集必须公开、公正，必要时要请第三方人员或公证机构见证执法人员的侦查证据收集工作，确保证据收集的合法性、真实性。

3. 专家辅助原则　电子证据收集是一项专业性、技术性极强的工作，不仅涉及计算机技术、网络技术，还可能涉及某些专门领域的专业知识，单纯依靠一般办案人员常常无法解决证据收集过程中的技术难题，极有可能找不到所需证据，或因为操作不当极易造成证据的遗漏、删改甚至灭失，因此要注重与精通计算机系统的专业技术人员密切配合。

4. 保密原则　网络证据收集应当严格遵守国家法律、法规、规章的有关规定，可复制与案件有关联的网络证据，不得随意泄露案件当事人储存在网络平台中的私人材料和商业秘密，切实维护国家、企业和个人的利益和名誉。

（三）电子证据收集的方式

在网络犯罪侦查中，根据电子证据存储特点以及客观需要，可以采取一般证据和复杂证据两类收集方式：一般证据收集方式有打印、拷贝、拍照摄像、制作司法文书、查封扣押、公证等；复杂证据收集方式有解密、恢复、测试等。此外，还有计算机网络通讯监控及监听等非常规手段。

1. 书式固定　对于网络平台中文字、符号、图画等有证据效力的数据信息，可以将有关内容直接进行打印，经当事人签字确认，按书面证据进行固定。取证时应当注明制作方法、时间、制作人、证明对象和数据信息在计算机中的保存位置。如果是由当事人操作打印的，应当有防止当事人修改、删除等不当行为的监督措施。

书证固定应注明证据来源并要保持其完整性，尤其要注意截屏证据的连贯性。在对含有与违法行为相关内容的网页进行截屏打印时，执法人员往往只截取含有相关内容的部分，比如在一个网页上截取上部分与底部，而中间部分由于不包含违法内容而未对其进行截屏，这样就使证据与证据之间丧失了连贯性，在一定程度上影响了证明力。建议在截屏时先对包含违法内容的网页整体截屏，然后对于违法内容所在的多个部分分别截屏，并标明此截屏属于网页的哪一部分，最后将一个网页上的截屏收集成为一组证据，以保证证据的连贯性。

2. 拷贝复制　在当事人确有困难或其他因素不能提供原始数据时，执法人员可以使用光盘、U盘等移动存储设备复制相关网页等电子文档，也可以对整个硬盘进行镜像备份。在复制之前，应当检验所准备的移动储存设备确认未被病毒感染或者损坏，且没有数据。在复制之后，应当及时检查复制的质量，防止因保存方式不当等导致复制不成功。同时，要现场封好复制件，注明证据收集时间、方式、提取人，并注明案件当事人确有困难不能提供原始数据的原因，最后由案件当事人签名确认整个过程。

拷贝复制的还要计算数据完整性校验值（HASH值），利用HASH函数具有的输入数字串与输出数字串唯一对应的特点，通过HASH值的校验来证明复制件与原件完全一致。目前，HASH值主要采用MD5和SHA两种算法。

3. 拍照摄像　如果证据具有动态文字图像、声音、Flash文件或者需要专门软件才能显示的内容，可以采用拍照、录音或摄像的方法进行证据收集。同时，可对证据收集全程进行拍照、摄像。此种证据收集方式对于动态、声音证据的收集较为有效，但在此种证据的制作过程中一定要注意与违法行为相关内容的可识别性。

4. 委托分析　对于较为复杂的电子证据或者遇到数据被删除、篡改等执法人员难以解决的情况，可以委托具有资质的第三方电子证据鉴定机构或司法部门进行检验分析。委托专业机构或司法部门分析时，执法人员应填写委托书，同时提交封存的计算机存储设备或相关设备清单。专业机构按规定程序和要求分析设备中包含的电子数据，提取与案件相关的电子证据，并出具书面鉴定意见。

5. 见证公证　案件当事人拒绝对打印的相关书证和转化的视听证据进行核对确认，执法人员应当注明原因，必要时可邀请与案件无关的第三方人员进行见证。如果遇到无法在当事人场所的电脑中调取电子证据的情况（如当事人可能在检查人员上门检查时立即删除违法内容，造成证据收集困难），甚至出现当事人事后否认或证明人外出或不在的现象，必要时可以采取公证的方式，即事先在办案单位的计算机登录涉嫌违法当事人的主页，将违法页面打印固定下来，整个证据收集过程由公证机关确认，作为证据使用。

6. 制作现场笔录　在案发现场发现计算机信息系统中存在与违法事实相关的数据信息，可在现场检查记录中全面、详细地记录信息系统中显示的相关内容，载明时间、地点和事件等内容，并由执法人员和当事人签名。

7. 制作询问笔录　由于当事人对违法行为的内容及如何策划、实施了如指掌，往往是违法行为的组织者与实施者，所以在对涉网案件的当事人制作笔录中，要尽量完整、详细地记录当事人对整个违法行为相关情况的陈述。除了要对违法行为的内容以及策划、实施等具体情况进行询问外，还应特别对现场检查时已经取得的计算机数据内容，尽可能详细地专门询问，就提取的电子证据与当事人发布的内容等是否一致情况的陈述应尽量完整、详细，这样制作的询问笔录才能与其他证据一起形成完整的证据链。

8. 查封或扣押计算机设备　电子证据的特点导致其存放地点相对复杂，往往需要将计算机或者存储器从机器中拆卸出来对数据进行还原分析处理。为了防止案件当事人损毁、破坏数据，执法人员可以依法对网络平台设备、系统进行查封或扣押。在现场实施行政强制措施进行查封时，其查封方法应当保证在不解除查封状态的情况下，无法使用被查封的设备。查封前后应当拍摄被查封计算机设备的照片，清晰反映封口或张贴封条处的状况。

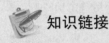 **知识链接**

拷贝复制文件HASH值的计算

　　HASH，一般翻译成"散列"，也可直接音译为"哈希"。哈希算法是将任意长度的二进制值映射为固定长度的较小二进制值，这个小的二进制值称为哈希值。HASH值算法和计算程序有很多，这里介绍一种使用WINDOWS自带命令的MD5哈希值算法：点开电脑上"开始"图标，在"搜索文件和程序"框中输入"CMD"后，点击出现的程序cmd图标，随后会弹出一个黑色的"命令提示符"窗口，在窗口中输入certutil hashfile ［文件路径］ MD5 ，如输入"certutil-hashfile D：\药品网络销售监管.doc MD5"就能显示出来"MD5哈希（文件D：\药品网络销售监管.doc）94 52 67 6b de d6 20 c4 b4 7e cb 34 e7 2b e5 45"。

（四）电子证据收集的重点问题

（1）电子证据收集工作应当至少有两名执法人员参与。

（2）在网络平台中进行电子证据收集时，按照《互联网信息服务管理办法》等法规有关规定，网络平台应提供有关数据，并在输出的电子证据书件上加盖公章予以确认。

（3）案件当事人拒绝对打印的相关书证和转化的视听证据进行核对确认，执法人员应当注明原因，必要时可邀请与案件无关的第三方人员进行见证。

（4）电子证据收集后要对证据进行审查，以确保其具有证据能力和证明力。

四、网络违法行为查处

（一）高精度锁定打击目标

1. 确定涉案线下违法主体 通过网络平台上的联系方式、搜索引擎、投诉举报信息、通信管理部门备案资料以及网络服务运营商备案信息等途径获取网下实体地址、法人、联系人等经营信息，掌握涉案人的名称、身份、地址、资质等相关情况。

2. 对违法分子进行精准定位 由执法人员通过暗访，排查，试买、物流回退等方式进行初步定位，再采取蹲点守候或安排日常检查等对定位信息的准确性进行验证。

（二）联动查处

1. 做好相关通报 发现网络药品经营者存在违法行为的，应通报给负责该药品生产经营者属地监管的药品监督管理部门。发现第三方平台涉嫌未履行相关法律义务的，应通报负责该平台监管的药品监督管理部门。

2. 做好协同打击 在案件查办行动阶段要与公安、通信管理等部门进行协同执法。

（1）与公安机关联合开展对涉案地点的突击检查，并进行分工协作。对于网络药品安全违法行为情节严重、涉嫌犯罪的，应及时将涉嫌犯罪案件移送公安部门处理。

（2）对违法网站要依法商请通信管理部门关闭。

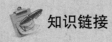 **知识链接**

对违法网站的处置方式

1. 对ICP（互联网服务提供者）在外省（区、市）的网站，按照属地管理原则移送相关药品监督管理部门处理。

2. 对ICP备案在本省（区、市）的，拒不改正、情节严重或备案信息虚假的网站，可商请通信管理部门依法予以关闭。

3. 对未取得ICP备案且服务器设在境外的，由各省级药品监督管理部门上报国家药品监督管理局统一移送有关部门给予屏蔽。

思考题

1. 某药品批发企业为拓展市场，拟在自身企业网站上，向个人消费者零售本企业经营的药品，这种行为合法、合规吗？

2. 看到治疗癌症药物易瑞沙价格昂贵，出于减轻癌症患者经济负担的考虑，王某在当地论坛发布信息，拟通过印度的朋友无偿帮助癌症患者代购易瑞沙，请对这种行为的合法性以及存在的风险进行思考。

3. 一家电子商务公司看到本地人民医院的皮肤科制剂疗效很好，也深受患者欢迎，就设立了一个网站，以人民医院合作商名义向消费者出售该医院制剂产品，请问这家电子商务公司存在哪些方面的违法行为？

4. 根据举报，一个号称"降糖神"的中成药在当地风靡一时，经检验，发现该产品违法添加了化学药品二甲双胍，现应如何对涉及销售这个假药的网站和行为进行较为全方位的搜索？

5. 简述药品网络销售违法案件证据收集的原则以及证据收集的方式。

第六章　药品上市许可持有人制度下的监管

✏️ **学习导航**

1. 掌握药品上市许可持有人的含义、上市许可持有人制度下的药品监管。
2. 熟悉上市许可持有人应履行的义务及相应的法律责任设定。
3. 了解上市许可持有人制度试点进展、制度优势及带来的挑战。

　　2015年11月，第十二届全国人大常委会第十七次会议通过《全国人民代表大会常务委员会关于授权国务院在部分地方开展药品上市许可持有人制度试点和有关问题的决定》，标志着我国药品上市许可持有人制度（以下称上市许可持有人制度）开始建立。上市许可持有人制度是国际社会药品领域普遍采用的制度，是药品管理的基本制度。作为药品管理制度改革的核心，上市许可持有人制度的建立将对我国药品管理产生基础性、全局性和战略性的影响。《药品管理法》第六条规定："国家对药品管理实行药品上市许可持有人制度。药品上市许可持有人依法对药品研制、生产、经营、使用全过程中药品的安全性、有效性和质量可控性负责。"《药品管理法》设立第三章为"药品上市许可持有人"，专章规范上市许可持有人制度，确立了药品上市许可持有人制度的基本制度、核心制度，贯穿全生命周期的一条主线的特殊定位。新修订的《药品管理法》于2019年12月1日起正式施行，标志着药品上市许可持有人制度已从试点转向全面实施。

第一节　药品上市许可持有人制度概述

> ❓ **问题**
>
> 上市许可持有人的含义、制度优势及带来的挑战分别是什么？

　　上市许可持有人制度是药品管理的基本制度，是实现鼓励创新、引导中国制药产业从仿制向创新转型的基本制度，是完善市场机制，实现申请放开、转让放开、委托放开，充分释放改革红利的核心制度，也是保证上市许可持有人作为责任主体承担药品全生命周期责任的核心制度。

一、上市许可持有人制度的含义

　　《药品管理法》第三十条规定："药品上市许可持有人是指取得药品注册证书的企业或者药品研制机构等。药品上市许可持有人应当依照本法规定，对药品的非临床研究、临床试验、生产经营、上市后研究、不良反应监测及报告与处理等承担责任。其他从事药品研制、生产、经营、储存、运输、使用等活动的单位和个人依法承担相应责任。"

上市许可持有人（marketing authorization holder，MAH），是药品上市许可批准证明文件，即药品注册证书的实际持有者，而在提交临床研究申请或者上市申请阶段的申请人（sponsor或applicant）或者称为上市许可申请人（marketing authorization applicant，MAA），不一定就是MAH，因为申报上市许可之前，有可能发生技术转让、收购、兼并、重组和继承等各种情况，从而导致MAA的变化，最终获得上市许可批准证明文件的申请人才能称为上市许可持有人。

在药品领域，上市许可持有人制度一般采用单一主体模式，即一个药品只有一个上市许可持有人，不存在多个上市许可持有人共同持有一个药品上市许可的情况。这种制度设计多是为了避免多个上市许可持有人造成产权不清晰，多个上市许可持有人对药品全生命周期的责任承担通常是不确定的、非高度对应的关系，容易造成责任推诿，直接影响管理效率。

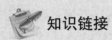
知识链接

MAA和MAH的联系

　　MAA和MAH一词最早见于1965年欧盟65/65/EEC指令，MAA是提交药品上市申请的人，在药品上市许可被批准后，MAA即成为MAH。2004年，欧盟药品注册法规（EC）No 726/2004和指令2004/27/EC针对指令2001/83/EC中有关人用药品上市以及监管的部分进行了全面修订。经过多年的发展与完善，欧盟的MAH制度已经相对成熟。

　　美国的《联邦食品药品化妆品法》等法律法规中并未出现MAH一词，而是使用申请人（applicant）和申请上市许可持有人（applicant holder），申请人和申请上市许可持有人均是药品申请或者上市的责任主体，承担相应的法律责任。

　　相比于美国与欧盟，日本上市许可持有人制度的建立较晚。2005年，日本《药事法》进行了重大修订，于2005年4月1日起开始生效。《药事法》改变先前生产许可与上市许可的捆绑模式，首次引入上市许可持有人制度，实现了从"生产许可（或者进口许可）"到"上市许可"的转变，规定了上市许可持有人对药品安全性、有效性和质量的管理控制职责。

二、上市许可持有人制度的发展

上市许可持有人制度是国际上普遍采用的制度，其制度的基本特征是由药品批准证明文件的持有者承担全生命周期管理的法律责任，药品上市许可持有人是责任主体，而对于上市许可持有人是否必须是生产企业则一般不做限制，特殊管理药品和高风险药品除外。

（一）我国现行药品注册制度

我国药品注册制度可以概括为"批生产、批进口"，是以药品批准文号、进口药品注册证或医药产品注册证作为批准证明文件的管理制度。仅生产企业（含境外合法制药厂商）可以获得批准文号或注册证，药品技术转让的受让方只能是生产企业，这就是所谓的"捆绑模式"，即与国际通行的上市许可持有人制度不一致的主要特征所在。

美国和欧盟等发达国家采用的是上市许可与生产企业"分离"模式，日本在2005年4月1日前采用与我国相同的"捆绑"模式，在《药事法》修订实施后采用"分离"模式。在"分离"模式下，除特殊管理药品和高风险药品外，对于谁能成为上市许可的持有者并没有特殊限制，法律意义上的任何人均可以申请药品上市许可，包括个人、生产企业、批发企业、研发单位，甚至行业组织，均可以成为上市许可持有人，而对血液制品等高风险药品则有特殊限制性要求。

（二）上市许可持有人制度试点

2015年8月18日，国务院发布《关于改革药品医疗器械审评审批制度的意见》（国发〔2015〕44号），该文件明确提出要实现鼓励研究和创制新药的目标，开展上市许可持有人制度试点。

2015年11月4日，第十二届全国人民代表大会常务委员会第十七次会议审议通过《关于授权国务院在部分地方开展上市许可持有人制度试点和有关问题的决定》，授权国务院在北京、天津、河北、上海、江苏、浙江、福建、广东、四川、山东等十个省、直辖市开展药品上市许可持有人制度试点，允许药品研发机构和科研人员取得药品批准文号，对药品质量承担相应责任。

2016年5月26日《国务院办公厅关于印发药品上市许可持有人制度试点方案的通知》（国办发〔2016〕41号）（以下简称《试点方案》）规定，试点期限至2018年11月4日。这是上市许可持有人制度试点真正落地的标志性文件。《试点方案》主要内容是围绕允许试点行政区域内的药品研发机构或者科研人员作为药品注册申请人（简称申请人），提交药物临床试验申请、药品上市申请，申请人取得药品上市许可及药品批准文号的，可以成为上市许可持有人。上市许可持有人不具备相应生产资质的，必须委托试点行政区域内具备资质的药品生产企业（以下称受托生产企业）生产批准上市的药品。上市许可持有人具备相应生产资质的，可以自行生产，也可以委托受托生产企业生产。试点行政区域内的药品生产企业参照本方案中上市许可持有人的有关规定执行。《试点方案》对试点区域的政策利好可以概括为"注册申请放开、委托生产放开、技术转让放开"。

2017年8月21日，《国家食品药品监管总局关于推进药品上市许可持有人制度试点工作有关事项的通知》（食药监药化管〔2017〕68号），对《试点方案》国办发〔2016〕41号文的前期试点过程中发现的问题和障碍予以排除，在鼓励创新、优化资源配置方面释放重要利好，主要集中在三个方面：批准文号允许转移；委托生产进一步放开；有条件地允许上市许可持有人销售药品。

2018年10月26日，第十三届全国人民代表大会常务委员会第六次会议通过《全国人民代表大会常务委员会关于延长授权国务院在部分地方开展药品上市许可持有人制度试点期限的决定》，决定将2015年11月4日第十二届全国人民代表大会常务委员会第十七次会议授权国务院在部分地方开展药品上市许可持有人制度试点工作的三年期限延长一年。

（三）《药品管理法》与试点相比的突破

1. 持有人资格放宽 药品上市许可持有人，是指取得药品注册证书的企业或者药品研制机构等（请注意：这里的企业并未限定药品生产企业）。对于境外的上市许可持有人，要指定中国境内的企业法人履行持有人义务，承担连带责任。

2. 持有人能力要求 上市许可持有人除了要具备质量管理、风险防控能力之外，还要具备赔偿能力。这些能力在药品注册时予以审查。

3. 经营主体资格确认 明确药品上市许可持有人可以自行生产、自行经营药品，或者委托生产、委托经营药品，确立药品上市许可持有人的经营主体地位，解决了药品上市许可持有人制度试点期间因为经营资格问题，影响上市许可持有人参加药品招标采购的障碍。

4. 允许许可转让 这次本法修订的一大亮点。明确经国务院药品监督管理部门批准药品上市许可持有人可以转让上市许可。药品上市许可的产权归属得到法律确认。《行政许可法》第九条规定："依法取得的行政许可，除法律、法规规定依照法定条件和程序可以转让的外，不得转让。"

5. 确认MAH视同生产者的法律地位 明确要求药品标签或者说明书上应该注明的信息中增加了药品上市许可持有人及其地址。

6. 明确MAH与其他合作方的法律责任，建立首付责任制 因质量问题受到损害的，受害人可以向药品上市许可持有人、药品生产企业请求赔偿，也可以向药品经营企业、医疗机构请求赔偿。实行首负责任制，先行赔付，后续追偿。这些条款与其他条款共同确立了上市许可持有人的主体责任法律地位，构建了完整的全生命周期管理责任和产品责任链条。

三、上市许可持有人制度的优势

与我国现行《药品管理法》所确定的药品注册管理制度相比较，上市许可持有人制度具有以下几个方面的优势[①]。

（一）鼓励药物创新，提升竞争能力

实行上市许可持有人制度，鼓励包括研发机构和科研人员在内的各类主体从事药物创新，允许其取得药品上市许可，将改变原有制度下研究机构和科研人员只能通过技术转让，或者隐名持股获得短期利益或者隐名利益的尴尬局面，有效激发市场活力。同时，实行上市许可持有人制度，暂时不具备生产条件的研发机构或者科研人员，以及药品生产企业可以通过委托生产将药品迅速产业化，形成稳定的投资关系和较好的投资回报预期，这将极大地调动研发机构和科研人员投身药物研发创新的积极性，加快提升我国药

---

① 徐景和.MAH制度全景解读［N］.医药经济报，2017-04-20：A01版.

品产业的国际创新力和竞争力。

（二）优化资源配置，促进产业集中

我国药品企业仍然存在着"多、小、散、低"的现象，产能过剩严重，产品同质化，市场竞争激烈，资源浪费巨大。上市许可持有人制度施行后，上市许可持有人可以自建厂房生产药品，也可以委托其他企业生产药品，这样可以避免企业"大而全""小而全"的低水平重复建设现象。同时，对于暂时不具备生产企业或者生产条件的上市许可持有人也可以让药品快速产业化，迅速占领市场，有效提高现有资源的使用效能。

（三）落实企业责任，强化全程管理

在上市许可持有人制度下，上市许可持有人对药品质量管理的全生命周期负责，这种明确而严格的责任制度将有效强化上市许可持有人"从实验室到医院"管理责任的全面落实。上市许可持有人关注的将不仅是药品的研发环节，还将关注药品生产、仓储、运输、销售、使用等诸多环节，甚至还要关注原辅料、包装材料供应商，以及供应商前端的粗品加工环节，因为药品质量是企业的利益所系、生命所托。

（四）推动管理创新，实现管理升级

实行上市许可持有人制度，药品管理的直接对象将从多元主体转移到单一主体，管理的核心内容将从准入资格管理转移到体系能力管理，管理的基本方式将从传统管理转移到现代管理，药品管理将进入全新的智慧管理时代。此外，上市许可持有人制度实施后，药品管理方式将发生一系列深刻的变化，如行政许可将进一步简化，监管效率将进一步提高，服务水平将进一步提升，这完全符合当前简政放权，放管结合，优化服务的基本要求。

四、上市许可持有人制度的风险

从历史发展的角度来看，任何制度设计都不是完美无缺的，每一制度都有其利与弊、得与失，法律制度设计的艺术就是要兴利除弊。

（一）管理能力风险

在上市持有人制度下，对上市许可持有人能力的要求不再是具备单一的研制或者生产能力，而是上市许可持有人对药品全生命周期的管理能力。这种管理能力包括研发管理能力、生产管理能力、上市后药物警戒和风险控制能力以及损害赔偿能力。上市许可持有人应当对药品从研发到大生产的整个转化过程负责，也要对药品上市销售前的最终放行负责。药品上市后，随着使用人群的不断扩大，新的安全性问题不断出现，上市许可持有人应当积极履行药物警戒职责，监测评估风险，采取风险控制措施，维持药品全生命周期的风险效益平衡。如果因为药品不良反应或者缺陷药品造成患者伤害后果，还应当有能力依法承担赔偿责任。

（二）监管能力挑战

《药品管理法》第二十五条规定："对申请注册的药品，国务院药品监督管理部门应当组织药学、医学和其他技术人员进行审评，对药品的安全性、有效性和质量可控性以及申请人的质量管理、风险防控和责任赔偿等能力进行审查；符合条件的，颁发药品注册证书。"如何审查申请人的相关能力对于药品审评机构是一种新的挑战，持有人的能力在申报注册时很难判定，因为产品注册时市场应用情况具有不确定性，风险程度具有不确定性，对于申请人是否具备持有人能力的审查主要是审查申请人提供的证明和承诺，通过自证进行确认的方式审查能力。同时，能力审查并非能力保证，持有人应当按照《药品管理法》的规定努力提高能力，以便承担法定义务和责任。

以往，药品监管对象主要面向生产经营企业，上市许可持有人制度下，监管对象发生了一些新的变化，境内和境外的地域限制被逐渐打破，以企业为主体的监管模式也将彻底改变，不同类型的研发和生产合作方参与进入药品研发、生产经营、供应链的不同阶段，这对监管机构的监管能力提出新的挑战。

未来，通过严格、灵活、高效、依法的药品监管，要让"谁可以成为上市许可持有人"由申请人根据自身能力和预期承担的法律责任作出明智的判断。同时，建立上市许可持有人退出机制，让不符合条件的上市许可持有人退出市场。

第二节　上市许可持有人的义务

? 问题

上市许可持有人需履行哪些义务来保证药品全生命周期的安全性和有效性？

药品上市许可持有人应当具备质量管理、风险防控、责任赔偿等能力。药品上市许可持有人具备这些能力的目的是依法履行相应的义务，以保证药品全生命周期的安全性和有效性。

一、质量管理义务

根据《药品管理法》规定，药品上市许可持有人应当履行以下义务。

（1）建立药品质量保证体系，配备专门人员独立负责药品质量管理。药品上市许可持有人应当对受托药品生产企业、药品经营企业的质量管理体系进行定期审核，监督其持续具备质量保证和控制能力。

（2）可以自行生产药品，也可以委托药品生产企业生产。药品上市许可持有人和受托生产企业应当签订委托协议和质量协议，并严格履行协议约定的义务。

（3）建立药品上市放行规程，对药品生产企业出厂放行的药品进行审核，经质量受权人签字后方可放行。不符合国家药品标准的，不得放行。

（4）可以自行销售其取得药品注册证书的药品，也可以委托药品经营企业销售。药品上市许可持有人从事药品零售活动的，应当取得药品经营许可证。药品上市许可持有人自行销售药品的，应当具备本法第五十二条规定的条件；委托销售的，应当委托符合条件的药品经营企业。药品上市许可持有人和受托经营企业应当签订委托协议，并严格履行协议约定的义务。

药品上市许可持有人、药品生产企业、药品经营企业委托储存、运输药品的，应当对受托方的质量保证能力和风险管理能力进行评估，与其签订委托协议，约定药品质量责任、操作规程等内容，并对受托方进行监督。

二、风险防控义务

1. **制订风险管理计划义务**　药品上市许可持有人应当制订药品上市后风险管理计划，主动开展药品上市后研究，对药品的安全性、有效性和质量可控性进行进一步确证，加强对已上市药品的持续管理。

2. **附条件批准条件完成义务**　对附条件批准的药品，药品上市许可持有人应当采取相应风险管理措施，并在规定期限内按照要求完成相关研究；逾期未按照要求完成研究或者不能证明其获益大于风险的，国务院药品监督管理部门应当依法处理，直至注销药品注册证书。

3. **生产变更申报义务**　对药品生产过程中的变更，按照其对药品安全性、有效性和质量可控性的风险和产生影响的程度，实行分类管理。属于重大变更的，应当经国务院药品监督管理部门批准，其他变更应当按照国务院药品监督管理部门的规定备案或者报告。药品上市许可持有人应当按照国务院药品监督管理部门的规定，全面评估、验证变更事项对药品安全性、有效性和质量可控性的影响。

4. **不良反应报告和监测义务**　药品上市许可持有人应当开展药品上市后不良反应监测，主动收集、跟踪分析疑似药品不良反应信息，对已识别风险的药品及时采取风险控制措施。药品上市许可持有人、药品生产企业、药品经营企业和医疗机构应当经常考察本单位所生产、经营、使用的药品质量、疗效和不良反应。发现疑似不良反应的，应当及时向药品监督管理部门和卫生健康主管部门报告。具体办法由国务院药品监督管理部门会同国务院卫生健康主管部门制定。

5. **召回义务**　药品存在质量问题或者其他安全隐患的，药品上市许可持有人应当立即停止销售，告知相关药品经营企业和医疗机构停止销售和使用，召回已销售的药品，及时公开召回信息，必要时应当立即停止生产，并将药品召回和处理情况向省、自治区、直辖市人民政府药品监督管理部门和卫生健康主管部门报告。药品生产企业、药品经营企业和医疗机构应当配合。药品上市许可持有人依法应当召回药品而未召回的，省、自治区、直辖市人民政府药品监督管理部门应当责令其召回。

6. **上市后评价义务**　药品上市许可持有人应当对已上市药品的安全性、有效性和质量可控性定期开展上市后评价。必要时，国务院药品监督管理部门可以责令药品上市许可持有人开展上市后评价或者直接组织开展上市后评价。

7. **药品追溯义务**　国家建立健全药品追溯制度。国务院药品监督管理部门应当制定统一的药品追溯标准和规范，推进药品追溯信息互通互享，实现药品可追溯。药品追溯体系的核心是落实企业主体责任。以实现"一物一码，物码同追"为方向，构建全品种全过程药品信息化追溯体系，健全药品信息化追溯标准规范，强化追溯信息互通共享。药品上市许可持有人（包括持有药品批准文号的药品生产企业）、经营单位、使用单位通过信息化手段建立药品追溯系统，及时准确地记录、保存药品流向信息，形成互联互通药品流向信息数据链，实现药品流通全过程来源可查、去向可追；有效防范假劣药品进入合法渠道；确保发生质量安全问题的药品可召回、责任可追究。

药品上市许可持有人、药品生产企业、药品经营企业和医疗机构应当建立并实施药品追溯制度，按照规定提供追溯信息，保证药品可追溯。

三、责任赔偿义务

因药品质量问题受到损害的，受害人可以向药品上市许可持有人、药品生产企业请求赔偿损失，也可以向药品经营企业、医疗机构请求赔偿损失。接到受害人赔偿请求的，应当实行首负责任制，先行赔付；先行赔付后，可以依法追偿。承担连带责任的主要依据是《民法总则》以及《侵权责任法》。连带责任，由法律规定或者当事人约定。

药品管理法规定药品上市许可持有人为境外企业的，应当由其指定的在中国境内的企业法人履行药品上市许可持有人义务，与药品上市许可持有人承担连带责任。《药品管理法》创新性地设定了境外持有人的代理人与境外持有人之间类似于行政责任连带的法律责任，规定药品上市许可持有人为境外企业的，其指定的在中国境内的企业法人未依照本法规定履行相关义务的，适用本法有关药品上市许可持有人法律责任的规定。境外持有人与代理人的民事责任也连带。

建立惩罚性赔偿制度。惩罚性赔偿是重要的民事制度形式之一，首次引入《药品管理法》，在补偿性赔偿基础上，增加惩罚性赔偿，起到惩罚和遏制违法的双重作用。惩罚性赔偿，是指赔偿数额超出实际的损害数额的赔偿，认定是否应当承担惩罚性赔偿责任的基础是行为人的主观恶性程度。《药品管理法》规定生产假药、劣药或者明知是假药、劣药仍然销售、使用的，受害人或者其近亲属除请求赔偿损失外，还可以请求支付价款十倍或者损失三倍的赔偿金；增加赔偿的金额不足一千元的，为一千元。

第三节　上市许可持有人制度实施后的药品监管

> ⑦ **问题**
>
> 上市许可持有人制度实施后，药品监管主要会发生哪些方面的变化？

上市许可持有人制度实施后，药品监管理念、监管方式以及监管措施都会与以往不同：①监管理念方面：药品监管理念从关注企业，关注产品，转向关注公众健康，其监管目标不再是单纯地保证药品的安全，而是保护和促进公众的健康，也就是降低风险，提高患者获益。②监管方式和措施方面：监管机构必须改变以往单向式、惩戒式，重审批、轻监管模式，转变为新的、组合式，简化许可、重过程控制的监管方式，强化动态监管和信息化监管，倡导行业自律和社会共治，提高监管效率。③监管关系方面：监管机构与上市许可持有人及其合作方的关系是互动与合作的关系，而不是不信任和对抗的关系。监管的愿景是让上市许可持有人真正地成为责任主体，建立不需要太多监管就能自律的行业。

一、传统监管转向治理创新

传统的药品监管"重审批、轻监管"，原料药、制剂、辅料、包材等单独进行管理，把药品上市过程分为临床试验审批、注册审批、进口药品审批、委托生产审批、技术转让审批，GxP认证等多个许可事项。传统药品监管多以行政强制力为后盾，采用单向式、惩戒式的行政手段来达到管理目标。

上市许可持有人制度实施后，监管机构的监管重点是针对关键责任主体，以产品为导向，整合多个审批事项，取消部分GxP认证和许可事项，采用默示许可、后置许可、动态检查等创新监管方式，给上市许可持有人更多优化资源配置、上市许可产权转让的自主权、选择权和决定权，同时加强对上市许可持有人以及与其合作各方的全链条、全过程追溯和合规监督，必要时开展以风险为基础的检查和延伸检查，加强行业自律引导，加大处罚力度，旨在实现不需要过多监管就能自律的制药行业监管目标。

二、行政许可整合与简化

药品上市许可持有人制度实施后，临床试验由审批改为默示许可制，国产和进口药品审批整合为一个上市许可事项，委托生产审批、技术转让审批转化为生产场地变更和上市许可持有人变更补充申请进行管理。

国产药品与进口药品审批的整合具有现实理性。当前把进口药品必须在境外已上市的限制取消，未来创新药同步研发、同步上市将非常普遍，而将药品上市进行"国产"或"进口"的区分主要基于"上市时间""生产场地"的差异，境外生产药品与境内生产药品的差异就在于生产场地在境内或境外的不同，无论在境内还是境外生产，上市审评标准是一样的，境内和境外现场检查标准也应该是一致的。

GxP认证往往作为行政许可的前置条件，在上市许可持有人制度下，也改为批准前检查和上市后的动态检查。对于原辅料和包材的监管也由单独的产品许可或备案，改为原辅料包材的登记与关联审评制度。此外，仿制药生物等效性（BE）研究由审批改备案等许可简化措施也使申请人提交仿制药上市许可申请的审批过程更加快捷和顺畅。

三、实行告知承诺制

告知承诺制在国内外的行政许可领域均有先例，在提高审评审批效率，改善市场环境，促进医药行业健康发展方面发挥了积极作用。

"告知"是指具有审批职能的行政机关（审批机关）将法律、法规、规章的关键法律义务、责任条款、要求等，以书面形式向申请人告示的行为。"承诺"是指申请人向审批机关作出的对该行政机关告知的事项已经知晓和理解，并保证按照法律、法规、规章以及相关条件、标准和要求履行义务，保证申报数据和资料真实可靠的书面真实意思表示。

告知承诺对药品申报临床试验和上市许可两个阶段均已有要求，申请人在提交申请数据和资料时，承诺数据真实可靠，承诺书内容应具体化到申请人应该遵守的主要法律条款和法律责任，此外，申请人在提交药品上市申请时，应当提交受托生产企业信息及药品质量安全责任承诺书。

四、强化境内外检查

随着药品研发全球化、供应链全球化和药品监管全球化，加强国际监管合作，参与国际监管规则制定，强化境内外检查，是历史发展的必然选择[①]。

2018年1月国家食品药品监督管理总局发布《药品检查办法》征求意见稿，明确规定药品检查是食品药品监督管理部门为保证药品的安全性、有效性和质量稳定性，对药品研制、生产环节执行法律法规、质量管理规范、技术标准等情况进行调查处理的行政行为。检查原则为药品检查应当以风险防控为核心，遵循依法、科学、公正、公开的原则。

在药品上市许可持有人制度实施后，监管机构的检查必须加以强化。未来的检查以上市许可持有人制度为契机，改革药品检查模式，建立以品种为基础，针对场地的检查体系，检查过程和结果以告诫信、执法报告形式公开，形成历史性诚信记录，并公开整改后结果，营造持续改进的检查环境。检查的类型包括批准前检查、日常监督检查（飞行检查）、事件调查性检查等，各种检查均有明确的检查程序和要求。

未来的检查应以上市许可的品种为基础，在批准上市许可前对临床试验、制剂的生产场地开展检查，对原辅料、包材等开展延伸检查。对于不同检查对象，明确检查的重点和要求。建立临床试验检查专项计划，在上市许可批准前对临床试验机构、研究者（PI）、伦理委员会、合同研究组织（CRO）等开展检查。

强化境内、境外检查。改变对企业的检查为对场地的检查，无论场地在境内或境外，均应接受检查。对于场地的检查发现不合规，应向场地的所有者发告诫信，对于严重违法行为，质量体系问题等实行场地禁令，进口禁令。开展基于风险的原辅料场地检查。在药品批准前，各国药品监管机构会对药品上市申请中涉及的场地进行现场检查。

由于药品监管机构属地化管理，未来检查的难点在于协调，最后检查结果的互认和共享问题。跨地区检查必须有牵头单位，检查结果必须互认，无论是否省级、市级检查，均应在国家药品监管局官方网站上统一发布告诫信，并明确检查实施单位。

---

① 徐景和，杨悦.深化食品药品安全风险治理认识（上）[N].中国食品安全报，2016-6-04.

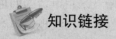

知识链接

国外药品生产场地检查

　　美国的药品生产场地检查是基于六大体系的检查：①质量体系；②设施和设备体系；③原材料体系；④生产体系；⑤包装和标签体系；⑥实验室控制体系。警告信也是按照这六大体系的检查结果来发布的，在六大体系缺陷中，质量体系缺陷是最不能容忍的缺陷，很多企业因为质量体系缺陷被永久禁止进入美国市场，不会再给企业整改的机会，因为企业内部如果没有建立有效的监控系统，它生产出来的产品就是不可靠的，一旦出厂危害将无法估量。

　　在美国，药品上市前FDA通常不对辅料进行现场检查，除非该辅料是新辅料和（或）辅料生产过程是整个药品生产过程的关键步骤。在欧盟，当主管当局有理由怀疑GMP不合规时，也可对辅料生产场地进行检查。对于药包材，美国FDA通常不检查其生产场地，除非有特定原因，审核供应商是制剂企业的职责；若批准前检查中发现违规，则可对企业产品进行抽验，若批准前检查中未发现违规，则通常不需要抽检。在日本，厚生劳动省可对其怀疑的产品进行抽检。

五、信息监管公开透明

　　信息监管以信息为媒介，畅通被监管对象与监管机构之间的信息交流，强化政府与社会公众的信息沟通，使公众依法知悉监管机构和被监管者的运行状况，进而强化对监管机构和被监管者的行为监督和约束。

（一）加强临床试验关键参与者信息登记或备案

　　药物临床试验的责任主体除了申请人，还包括临床试验机构和伦理委员会，CRO和研究者。在临床试验机构资格备案、伦理审查提前至技术审评之前的新型管理模式下，伦理委员会、研究者、CRO要不要纳入监管机构的监管视野呢？美国法规规定，境内境外的IRB应当在监管机构官网进行注册，相当于我国的备案管理，并每三年更新注册。FDA专门设置了针对非临床研究和临床试验的检查和稽查项目（BIMO），主要检查对象分为五类，即发起人/CROs/监察人员、伦理委员会、临床研究人员、非临床试验室（GLP）和生物等效性检查。检查结果分为三类，即无须整改、自愿整改、官方行动[①]。官方行动即责任主体违法达到一定程度时，FDA会发警告信并可能采取后续监管行动，有可能影响上市许可的批准。

---

　　① 王方敏，等.药物临床试验中申办者和CRO的监管模式研究［J］.上海食品药品监管情报研究，2014，02（126）：33.

（二）建立药品生产场地登记制度

未来应建立原料药和制剂生产场地登记制度。申请人提交上市申请时，需要提交生产场地的详细信息，以备监管机构对场地实施现场检查，此外，还要列明交叉引用的原辅料包材DMF登记号、临床试验IND编号等信息，这些规定使申请人的条件不再孤立，建立与其他上市许可持有者、研发生产参与者、供应商之间的联系，便于监管机构采取后续监管行动。

建立药品生产场地登记制度，就是建立药品供应链追溯体系。药品（含原料药）场地登记制度是加强过程控制的关键环节，使药品整个供应链实际参与者进入药品监管机构的视野，场地信息和提交的药品清单可为监管机构进行上市后不良反应监测、现场检查、监测进口产品等提供基本信息支持。

（三）建立已登记原辅料包材数据库

为了及时公开已登记的原辅料包材信息，动态体现原辅料包材供应商的合规状态，以便申请人和上市许可持有人从众多供应商中优选供应商。我国应当建立已登记原辅料包材数据库，提供翔实的历史性信息，该数据库应当包括登记号、类型（原料药、辅料或者包材）、原辅料包材名称、生产企业名称、地址、有效性状态等基本信息。规定相关信息更新周期，供应商未及时更新相关信息的，登记将失效，并予以标记。

原辅料包材实行登记制度后，上市许可持有人需加强对供应商选择前的质量体系审计和现场检查，必要时延伸检查供应商的前端粗品加工环节，以确保供应商与制剂生产的质量体系保持一致，保证原辅料包材质量，提高药品制剂质量。原辅料包材登记关联审评制度建立了以上市许可持有人为责任主体，原辅料和包材供应商分担质量责任的双重责任追溯体系，具有保护技术秘密、利于审评科学性等多项优点，有利于药品供应链质量保证。

（四）建立监管信息公开制度

2017年12月国家食品药品监督管理总局下发《食品药品安全监管信息公开管理办法》，要求药品监管管理部门公开行政审批信息、产品备案信息、日常检查及飞行检查结果信息、监督抽验信息、行政处罚决定信息、召回信息等。

监管信息公开应该注意处理好即时公开与历史性记录的关系。上市许可持有人制度下，应建立信息公开的历史性数据库，对行政许可类信息、检查和执法类信息、处罚及资格罚信息、黑名单信息、召回信息等应建立永久公开检索和列表，对于已经结束和失效的信息应该予以标记。

（五）加强药品风险沟通

当今时代的药品监管仅仅依靠单向的信息发布，无法确保公众理解监管机构的意图，由于公众对药品安全和风险的理解和经验与监管机构、企业不同，容易出现正常信息公开的同时，出现误解、质疑、担心和恐慌，最后导致不可预料的危机事件。

上市许可持有人制度下，监管机构与上市许可持有人、利益相关方的关系，从"对立"或"对抗"走向"合作"与"沟通"，监管机构必须要从公众角度去考虑信息公开后受众的可理解性和可接受度，提前设计好科学的沟通模板、内容，以最权威的官方风险获益信息主导公众认知。

六、建立上市与退市机制

建立药品上市和撤市程序。《药品管理法》第八十三条规定："经评价，对疗效不确切、不良反应大或者因其他原因危害人体健康的药品，应当注销药品注册证书。已被注销药品注册证书的药品，不得生产或者进口、销售和使用。已被注销药品注册证书、超过有效期等的药品，应当由药品监督管理部门监督销毁或者依法采取其他无害化处理等措施。"药品上市、撤市与恢复上市的标准均以风险获益平衡作为评价基础，监管机构基于申请人提供的安全性有效性证据，以及上市后搜集的新证据进行综合判断，作出行政许可决定。

发现危及公众健康的危害的，监管机构立即中止对该药品的审批，对于已上市药品，如果有证据显示临床效果与药品说明书说明的内容不一致，新出现的药品安全信息使得药品风险获益不再平衡，可以撤销已批准上市许可。由于安全性有效性原因被撤市的，监管机构将发布公告，同时将药品从已上市药品目录中删除。当上市许可持有人提交新获得的事实证据证明药品可以控制在风险效益平衡状态时，药品可以重新恢复上市。

药品上市、撤市与恢复上市机制是药品全生命周期监管的直接体现。药品监管机构对药品上市、撤市、恢复上市的审评标准设定，是强化上市许可持有人遵守法律、执行GMP和相关规范义务的关键性控制措施，也是保持药品全生命周期动态风险获益平衡的关键所在。

《药品管理法》第三十七条规定："药品上市许可持有人应当建立年度报告制度，每年将药品生产销售、上市后研究、风险管理等情况按照规定向省、自治区、直辖市人民政府药品监督管理部门报告。"药品监管机构应当掌握药品批准上市后的实际上市状况，把药品实际上市状态报告作为上市许可持有人的义务，以便为后续生产变更、上市后检查、收费、风险管理等提供基础性数据支持。

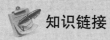 **知识链接**

美欧对药品上市销售情况的掌握

在欧盟，上市许可持有人应当告知EMA在各成员国的药品实际上市时间。上市许可批准后的三年内，如果药品没有在欧盟境内实际上市销售，上市许可停止生效。上市许可持有人决定暂时或者永久停止在某成员国上市销售的，应当至少提前两个月告知EMA，声明停止上市的原因。

美国FDA也建立了制约机制。FDA对药品品种和生产场地实施登记收费制，如果药品停止上市销售，应当告知FDA，否则会因为占用监管资源而必须缴纳场地登记费用。上市许可持有人由于非安全性有效性原因停止上市销售药品的，应当告知FDA，并在橙皮书中予以标注已停止上市销售（discontinued）。

第四节　上市许可持有人的法律责任

⑦ 问题

为约束和保证上市许可持有人履行各项义务，相应规定的法律责任有哪些？

药品上市许可持有人是一个全新的义务和责任主体，在《药品管理法》修订时将规定上市许可持有人的各项义务，同时，应规定相应的法律责任条款。通常情况下，药品上市许可持有人视同生产者，与药品生产企业、经营企业等主体具有相同的法律地位。《侵权责任法》和《民法总则》规定生产者、销售者的产品责任，上市许可持有人视同生产者，依法承担法律责任。法律责任设定是上市许可持有人能否履行法定义务的约束和保证。

一、申报资料造假的法律责任

申报资料造假，包括研究数据造假，是一类威胁药品安全性有效性的严重违法行为。药物临床试验是验证药物安全性和有效性的重要依据，临床试验数据真实可靠是技术审评中评价药品风险效益的重要前提。临床试验中存在的问题主要包括不符合GCP、数据不完整、不可溯源，以及数据不真实、篡改、选择性使用数据等。

《药品管理法》第二十四条规定："申请药品注册，应当提供真实、充分、可靠的数据、资料和样品，证明药品的安全性、有效性和质量可控性。"第一百二十三条规定："提供虚假的证明、数据、资料、样品或者采取其他手段骗取临床试验许可、药品生产许可、药品经营许可、医疗机构制剂许可或者药品注册等许可的，撤销相关许可，十年内不受理其相应申请，并处五十万元以上五百万元以下的罚款；情节严重的，对法定代表人、主要负责人、直接负责的主管人员和其他责任人员，处二万元以上二十万元以下的罚款，十年内禁止从事药品生产经营活动，并可以由公安机关处五日以上十五日以下的拘留。"

最高人民法院、最高人民检察院于2017年8月14日发布《关于办理药品、医疗器械注册申请材料造假刑事案件适用法律若干问题的解释》，旨在依法惩治药品、医疗器械注册申请材料造假的犯罪行为，维护人民群众生命健康权益。根据司法解释，药物非临床研究机构、药物临床试验机构、合同研究组织的工作人员，故意提供虚假的药物非临床研究报告、药物临床试验报告及相关材料的，应当认定为《刑法》第二百二十九条规定的"故意提供虚假证明文件"。在药物非临床研究或者药物临床试验过程中故意使用虚假试验用药品的；瞒报与药物临床试验用药品相关的严重不良事件的；故意损毁原始药物非临床研究数据或者药物临床试验数据等情形，应当认定为《刑法》第二百二十九条规定的"情节严重"，以提供虚假证明文件罪处五年以下有期徒刑或者拘役，并处罚金。针对药品注册申请人自行数据造假行为的性质认定问题，司法解释规定，药品注册申请单位的工作人员，故意使用符合本解释规定的虚假药物非临床研究报告、药物临床试验报告及相关材料，骗取药品批准证明文件生产、销售药品的，应当依照《刑法》第一百四十一条规定，以生产、销售假药罪定罪处罚。

对临床试验数据中的关键责任人追究刑事责任，目的不仅在于惩罚犯罪，更是意在强化申请人、CRO、研究者的管理责任，对"签字人"提出明确的责任要求，使其预见到造假是"犯罪"行为，从而对数据造假起到震慑作用，保证临床试验数据完整性、真实性和准确性。

二、违反GxP的法律责任

关于违反GxP规定的法律责任，在上市许可持有人制度下应当增加承担责任的主体类别。《药品管理法》第一百二十六条规定："除本法另有规定的情形外，药品上市许可持有人、药品生产企业、药品经营企业、药物非临床安全性评价研究机构、药物临床试验机构等未遵守药品生产质量管理规范、药品经营质量管理规范、药物非临床研究质量管理规范、药物临床试验质量管理规范等的，责令限期改正，给予警告；逾期不改正的，处十万元以上五十万元以下的罚款；情节严重的，处五十万元以上二百万元以下的罚款，责令停产停业整顿直至吊销药品批准证明文件、药品生产许可证、药品经营许可证等，药物非临床安全性评价研究机构、药物临床试验机构等五年内不得开展药物非临床安全性评价研究、药物临床试验，对法定代表人、主要负责人、直接负责的主管人员和其他责任人员，没收违法行为发生期间自本单位所获收入，并处所获收入百分之十以上百分之五十以下的罚款，十年直至终身禁止从事药品生产经营等活动。"上市许可持有人与药品生产企业均承担遵守GMP的义务。因此，《药品管理法》的上述条款中应当增加上市许可持有人这一主体，以体现上市许可持有人无论自行生产或者委托生产，均应当遵循GMP。

三、制售假劣药品的法律责任

《药品管理法》第一百一十八条规定："生产、销售假药，或者生产、销售劣药且情节严重的，对法定代表人、主要负责人、直接负责的主管人员和其他责任人员，没收违法行为发生期间自本单位所获收入，并处所获收入百分之三十以上三倍以下的罚款，终身禁止从事药品生产经营活动，并可以由公安机关处五日以上十五日以下的拘留。对生产者专门用于生产假药、劣药的原料、辅料、包装材料、生产设备予以没收。"

第一百一十九条规定："药品使用单位使用假药、劣药的，按照销售假药、零售劣药的规定处罚；情节严重的，法定代表人、主要负责人、直接负责的主管人员和其他责任人员有医疗卫生人员执业证书的，还应当吊销执业证书。"

第一百二十条规定："知道或者应当知道属于假药、劣药，而为其提供储存、运输等便利条件的，没收全部储存、运输收入，并处违法收入一倍以上五倍以下的罚款；情节严重的，并处违法收入五倍以上十五倍以下的罚款；违法收入不足五万元的，按五万元计算。"

四、未履行药物警戒义务的法律责任

《药品管理法》第一百三十四条规定："药品上市许可持有人未按照规定开展药品不良反应监测或者报告疑似药品不良反应的，责令限期改正，给予警告；逾期不改正的，责令停产停业整顿，并处十万元以上一百万元以下的罚款。"

第一百二十七条规定："违反本法规定，有下列行为之一的，责令限期改正，给予警告；逾期不改正的，处十万元以上五十万元以下的罚款：（一）开展生物等效性试验未备案；（二）药物临床试验期间，发现存在安全性问题或者其他风险，临床试验申办者未及时调整临床试验方案、暂停或者终止临床试验，或者未向国务院药品监督管理部门报告；（三）未按照规定建立并实施药品追溯制度；（四）未按照规定提交年度报告；（五）未按照规定对药品生产过程中的变更进行备案或者报告；（六）未制定药品上市后风险管理计划；（七）未按照规定开展药品上市后研究或者上市后评价。"

药物警戒活动中，报告是基础，风险控制是最终目的。我国药品审评审批改革加速了创新药上市，引入有条件批准程序，药品可以附带风险管理计划和后续研究计划上市销售，应该说，创新药加速上市后，上市许可持有人对药品全生命周期的风险控制变得特别重要。

？思考题

1. 简述上市许可持有人制度的含义及制度优势。
2. 为保证药品全生命周期的安全性和有效性，上市许可持有人应履行的义务有哪些？
3. 实行上市许可持有人制度后，我国药品监管主要会发生哪些方面的变化？
4. 为约束和保证上市许可持有人履行各项义务，相应规定的法律责任有哪些？

第七章 药品生产环节违法案件查办技能

✏️ 学习导航

1. 掌握药品生产环节主要禁止性、义务性规定及违反相关规定的法律责任。
2. 熟悉药品生产环节违法行为的处罚规定及主要违法行为稽查要点。
3. 了解药品生产环节稽查现场调查的方法、步骤和技巧。

药品生产环节是药品质量控制的源头，由于药品生产过程的复杂性，更需要药品执法人员熟知涉及药品生产环节的法律法规、药品生产的专业知识，掌握药品生产环节检查的技巧、方法和步骤。加之药品生产环节违法行为发生后，个别生产企业可能存在恶意隐瞒有关事实、销毁有关证据、篡改有关记录等行为，使违法事实真相更难发现，执法人员需要通过一些方法技巧，从药品生产环节各种记录、凭证、票据、设备、仪器等诸多因素中发现问题线索、还原事实真相，使违法行为得到应有的惩处。

第一节 药品生产环节常见违法行为及法律责任

> ❓ 问题
>
> 执法人员在对某药品生产企业检查时发现，该企业生产的2批次某口服药品使用的原料药当时已过有效期，企业对该批原料及2批口服药品按国家标准进行了检验，各项检验指标均符合规定。这2批口服药品能否通过质量放行出厂销售？该企业是否涉嫌违法生产药品？

一、生产假药、劣药行为及法律责任

1. **生产销售假药** 《药品管理法》第九十八条规定了药品所含成分与国家药品标准规定的成分不符的、以非药品冒充药品或者以他种药品冒充此种药品的、变质的药品、药品所标明的适应证或者功能主治超出规定范围四种情形为假药。禁止生产、销售假药，生产、销售假药的按《药品管理法》第一百一十六条、第一百一十八条规定处罚。生产、销售的疫苗属于假药的，由省级以上人民政府药品监督管理部门按照《疫苗管理法》第八十条处罚。

2. **生产销售劣药** 《药品管理法》第九十八条规定了药品成分含量不符合国家药品标准、被污染的药品、未标明或者更改有效期的药品、未注明或者更改产品批号的药品、

超过有效期的药品、擅自添加防腐剂或辅料的药品、其他不符合药品标准的药品等七种情形为劣药。禁止生产、销售劣药，生产销售劣药的按《药品管理法》第一百一十七条、第一百一十八条规定处罚。生产、销售的疫苗属于劣药的，由省级以上人民政府药品监督管理部门按照《疫苗管理法》第八十条处罚。

二、违反许可（备案）管理规定的常见违法行为及法律责任

1. **未取得药品生产许可证生产药品** 《药品管理法》第四十一条规定："无药品生产许可证的，不得生产药品。"此种违法行为除未取得药品生产许可证生产药品外，还包括药品生产许可证超过有效期、被吊销、注销，药品生产企业擅自变更生产许可事项的情形。未取得药品生产许可证生产药品的按《药品管理法》第一百一十五条处罚。

2. **未取得医疗机构制剂许可证配制制剂** 《药品管理法》第七十四条规定："无医疗机构制剂许可证的，不得配制制剂。"此种违法行为除未取得医疗机构制剂许可证配制制剂外，还包括医疗机构制剂许可证超过有效期、被吊销、注销等情形。未取得医疗机构制剂许可证配制制剂的按《药品管理法》第一百一十五条处罚。

三、采取伪造、欺骗或提供虚假材料获取证件类常见违法行为及法律责任

1. **药品生产企业伪造、变造、出租、出借许可证或者药品批准证明文件** 生产药品必须取得药品生产许可证及药品批准证明文件，伪造、变造、出租、出借许可证和药品批准证明文件属于禁止性行为，按《药品管理法》第一百二十二条处罚。

2. **以欺骗手段取得药品生产许可证、医疗机构制剂许可证、药品批准证明文件及其他生产文件** 药品生产许可证、医疗机构制剂许可证、药品批准证明文件等均应依法取得，以提供虚假证明、数据、资料、样品或者采取其他手段骗取许可证及批准证明文件属违法行为。应按《药品管理法》第一百二十三条规定处罚。

四、生产企业涉及麻醉药品及精神药品常见违法行为及法律责任

1. **未按规定储存麻醉药品、精神药品或未按规定建立和保存账册** 《麻醉药品和精神药品管理条例》对储存、保管、登记、账册建立等均作出了严格具体规定，违反规定的依照《麻醉药品和精神药品管理条例》第六十七条处罚。

2. **使用现金进行麻醉药品和精神药品交易** 由于麻醉药品和精神药品的特殊性，根据《麻醉药品和精神药品管理条例》的规定，单位之间进行麻醉药品和精神药品交易不得使用现金结算。生产企业违反规定使用现金进行麻醉药品和精神药品交易的，依照该条例第七十九条处罚。

3. **未按规定购买麻醉药品和精神药品** 《麻醉药品和精神药品管理条例》第三十四条规定："药品生产企业需要以麻醉药品和第一类精神药品为原料生产普通药品的，应当向所在地省、自治区、直辖市人民政府药品监督管理部门报送年度需求计划，由省、自治区、直辖市人民政府药品监督管理部门批准后，向定点生产企业购买。"违反规定购买麻醉药品和精神药品的，依照该条例第七十一条处罚。

4. **未按规定销毁麻醉药品和精神药品**　《麻醉药品和精神药品管理条例》第六十一条规定："麻醉药品和精神药品生产企业对过期、损坏的麻醉药品和精神药品应当登记造册，并向所在地县级药品监督管理部门申请，由药品监督管理部门到场监督销毁。"违反此规定擅自销毁的，依照该条例第六十七条处罚。

5. **未按照麻醉药品和精神药品年度生产计划进行生产**　《麻醉药品和精神药品管理条例》第十九条规定："定点生产企业应当严格按照麻醉药品和精神药品年度生产计划安排生产。"生产企业违反规定，不按照生产计划进行生产，依照该条例第六十七条处罚。

6. **未按规定将麻醉药品和精神药品销售给不具有麻醉药品和精神药品经营资格单位**　《麻醉药品和精神药品管理条例》第二十条规定："定点生产企业应当依照本条例，将麻醉药品和精神药品销售给具有麻醉药品和精神药品经营资格的企业或者依照本条例规定批准的其他单位。"违反此规定的，依照该条例第八十二条处罚。

五、生产企业涉及疫苗、蛋白同化制剂药品常见违法行为及法律责任

1. **骗取疫苗注册、批签发等批准证明文件**　提供虚假数据、资料、样品或者以其他手段骗取疫苗注册、批签发证明文件属禁止性行为，按《疫苗管理法》第八十一条规定处罚。

2. **编造生产、检验记录**　《疫苗管理法》第二十五条规定："采取信息化手段如实记录生产、检验过程中形成的所有数据。"编造疫苗生产、检验数据的，按《疫苗管理法》第八十一条规定处罚。

3. **委托生产疫苗未经批准**　《疫苗管理法》第二十二条规定："超出疫苗生产能力确需委托生产的，应当经国务院药品监督管理部门批准。"委托生产疫苗未经批准的，按《疫苗管理法》第八十一条规定处罚。

4. **应批准而未经批准变更疫苗生产工艺、生产场地、关键设备**　《疫苗管理法》第五十八条规定："生产工艺、生产场地、关键设备等发生变更的，应当进行评估、验证，按照国务院药品监督管理部门有关变更管理的规定备案或者报告；变更可能影响疫苗安全性、有效性和质量可控性的，应当经国务院药品监督管理部门批准。"应批准而未经批准变更疫苗生产工艺、生产场地、关键设备的，按《疫苗管理法》第八十一条规定处罚。

5. **应核准而未经核准更新疫苗说明书、标签**　《疫苗管理法》第五十九条规定："应当根据疫苗上市后研究、预防接种异常反应等情况持续更新说明书、标签，并按照规定申请核准或者备案。"更新疫苗说明书、标签按照规定应当经核准而未经核准的，按《疫苗管理法》第八十一条规定处罚。

6. **疫苗生产违反相关药品质量管理规范**　疫苗生产应遵守相关药品质量管理规范，违反相关药品质量管理规范生产疫苗的，按《疫苗管理法》第八十二条规定处罚。

7. **未按照规定建立疫苗电子追溯系统**　《疫苗管理法》第十条规定："应当建立疫苗电子追溯系统，与全国疫苗电子追溯协同平台相衔接，实现生产、流通和预防接种全过程最小包装单位疫苗可追溯、可核查。"未按规定建立疫苗电子追溯系统的，按《疫苗管理法》第八十三条规定处罚。

8. **关键岗位人员不符合规定条件或者未按规定对其进行培训、考核**　《疫苗管理法》

第二十三条规定："疫苗上市许可持有人的法定代表人、主要负责人应当具有良好的信用记录，生产管理负责人、质量管理负责人、质量受权人等关键岗位人员应当具有相关专业背景和从业经历。疫苗上市许可持有人应当加强对前款规定人员的培训和考核，及时将其任职和变更情况向省、自治区、直辖市人民政府药品监督管理部门报告。"疫苗企业（单位）的法定代表人、主要负责人和生产管理负责人、质量管理负责人、质量受权人等关键岗位人员不符合规定条件或者未按规定对其培训考核的，按《疫苗管理法》第八十三条规定处罚。

9. **擅自生产或未按规定渠道供应蛋白同化制剂、肽类激素**　《反兴奋剂条例》规定，生产蛋白同化制剂、肽类激素的企业应当依照《药品管理法》的规定取得《药品生产许可证》、药品批准文号，并只能向医疗机构及规定的药品批发企业和其他同类生产企业供应蛋白同化制剂、肽类激素。擅自生产或未按规定渠道供应蛋白同化制剂、肽类激素的，按《反兴奋剂条例》第三十八条处罚。

六、其他几种常见违法行为及法律责任

1. **违反药品生产质量管理规范生产药品**　《药品管理法》第四十三条规定："从事药品生产活动，应当遵守药品生产质量管理规范。"违反药品生产质量管理规范的相关规定生产药品的，按《药品管理法》第一百二十六条规定处罚。

2. **药品生产企业从不具有经营资格的企业购进药品**　《药品管理法》第五十五条规定："药品上市许可持有人、药品生产企业、药品经营企业和医疗机构应当从药品上市许可持有人或者具有药品生产、经营资格的企业购进药品；但是购进未实施审批准管理的中药材除外。"违反规定从不具有药品经营资格的企业或其他不法渠道购进药品的，按《药品管理法》第一百二十九条规定处罚。

3. **药品不按规定标识**　《药品管理法》第四十九条规定："药品包装应当按照规定印有或者贴有标签并附有说明书。"《药品说明书和标签管理办法》等对药品包装标识均作出了明确规定，专门规定了中药材、中药饮片、医疗机构配制制剂的最小外包装的有关标识，对一些特殊药品如麻醉药品、精神药品、医疗用毒性药品、放射性药品、外用药品和非处方药的标签还专门规定标志。生产药品不按规定标识的，按《药品管理法》第一百二十八条规定处罚。

4. **未取得药品批准证明文件生产药品**　《药品管理法》第九十八条规定："禁止未取得药品批准证明文件生产、进口药品。"违法此条规定未取得药品批准证明文件生产药品的，按《药品管理法》第一百二十四条规定处罚。

5. **使用采取欺骗手段取得的药品批准证明文件生产药品**　药品批准证明文件应依法取得，使用采取欺骗手段取得的药品批准证明文件生产药品的，按《药品管理法》第一百二十四条规定处罚。

6. **使用未经审评审批的原料药生产药品**　《药品管理法》第二十五条规定："国务院药品监督管理部门在审批药品时，对化学原料药一并审评审批。"第九十八条规定："禁止使用未按照规定审评、审批的原料药、包装材料和容器生产药品。"使用未经审评审批的原料药生产药品的，按《药品管理法》第一百二十四条规定处罚。

7. **使用未经审评的直接接触药品的包装材料或者容器生产药品** 《药品管理法》第二十五条规定："国务院药品监督管理部门在审批药品时，对相关辅料、直接接触药品的包装材料和容器一并审评审批。"第九十八条规定："禁止使用未按照规定审评、审批的原料药、包装材料和容器生产药品。"使用未经审评的直接接触药品的包装材料或者容器生产药品的，按《药品管理法》第一百二十四条规定处罚。

8. **未经批准在药品生产过程中进行重大变更** 《药品管理法》第七十九条规定："对药品生产过程中的变更，按照其对药品安全性、有效性和质量可控性的风险和产生影响的程度，实行分类管理，属于重大变更的，应当经国务院药品监督管理部门批准。"未经批准在药品生产过程中进行重大变更的，按《药品管理法》第一百二十四条规定处罚。

9. **编造生产、检验记录** 《药品管理法》第四十四条规定："生产、检验记录应当完整准确，不得编造。"编造生产、检验记录的，按《药品管理法》第一百二十四条规定处罚。

第二节　药品生产环节案件查办步骤

? 问题

　　药品生产环节违法案件的查处具有专业性强、手段隐蔽等特点，对办案人员的专业素养要求更高。如何才能发现药品生产环节的违法行为呢？

药品生产领域涉及研发、采购、仓储、各类生产操作、检验、销售、发运、售后、上市后监测评价等诸多环节，专业技术性强。办理药品生产领域案件必须认真分析案件线索，充分掌握涉嫌违法企业的基本情况，事先查阅与案件相关的专业技术知识，制订详细的案件调查计划，安排好调查步骤，做好相关的案件调查的准备。

一、分析案件线索，找准调查方向

（一）案件线索的来源

药品生产环节违法案件线索一般有以下几方面来源。

（1）通过对生产企业开展的日常监督检查、飞行检查、审核审批现场检查发现的线索。

（2）通过药品监督管理部门接到的投诉举报。

（3）上级机关交办的或下级单位报请查办的线索。

（4）通过药品评价性抽验、日常监督抽验发现的线索。

（5）通过监测到的药品不良反应事件发现的线索。

（6）其他部门移送或者其他方式、途径披露出的线索。

（二）案件线索的研判

通过对线索的分析研究，初步对违法行为的性质作出判断，确定案件调查的方向和重点调查内容。

1. 涉及使用的主要原辅料、包装材料等存在问题的线索　主要包括药品生产未按处方规定投料涉嫌生产假劣药的、使用无证生产或无药品批准证明文件的原辅料包装材料生产的、使用不合格的原辅料包装材料生产的等情形，此类线索重点应做如下调查：① 相关原辅料包装材料的购进情况，购进票据、供货单位资质证明材料、批准证明文件、财务支付凭证及账目；② 相关原辅料包装材料库房及可能存放相关物品的场所、库存台账、物料领用记录；③ 对一段生产期间具体品种的批生产记录、批检验记录、产品留样记录等相关记录和实际情况进行认证查验核对，各种记录、账目、实际在库库存等是否互相符合；④ 对供货单位做进一步跟进调查核查，弄清从供货单位提取相关证明材料与涉案生产企业提供的材料是否相互符合；⑤ 相关人员的问询调查，如采购人员、质量负责人、检验人员、库房管理人员、财务人员、生产人员等。

2. 涉及许可（备案）事项的线索　此类线索重点应做如下调查：①单位资质证明文件及产品批准证明文件，包括委托及受托单位；② 相关产品的批生产记录、批检验记录、出入库记录、留样记录、销售记录、销售发票、资金往来账目及凭证；③ 合同、协议、授权证明文件；④ 原辅料包装材料等的供应、采购、出入库记录、库存台账等相关资料；⑤ 涉及境外制药厂商的有关外事部门的证明文件；⑥ 涉及出口产品的产品出口报关单据等材料；⑦ 相关人员的问询调查，如供销业务员、质量负责人、检验人员、库房管理人员、财务人员、生产人员等。

3. 涉及证照出租出借、采取伪造欺骗，或提供虚假材料获取证照及证明文件类违法行为的线索　此类线索重点应做如下调查：① 查证企业资质证明文件、产品批准证明文件、许可（备案）的证明文件等，核实相关证明文件及许可范围的真实性；② 核查是否有其他单位、组织等非企业人员参与该生产企业的生产经营活动，并存在资金往来；③ 核实相关产品的原辅材料包装材料的采购供应情况；④ 核实相关产品的销售是否与该企业其他产品的销售存在较大差异；⑤ 核查批生产记录、批检验记录、库存记录、销售记录、财务账目等；⑥相关人员的问询调查，如企业负责人、质量负责人、生产负责人、财务人员、销售人员、库房管理人员、生产人员等。

4. 涉及生产企业未按GMP规定实施的线索　此类线索可能涉及诸如厂房设施、生产设备、处方工艺、抽样检验、人员培训、产品储运、产品销售、售后服务等药品生产的方方面面，此类线索重点应做如下调查：① 检查核实线索涉及违反GMP规定的有关事实，如现场情况、标牌标识、仓库温湿度、相关记录等；② 检查核实该生产企业GMP有关文件规定，企业相关规定是否符合GMP要求，企业是否执行了相关文件规定；③相关人员的问询调查。

二、做好调查前的准备

1. 充分了解涉嫌违法生产单位信息　要了解涉嫌违法主体的许可范围、产品情况、认证情况、既往违法违规情况、证照有效期限、法定代表人、主要负责人、质量受权人、地址、联系方式等基础信息，还要根据具体涉嫌违法线索分析研判，利用药品监督管理数据库和辖区药品监督管理系统各部门单位存档的企业上报材料，尽可能多地了解企业诸如厂区总体布局、产品处方工艺等有关情况。比如：举报某生产企业擅自将水提醇沉中药提取工艺改为直接水提过滤，根据此举报在了解企业情况时就要了解企业哪些品种采用水提醇沉工艺、在哪个车间生产、车间仓库具体位置、使用哪些设备、乙醇储存地点、乙醇回收装置等相关情况。这样在做调查时就能直奔重点关键部位。

2. 多了解主要相关人员的情况　对相关人员做好充分的了解对后续问询调查十分重要，对相关人员的年龄、性别、籍贯、学历、工作经历、爱好、性格特点、特长等了解后，可以事先分析相关人员的特点、心理特点，找到谈话切入点，利于做好问询调查。

3. 提前查阅相关资料　案件涉及的相关专业技术知识、质量规范、法律法规等要提前查阅，了解掌握相关内容，提前做好"功课"。

4. 做好必要的物质准备　执法车辆、执法证件、调查取证装备（执法记录仪、相机、录音笔、电子存储设备等）、笔记本电脑、便携式打印机、执法文书等。如果可能涉及特殊取样（如无菌），要提前准备合适的工具及容器。

三、生产环节违法案件调查

案件调查，主要包括现场检查和现场问询调查：现场检查主要以弄清客观情况掌握客观证据为主；现场问询调查主要是针对相关人员进行，主要收集违法相对人和相关人员回忆、反映的情况等主观证据。案件调查一般把握"先客观后主观"的顺序进行，尽最大可能在第一时间掌握尽可能多的证据和情况，以免证据被人为篡改、破坏甚至灭失。

1. 做好案件现场检查　药品生产企业现场检查主要涉及的环节有：采购环节、仓储及运输环节、生产加工环节、检验检测环节、质量管理控制环节、销售及售后环节等，根据案件情况不同可能涉及的相关环节不同。

（1）仓储环节的现场检查　需查看原料、辅料、包装材料、中间产品、半成品及成品的在库情况，重点应检查可能涉及案件产品的相关物料和产品的情况，尤其对涉嫌偷工减料或非法添加其他物质的，对库存物料的检查更要细致入微，有时还要对仓库以外的嫌疑地点进行检查。如举报某企业购进无药品批准证明文件的原料生产药品，检查时就要重点查看该原料的详细情况，包括存在哪个仓库、什么位置、使用的什么包装、包装上的标示、入库出库记录信息，还要进一步查看购进该原料的相关手续，使用该原料生产产品情况等。

（2）车间生产环节的现场检查　需查看原料、辅料及包装材料领用情况，生产原始记录、设备运行记录、清场记录、设备及设施维护保养记录、物料中转交接记录等，车间物料间在库物料情况，批生产记录中物料平衡情况等，要根据违法生产线索确定需重点查看的部位。如举报某企业擅自改变生产工艺减少了某生产步骤，检查时就要重点查看相关生产步骤的生产状况和各种记录，尤其要关注相关设施设备使用情况和使用、维护、清洗等记录。

（3）质量检验情况的现场检查　需查看原辅料（包装材料）、半成品（中间体）及成品检验记录、设施设备使用记录、仪器使用记录、标准品（对照品）使用记录等，必要时要对关键节点的取样记录、仪器的原始图谱等重点查看。如举报某企业检验某项目需要使用实验动物，由于有一段时间实验动物供应紧张价格上涨，该企业擅自改用生化方法检验代替实验动物方法检验，并且编写使用实验动物的检验记录。检查人员就要重点对实验动物的购买、喂养、使用、处理等认真检查，锁定其违法证据。

2. 做好案件现场询问调查　现场询问调查主要是执法人员与相对人面对面进行的语言交流为主的活动，应注意语言及外在形象。执法人员要身着执法服装、配全执法装备，举止得体、行为有矩；语言要规范、严肃、文明，有分寸、有实质内容，避免语言粗俗、词不达意、颠三倒四、废话连篇，切忌出现语言冲突，弄成僵局，更不可说出违反法律原则的"雷语"。多名相对人需要进行询问谈话时，谈话顺序一般"先女后男""先一线具体工作人员后各层级管理人员"，女性工作人员及基层一线人员相对男性员工及高层管理人员更容易直接说出现场实际情况。

第三节　药品生产环节违法行为查办技巧

 案例

2015年5月，某药品监督管理部门在对辖区内一药品生产企业检查发现，该公司从2014年10月开始擅自改变工艺使用未经批准的"水提法"提取银杏叶提取物，并投入生产成药制剂银杏叶片，涉嫌生产假药。该公司认为，监管部门认定的银杏叶片为"假药"所依据的标准是2015年8月国家食品药品监督管理总局发布的《药品检验补充检验方法和检验项目批准件》，而该药业公司涉案药品的生产行为发生在此之前，按照当时的《中国药典》对应的标准检验，该行为不属于"未按药品标准规定投料生产"，银杏叶片按照当时有关药品的法律法规来检验是合法合规的。该药品补充检验方法能否"溯及既往"？

生产环节许多违法行为涉及证照、批准证明文件、票据凭证等，此类检查的技巧有关章节已专门论述，本章节不再详述。

一、正在进行的违法生产过程现场检查技巧

药品生产环节多、过程长的特点，会时常碰到执法人员现场检查时，涉嫌违法的生产过程正在进行中，基于违法行为证据会随着生产过程的继续而改变或灭失，此种情况下要首先对正在进行的生产过程进行检查并固定证据，然后再对非动态的生产过程、物料、记录等进行检查。在对正在进行的生产过程检查时要利用执法记录仪、照相机、摄像机等电子影像取证设备，对生产过程和现场情况做影像记录，要记录生产现场厂房车间设施（位置、名称、编号等）、车间相关功能间（名称、生产状态标识、生产品种标识、房间压差表显示数值、温湿度显示数值、空调净化送风情况等）、相关生产设备（名称、运行状态、清洁标识、产品或物料信息等）、正在进行的生产过程的动态过程，以及涉及的操作人员、物料存放情况（名称、标识、产品或中间品信息等）、各生产岗位的各种记录。动态生产过程的影像记录完成后，再对生产过程中的有关记录、物料、设备等

进一步检查，需要固定证据的可以采取查封扣押或先行登记保存，然后尽快对相关岗位操作人员和其他责任人进行询问调查。对于某些违法行为，比如擅自改变原料药品合成生产工艺减少合成步骤的行为，检查动态生产过程更直接、高效，并能取得违法生产的直接证据。

二、使用违法原料药生产药品违法行为检查技巧

1. 药品生产企业使用从非法渠道购进的原料药用于药品生产　药品购销过程中供货方会提供证照、发票、销售凭证等材料，检查此类违法行为重点要详细查证药品生产许可证、药品经营许可证、药品注册批件、销售凭证、销售发票、汇款凭证等，要利用网络从相关政府部门网站查询相关证照批准文件信息，与企业提供的相关材料记载内容进行对比，以发现存在的问题。

2. 药品生产企业使用未经审评审批的原料用于药品生产　此类违法行为的检查首先也应以查证药品生产许可证、药品经营许可证、药品注册批件、销售凭证、销售发票、汇款凭证等为主。目前涉及此类违法行为的交易往往会通过经营单位的一两次交易，将本属于违法的交易"由黑洗白"，但从药品生产企业提供的相关材料难以发现存在的违法事实。例如，药品执法人员在查办举报某生产企业使用出口原料生产药品的线索时，核查了该企业与上游A药品批发供应商的所有相关手续，未发现问题，执法人员进一步向上核查向A药品批发企业供货的B药品批发企业，并继续向上核查了向B药品批发企业供货的C药品生产企业，发现C药品生产企业向B药品批发企业供应的是按英国标准生产的供出口的原料，经深入调查发现B药品批发企业对该批出口原料的桶签等擅自进行了更换，更换为标有国内药品批准文号等内容的桶签，并提供了与桶签标识同批次的《中国药典》标准检验报告等。从这一案例提示执法人员，在调查此类违法线索时需要对交易线索进行向上一层甚至几层的进一步调查。

3. 合法购买少量原料应付检查，实际使用非法原料生产药品　一些药品生产企业为了应付监管部门的检查，采取从合法渠道购买少量合法原料，少部分使用合法原料应付检查，实际使用大量从非法渠道购进的问题原料用于药品生产，违法手法隐蔽，危害极大。执法人员在检查涉及问题原料生产药品线索时，除针对每批次的批生产记录中物料平衡进行核对外，特别应对一定时间段相关物料总体使用情况进行认真核查，要按每批用量计算出一个时间段某原料的总体用量，与企业提供的从合法渠道购进的原料药数量、库存数量、出入库记录、原料检验记录等信息的符合性、一致性、合理性进行分析，找出违法事实证据。

三、擅自改变处方投料或影响药品质量的生产工艺生产药品违法行为检查技巧

1. 擅自改变处方　将价格比较高的原料不投或少投，或使用廉价替代品投料，在中成药生产中尤其容易发生此种情况。执法人员要首先检查企业购进原料供货方提供的药品生产许可证、药品经营许可证、药品注册批件、销售凭证、销售发票、汇款凭证等，从中发现购销中的问题；其次，除针对每批次的批生产记录中物料平衡进行核对外，特

别应对一定时间段相关物料总体使用情况进行认真核查，要按每批用量计算出一个时间段某原料的总体用量，与购进的原料的数量、领用情况比对，发现存在的少投料、不投料的问题；最后，要充分利用好检验检测机构的技术优势，通过补充检验方法对不投料、少投料、廉价替代品投料的产品进行技术检验，获得检验数据的铁证，让违法企业对违法行为不能抵赖。

2. **中药提取物替代中药材、中药饮片生产药品**　药品监督管理的相关法律法规对中药提取物的使用有严格规定，擅自使用中药提取物替代中药材、中药饮片生产药品的行为属于改变影响药品质量的生产工艺生产的违法行为。检查此类违法行为：①要针对中药提取物的采购、储存、使用进行检查，要重点对可能存有提取物的库房或其他可能存放的场所进行检查，发现物证并固定证据。要检查可能与中药提取物采购有关的采购票据、资金往来凭证等，要检查涉及产品的物料储存和领用记录，要对检验台账进行检查，从中发现检验中药提取物的相关信息。②要针对中药提取物替代的中药材、中药饮片的进货、储存、领用等情况进行检查，尤其要注意是否存在编造中药材、中药饮片的进货、储存、领用等票据、凭证、记录的情况，必要时要对购进相关品种中药材、中药饮片的上游供货单位进行核查。③要对一定时间段相关中药材、中药饮片总体使用情况进行认真核查，与购进的相关中药材、中药饮片的数量、领用情况比对，发现问题固定证据。④对相关物流信息进行核查，中药提取物相对于替代的中药材、中药饮片其体积、重量均存在很大差异，如果替代中药材、中药饮片的中药提取物是通过物流企业运送的，那么通过对物流信息中物品的包装、数量、重量、运费等的查证，间接取得相关佐证。

3. **擅自改变灭菌工艺**　药品灭菌工艺的改变可能影响药品质量安全，安徽某企业"欣弗事件"就是因为生产企业擅自改变灭菌工艺引起的药品质量安全事故。在中药制剂生产中有的生产企业擅自将灭菌工艺从湿热灭菌或其他方式改为 ^{60}Co 辐射灭菌，此类违法行为的检查首先要针对生产企业灭菌工艺规程、批生产记录、灭菌过程记录入手，还要对为该企业提供 ^{60}Co 辐射灭菌服务的单位或机构进行核查，核查 ^{60}Co 辐射灭菌具体时间、品种、批号、规格、数量、灭菌参数、缴费等情况。对于改变灭菌参数条件的，要对灭菌工艺规程、灭菌工艺过程记录（包括时间、温度等）、批生产记录、灭菌设备的使用记录等进行检查，发现改变灭菌参数条件的固定证据。

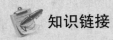 **知识链接**

^{60}Co 辐射中药灭菌剂量

1997年原卫生部发布过《^{60}Co 辐射中药灭菌剂量标准》（卫药发〔1997〕第38号），规定了允许辐照灭菌的药材198种、允许低剂量辐照的药材5种、不允许辐照灭菌的药材2种及允许辐照灭菌的中成药38种。中药材、中药饮片、中药粉末半成品及中成药 ^{60}Co 辐射灭菌必须按照标准进行，未列入的品种不能随意采取 ^{60}Co 辐射灭菌工艺方法。龙胆、秦艽药材、饮片、药粉及含有龙胆、秦艽的半成品原粉不得辐照灭菌。

4. 减少合成工艺步骤生产药品原料　在化学原料药生产中存在不按批准的生产工艺，擅自减少生产工艺步骤的违法行为，对此类违法行为执法人员要首先现场检查生产所涉及的生产场所和设施设备，存在此类违法行为的生产企业，有的生产场所和生产设施设备已不能使用或长期未使用，查看生产场所和相关设备是否处于正常生产运行状态，检查相关设备的使用、维护、保养等记录，发现涉及产品生产过程未使用相关生产场所和设施设备的固定相关证据；其次，要核查生产使用的物料，改变合成生产工艺、减少合成工艺步骤其使用的物料与原批准工艺使用的物料不同，通过对相关物料的核查，发现违法改变工艺的线索和存在的事实，固定相关证据。

 知识链接

国家食品药品监督管理总局关于对违法生产销售银杏叶提取物及制剂行为处罚意见的公告（2015年第219号）（摘录）

（一）按照槐角苷检查项补充检验方法（批准件编号：2015007）检验，检出槐角苷阳性的银杏叶提取物及制剂，定性为假药。

（二）按照游离槲皮素、山柰素、异鼠李素检查项补充检验方法（批准件编号：2015001—2015006）检验，游离槲皮素、山柰素、异鼠李素检查项不符合规定的银杏叶提取物及制剂，按劣药论处。

四、药品检验相关违法行为检查技巧

药品必须经检验合格才能销售出厂，中药饮片生产企业尤其容易发生应检验未检验的情况，药品研发过程易出现检验数据造假及检验数据无法溯源的情况。此类违法行为要重点检查批检验记录、检验报告、取样记录、仪器设备使用记录、环境记录、各种仪器图谱、标准品（对照品、菌种、对照药材、实验动物、试剂盒）等重要物料的采购使用等记录。

1. 批检验记录的检查　药品生产质量管理规范对药品生产过程中物料和不同生产阶段产品的检验有明确要求，检验记录至少应包括以下内容：产品或物料名称、剂型、规格、批号或供货批号，依据的质量标准或检验操作规程，检验使用的仪器或设备的型号和编号，检验所用的试液和培养基的配制批号、对照品或标准品的来源和批号，检验所用动物的相关信息，检验过程、对照品溶液的配制、各项具体的检验操作、必要的环境温湿度，检验观察到的情况，计算和图谱或曲线图，检验日期，检验人员签名和日期、计算、复核人员签名及日期。通过对批检验记录检查初步掌握相关检验的基本情况。通过查看批检验记录初步了解检验过程中使用了哪些仪器设备（如天平、紫外、液相、气相、薄层扫描、溶出度仪等），以及这些仪器设备的使用情况（使用时间、检测项目、仪器间环境记录等），以便有目的、有重点地进一步检查相关仪器设备使用等情况与批检验记录的一致性，从中发现检验不真实的问题；查看批检验记录中涉及的紫外、液相、气相等仪器图谱，看是否对图谱进行了"PS"等修改，进一步与仪器设备工作站中图谱信息比对，查看真实图谱信息，发现伪造检验相关记录的证据；查看批检验记录中不同姓名的检验人员的书写记录笔迹雷同的情况，发现编造检验记录的问题；查看使用特殊物料（如标准品、对照品、菌种等）的检验项目的情况，进一步核查特殊物料采购使用情况，从中发现应检验未检验的问题；查看批检验记录中涉及使用关键设备器具（如无菌培养箱、培养皿等）检验项目情况，就能有针对性地核查相关设备器具实际使用情况与批检验记录的一致性，从中发现检验中存在的问题；检查需要一定时间段才可出结果的检验项目，比如"无菌"检查一般需要十四天以上才能出结果，如果从批检验记录发现十天就出了结果，初步就能判断此项检验存在问题。

2. **仪器使用记录的检查**　药品检验是药品质量控制的重要一环，检验使用的常用仪器有：天平、水分测定仪、溶出度测定仪、溶散（崩解）时限测定仪、电位滴定仪、黏度度计、生化分析仪、紫外光谱测定仪、红外光谱测定仪、原子吸收测定仪、液相色谱仪、气相色谱仪、薄层扫描仪等。《药品生产质量管理规范》对药品检验仪器使用有专门的要求，必须记录仪器的使用、维护、保养等信息，仪器使用记录至少应包括使用时间、检测物料名称、剂型、规格、检测项目、仪器状态等。仪器使用记录一般按时间先后顺序记录，在某一时间段如果没有使用仪器进行某项检测，通过伪造添加相关记录一般不易操作，即使添加了相关记录一般也会留下人为添加的痕迹。如果某物料的检验使用了几种不同仪器，应注意对该时间段同时使用的几种仪器的使用记录都要检查，因为同时对多部仪器的使用记录人为添加编造有关使用记录信息更难做到，即使勉强造假也会留下破绽。根据批检验记录中记载的仪器使用信息，对仪器的使用记录进行检查，如果在该时间段仪器使用记录中没有批检验记录记载的检验内容，或者在该时间段仪器处于故障维修状态等情况，该项检验可能根本就没发生。在检查仪器使用记录时，同时要注意检查同一时间节点仪器所处房间的温湿度环境记录信息，查看与批检验记录中相关信息是否一致。在检查仪器使用记录时要特别关注天平使用记录，天平虽然是比较普通的仪器设备，但由于其使用广泛，某一物料的检验可能有多个检验项目（比如含量测定、装量差异、重量差异、标准品称量、对照品称量、有关物质检查、灰分检查、干燥失重检查、炽灼残渣检查等）同时间段使用，在同一时间段对天平使用记录人为添加伪造多个检验项目的记录几乎是不可能的。

3. **仪器图谱的检查**　按照《药品生产质量管理规范》的要求，物料和不同生产阶段产品的检验记录中必须记录相关仪器图谱或曲线，在应检验未检验违法行为中，由于未进行相关检验，其检验记录中的相关图谱或曲线系人为造假。一些生产企业系在进行某项检验时，利用反复多次进（给）样检测，在仪器中存储图谱或曲线，利用这些图谱或曲线编造相关检验记录；更有甚者一些企业从其他企业或实验机构购买类似物料或产品检验的仪器图谱或曲线，编造检验记录。检查时要查看仪器设备的"工作站"，仪器设备的"工作站"存储有包括色谱图、图谱峰的数据、图谱采集时间、进样瓶号等重要原始数据，这些数据是不能随意修改的，能够修改的只是图谱文件名称、样品名称、所用序列、样品类别及级别。查看仪器"工作站"中相关时间节点是否存在批检验批记录中的图谱或曲线、图谱曲线关键信息是否一致，就能发现检验仪器图谱或曲线数据信息造假的事实。

4. 检验用关键消耗品的检查 药品检验使用的一些关键消耗品包括：试剂、试液、标准品、对照品、培养基、检定菌、实验用动物等，《药品生产质量管理规范》对这些重要消耗类物料均有特殊管理要求。这些物料须从可靠的供应商处采购，需要留存采购相关证据，试剂、试液、培养基、检定菌必须建立接收记录，试剂和已配制的培养基应当标注批号、配制日期和配制人员，检定菌应有保存、传代、销毁的记录，实验动物应有专门的喂养、管理记录，上述所有物料均应建立详细的使用记录。检查时要首先查看相关物料的购进情况，如果不能提供有效的证据购进了相关物料，涉及此物料的检验应存在问题。查看相关物料的配制、接种、传代等记录，如果不能提供相关记录或相关记录存在造假情况，涉及的检验项目应存在未检验或编造检验记录的问题。查看相关物料的使用记录，有时需要对批检验记录相对较长的一个时间段某种物料的使用总量进行查证，与实际购进数量等相关数据比较，可以发现企业少量购进某种物料以应付检查，编造购进、配制、使用等记录伪造检验数据。

5. 关键设备器具的检查 对检验涉及的一些必需专用设备和器具应重点核查，尤其是在企业连续大量生产期间，有些专用设备和器具不能满足正常检验需要，容易出现检验记录等造假现象。如细菌培养箱、无菌培养箱、培养皿，做相关检验时会延续使用一段时间，要详细核算进行相关检验需要使用培养箱、培养皿的最低数量和周期，再根据批检验记录计算出相应时间段总使用量，与企业实际配备的培养箱、培养皿数量比较，看是否能满足需要，如果实际配备数量根本不能满足相关检验需要，与批检验记录中记载的使用情况不符，就可能存在检验造假。

⏰ 思考题

1. 简述在药品监督管理工作中如何利用技术机构专业优势，发挥好监管合力。

2. 简述如何做好调查询问。

3. 结合具体案例，分析阐述如何在药品行政处罚中做好公开、公正、过罚相当、处罚与教育相结合。

4. 简述检查批检验记录应关注的重点。

第八章　药品流通环节违法案件查办技能

✎ 学习导航

1. 掌握药品流通环节主要违法行为及其法律责任；《药品说明书和标签管理规定》，并以此发现违法药品疑点；假冒药品的识别方法。

2. 熟悉药品经营使用环节现场检步骤和方法，资质证明材料和票据常见的问题，以及相关违法行为的处罚规定及相关案件稽查要点等。

3. 了解国家有关部门围绕药品经营和使用管理，制定的相关文件规定等。

药品流通环节是药品生产和消费者购买使用药品的纽带，是涉及面最广的药品监管内容之一。为保证经营和使用环节的药品质量，《药品管理法》和《疫苗管理法》以及相关行政法规、规章对药品销售和使用作出了明确的规定。药品经营企业及使用单位购进的药品来源广泛、品种繁多，如何开展药品流通环节的监督检查，及时发现并有效查处流通环节的问题药品和违法行为，是监管人员必备的基本技能。

第一节　药品流通环节监管概述

药品流通包括药品生产企业采购原料药或中药材、上市许可持有人自行销售其取得药品注册证书的药品、上市许可持有人委托药品经营企业销售药品、药品批发企业经营药品、药品零售企业经营药品、医疗机构等药品使用单位使用药品、疾病预防控制机构配送疫苗、药品进出口、中药材专业市场交易等。本章重点介绍药品流通中的药品经营环节和药品使用环节，包括药品上市许可持有人销售药品、药品经营企业（包括批发和零售）经营药品、医疗机构使用药品。

一、药品流通环节有关许可

1. **上市许可持有人销售药品**　《药品管理法》第三十四条规定："药品上市许可持有人可以自行销售其取得药品注册证书的药品，也可以委托药品经营企业销售。药品上市许可持有人从事药品零售活动的，应当取得药品经营许可证。药品上市许可持有人自行销售药品的，应当具备本法第五十二条规定的条件；委托销售的，应当委托符合条件的药品经营企业。药品上市许可持有人和受托经营企业应当签订委托协议，并严格履行协议约定的义务。"

2. **药品批发企业经营药品**　《药品管理法》第五十一条规定："从事药品批发活动，应当经所在地省、自治区、直辖市人民政府药品监督管理部门批准，取得药品经营许可证。"

3. **药品零售企业经营药品**　《药品管理法》第五十一条规定："从事药品零售活动，

应当经所在地县级以上地方人民政府药品监督管理部门批准，取得药品经营许可证。"《药品管理法实施条例》第十二条规定："开办药品零售企业，申办人应当向拟办企业所在地设区的市级药品监督管理机构或者省、自治区、直辖市人民政府药品监督管理部门直接设置的县级药品监督管理机构提出申请。"

4. **医疗机构等使用单位使用药品**　《药品管理法》并未规定医疗机构使用药品需要取得药品监督管理部门的许可。该法第六十九条规定："医疗机构应当配备依法经过资格认定的药师或者其他药学技术人员，负责本单位的药品管理、处方审核和调配、合理用药指导等工作。非药学技术人员不得直接从事药剂技术工作。"

二、药品经营质量管理规范有关问题

药品经营和使用环节是保证安全、有效、质量均一的药品到达消费者手中的重要阶段。该环节涉及的法律规范除《药品管理法》《疫苗管理法》《药品管理法实施条例》外，主要有《药品经营质量管理规范》《药品流通监督管理办法》《药品召回管理办法》《药品进口管理办法》以及《互联网药品信息服务管理办法》。

1992年3月18日，原国家医药管理局在原试行的《医药商品质量管理规范》的基础上进行修订，正式发布了《医药商品质量管理规范》（GSP），自1992年10月1日起实行。受原国家医药管理局推行GSP委员会的委托，中国医药商业协会于1993年6月组织编写了《医药商品质量管理规范实施指南》，拉开了医药行业实施GSP的序幕。2000年4月，原国家药品监管局发布《药品经营质量管理规范》。2000年11月，又发布了《药品经营质量管理规范实施细则》和《药品经营质量管理规范认证管理办法》。2015年5月18日，原国家食品药品监管总局审议通过了《药品经营质量管理规范》（第二次修订）。为进一步加强药品经营质量管理，保障药品安全，2016年6月30日，原国家食品药品监管总局审议通过《关于修改〈药品经营质量管理规范〉的决定》。本次修改主要涉及三个方面的内容：一是根据国务院办公厅《关于加快推进重要产品追溯体系建设的意见》，对药品流通环节中，药品经营企业如何执行药品追溯制度提出了操作性要求；二是根据《国务院关于修改〈疫苗流通和预防接种管理条例〉的决定》，将《药品经营质量管理规范》中关于疫苗经营企业的相关规定修改为疫苗配送企业的要求；三是根据《国务院办公厅关于加快推进"三证合一"登记制度改革的意见》，将首营企业需要查验的"营业执照复印件"进一步明确为"营业执照、税务登记、组织机构代码的证件复印件"。

新修订的《药品管理法》取消了GSP认证和证书，将其与药品经营许可整合为一项许可，但并不等于药品经营企业不再遵循该规范。《药品管理法》第五十三条明确规定："从事药品经营活动，应当遵守药品经营质量管理规范，建立健全药品经营质量管理体系，保证药品经营全过程持续符合法定要求。"

三、医疗机构药品使用质量管理有关问题

《药品管理法》并未提出医疗机构药品使用质量管理规范的概念，我国目前也未出台专门针对药品使用管理的行政法规或部门规章。此前，仅有原国家食品药品监督管理局于2011年10月11日印发的《医疗机构药品监督管理办法（试行）》（国食药监安〔2011〕

442号）作为主要管理依据。此次新修订的《药品管理法》对医疗机构使用药品增加了部分系列明确规定，主要包括第六十九条："医疗机构应当配备依法经过资格认定的药师或者其他药学技术人员，负责本单位的药品管理、处方审核和调配、合理用药指导等工作。非药学技术人员不得直接从事药剂技术工作。"第七十条："医疗机构购进药品，应当建立并执行进货检查验收制度，验明药品合格证明和其他标识；不符合规定要求的，不得购进和使用。"第七十一条："医疗机构应当有与所使用药品相适应的场所、设备、仓储设施和卫生环境，制定和执行药品保管制度，采取必要的冷藏、防冻、防潮、防虫、防鼠等措施，保证药品质量。"第七十二条："医疗机构应当坚持安全有效、经济合理的用药原则，遵循药品临床应用指导原则、临床诊疗指南和药品说明书等合理用药，对医师处方、用药医嘱的适宜性进行审核。医疗机构以外的其他药品使用单位，应当遵守本法有关医疗机构使用药品的规定。"第七十三条："依法经过资格认定的药师或者其他药学技术人员调配处方，应当进行核对，对处方所列药品不得擅自更改或者代用。对有配伍禁忌或者超剂量的处方，应当拒绝调配；必要时，经处方医师更正或者重新签字，方可调配。"

第二节　药品经营和使用环节常见违法行为及法律责任

❓ 问题

　　执法人员在对A医药公司进行检查时发现，该公司《药品经营许可证》中经营范围为中药材、中药饮片、中成药、化学原料药及其制剂、抗生素原料药及其制剂。其常温库房中存有人血白蛋白、干扰素、冻干人用狂犬病疫苗、麦角胺咖啡因片若干盒。经调查，冻干人用狂犬病疫苗系从B县疾控中心购入，其余三种药品均从C医药公司购入。请问，A医药公司经营上述药品的行为是否违法，分别违反了哪些规定，应当如何定性和处理？B县疾控中心销售冻干人用狂犬病疫苗的行为是否合法？

一、违反许可管理规定的常见违法行为及法律责任

《药品管理法》及其实施条例分别就《药品经营许可证》的取得和变更等作出了规定，并进一步明确规定，无《药品经营许可证》的，不得经营药品。违反药品经营许可管理规定的违法行为包括应当取得而未取得药品经营资格擅自从事药品经营活动，出租、出借经营许可证为他人无证经营提供便利条件，以及经营许可事项发生改变，应当办理变更手续而未进行变更的行为等。

（一）无证经营药品

1. 未取得《药品经营许可证》经营药品　根据《药品管理法》第三十四条、五十一条、六十条的规定，除药品上市许可持有人可以自行批发销售其取得药品注册证书的药品、城乡贸易市场可以出售中药材外，无药品经营许可证的，不得经营药品。否则，将

依据《药品管理法》第一百一十五条规定追究法律责任。

使用过期、失效的经营许可证，如许可证被撤销、吊销、注销后，继续经营药品的，均按照未取得《药品经营许可证》经营药品处理。

2. 疾病预防控制机构以外的单位或者个人向接种单位供应疫苗 《疫苗管理法》第三十五条规定："疾病预防控制机构以外的单位和个人不得向接种单位供应疫苗。"第八十一条规定："疾病预防控制机构以外的单位或者个人向接种单位供应疫苗的，由省级以上药品监督管理部门实施处罚，并依法追究法定代表人、主要负责人、直接负责的主管人员和关键岗位人员以及其他责任人员的法律责任。"

（二）伪造、变造、出租、出借、非法买卖《药品经营许可证》或者为他人以本企业的名义经营药品提供便利条件

《药品经营许可证》是企业从事药品经营活动的法定凭证，必须依法取得。"伪造"是指假冒药品监管部门名义，制造根本不存在的许可证的行为；"变造"是指对原本真实、合法的许可证采用涂改等手段，改变其真实内容的行为；"出租"是指一方将许可证出租给另一方，对方支付租金的行为；"出借"是指一方将许可证出借给另一方的行为；"非法买卖"是指在无法律规定允许转让许可证的前提下，一方将自己的许可证擅自转让给另一方，对方支付价金的行为。对于伪造、变造、出租、出借、非法买卖经营许可证的，应当依据《药品管理法》第一百二十二条的规定实施行政处罚；对于使用上述许可证经营药品的，按照未取得《药品经营许可证》经营药品论处。

（三）擅自变更药品经营许可事项

《药品经营许可证》应当载明企业名称、法定代表人或企业负责人姓名、经营方式、经营范围、注册地址、仓库地址、许可证号、流水号、发证机关、发证日期、有效期限等项目。《药品管理法实施条例》第十六条规定："药品经营企业变更《药品经营许可证》许可事项的，应当在许可事项发生变更30日前，向原发证机关申请《药品经营许可证》变更登记；未经批准，不得变更许可事项。"违反上述规定的，依照《药品管理法实施条例》第六十九条和《药品管理法》第一百一十五条的规定处罚。

 知识链接

禁止非医学需要的胎儿性别鉴定和选择性别人工终止妊娠的规定（节录）

第十四条第二款 药品生产、批发企业仅能将终止妊娠药品销售给药品批发企业或者获准施行终止妊娠手术的医疗卫生机构……

第二十一条 药品生产企业、批发企业将终止妊娠药品销售给未经批准实施人工终止妊娠的医疗卫生机构和个人，或者销售终止妊娠药品未查验购药者的资格证明、未按照规定做销售记录的，以及药品零售企业销售终止妊娠药品的，由县级以上食品药品监管部门按照《中华人民共和国药品管理法》的有关规定进行处理。

（四）药品经营企业分立、合并、改变经营方式、跨原管辖地迁移未重新办理许可证

药品经营企业分立、合并会导致经营主体发生改变，因此应当注销原许可证，重新办理经营许可。药品经营方式分为批发和零售，根据经营方式不同，应当分别向省级或者县级以上药品监管部门申请许可。药品监管实行属地管辖原则，企业办理药品经营许可证应依法向所在地药品监管部门申请。上述事项不属于经营许可变更事项，应当重新申请办理药品经营许可。否则，应当依据《药品管理法》第一百一十五条无证经营给予处罚。

"跨原管辖地迁移"与"注册地址变更"不同，"注册地址变更"是针对药品经营企业在审批机关管辖区域内改变许可证所载明的注册地址的改变；"跨原管辖地迁移"是指药品经营企业超出原审批机关的管辖区域经营药品，由于该地址改变会导致管辖权的转移，因此应当到新的注册地重新申请办理药品经营许可。

（五）骗取药品经营许可证或有关经营资质

1. **骗取《药品经营许可证》** 《药品管理法》第五十二条规定了开办药品经营企业应当具备的各项条件要求，这是保证经营环节药品质量的基本要求。如果不具备法定条件，提供虚假的证明、文件资料或者采取其他欺骗手段取得《药品经营许可证》从事药品经营，则无法保证所经营药品质量的安全、有效。对此违法行为，应当依据《药品管理法》第一百二十三条的规定处理。

2. **骗取麻醉药品和精神药品的经营、使用资格** 麻醉药品和精神药品属于特殊药品，经营或使用必须经过另行批准，提供虚假材料、隐瞒有关情况，或者采取其他欺骗手段取得麻醉药品和精神药品的经营、使用资格的，依据《麻醉药品和精神药品管理条例》第七十五条的规定处理。

二、违反药品经营使用管理规定的常见违法行为及法律责任

（一）销售、使用假劣药品

1. **药品经营企业销售假劣药品** 《药品管理法》第九十八条规定了假药、劣药的十一种情形，药品经营企业销售的药品属于该情形的，应按照《药品管理法》第一百一十六、一百一十七、一百一十八条规定处罚。同时，《药品管理法》第一百三十七条规定："有下列行为之一的，在本法规定的处罚幅度内从重处罚：（一）以麻醉药品、精神药品、医疗用毒性药品、放射性药品、药品类易制毒化学品冒充其他药品，或者以其他药品冒充上述药品；（二）生产、销售以孕产妇、儿童为主要使用对象的假药、劣药；（三）生产、销售的生物制品属于假药、劣药；（四）生产、销售假药、劣药，造成人身伤害后果；（五）生产、销售假药、劣药，经处理后再犯；拒绝、逃避监督检查，伪造、销毁、隐匿有关证据材料，或者擅自动用查封、扣押物品。"

2. **麻醉药品和精神药品定点批发企业和第二类精神药品零售企业销售假、劣麻醉药品和精神药品** 《麻醉药品和精神药品监督管理条例》第七十八条规定："由药品监督管

理部门取消其定点批发资格或者第二类精神药品零售资格，并依照药品管理法的有关规定予以处罚。"

3. **医疗机构使用假、劣药品**　《药品管理法》第一百一十九条规定："药品使用单位使用假药、劣药的，按照销售假药、零售劣药的规定处罚；情节严重的，法定代表人、主要负责人、直接负责的主管人员和其他责任人员有医疗卫生人员执业证书的，还应当吊销执业证书。"

销售假劣药品涉嫌构成刑事犯罪的，涉及《刑法》第一百四十一条销售假药罪、第一百四十二条销售劣药罪以及第一百四十条销售伪劣产品罪。同时，两高《关于办理危害药品安全刑事案件适用法律若干问题的解释》第七条规定："以提供给他人生产、销售药品为目的，违反国家规定，生产、销售不符合药用要求的非药品原料、辅料，情节严重的，依照刑法第二百二十五条的规定以非法经营罪定罪处罚。"

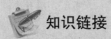

知识链接

生产销售假药罪的变化

《刑法修正案（八）》删除了《刑法》第一百四十一条生产销售假药罪中"足以严重危害人体健康"的前提条件，将假药犯罪由危险犯改为了行为犯，使得该罪的犯罪门槛大大降低，即只要有销售假药的行为，并且符合该罪的构成要件，就涉嫌构成刑事犯罪。

（二）知道或者应当知道属于假、劣药品而为其提供储存、运输等便利条件

该违法行为的构成在主观方面表现为故意，即知道或者应当知道其储存、运输的药品是假、劣药品。对该违法行为，应当依照《药品管理法》第一百二十条规定追究法律责任。

知识链接

最高人民法院、最高人民检察院
关于办理危害药品安全刑事案件适用法律若干问题的解释（节录）

法释〔2014〕14号

第八条　明知他人生产、销售假药、劣药，而有下列情形之一的，以共同犯罪论处：

（一）提供资金、贷款、账号、发票、证明、许可证件的；

（二）提供生产、经营场所、设备或者运输、储存、保管、邮寄、网络销售渠道等便利条件的；

（三）提供生产技术或者原料、辅料、包装材料、标签、说明书的；

（四）提供广告宣传等帮助行为的。

（三）销售、使用未经许可或检验的药品

1. **药品经营企业销售违法药品**　《药品管理法》第九十八条第四款规定："禁止未取得药品批准证明文件生产、进口药品；禁止使用未按照规定审评、审批的原料药、包装材料和容器生产药品。"根据《药品管理法》第一百二十四条第二款的规定，药品经营企业销售"未取得药品批准证明文件生产、进口的药品""采取欺骗手段取得的药品批准证明文件生产、进口的药品"以及"使用未经审评审批的原料药生产的药品"的，依照该条第一款实施处罚；违法情节严重的，对其法定代表人、主要负责人、直接负责的主管人员和其他责任人员，没收违法行为发生期间自本单位所获收入，并处所获收入百分之三十以上三倍以下的罚款，十年直至终身禁止从事药品生产经营活动，并可以由公安机关处五日以上十五日以下的拘留。药品经营企业销售"使用未经审评的直接接触药品的包装材料或者容器生产的药品"，依据第一百二十五条规定处罚；情节严重的，对其法定代表人、主要负责人、直接负责的主管人员和其他责任人员处二万元以上二十万元以下的罚款，十年直至终身禁止从事药品生产经营活动。

2. **医疗机构使用违法药品**　根据《药品管理法》第一百二十四条第二款规定，医疗机构使用"未取得药品批准证明文件生产、进口的药品""采取欺骗手段取得的药品批准证明文件生产、进口的药品"以及"使用未经审评审批的原料药生产的药品""应当检验而未经检验即销售药品""国务院药品监督管理部门禁止使用的药品"的，依照该条第一款实施处罚；违法情节严重的，对其法定代表人、主要负责人、直接负责的主管人员和其他责任人员，没收违法行为发生期间自本单位所获收入，并处所获收入百分之三十以上三倍以下的罚款，十年直至终身禁止从事药品生产经营活动，并可以由公安机关处五日以上十五日以下的拘留。

（四）未遵守药品经营质量管理规范

《药品经营质量管理规范》是针对药品在流通环节所有可能发生质量事故的风险因素，而制定的一整套药品经营管理的质量保证规范，目的是保证药品质量，防止质量事故发生。《药品管理法》第五十三条规定："从事药品经营活动，应当遵守药品经营质量管理规范，建立健全药品经营质量管理体系，保证药品经营全过程持续符合法定要求。"药品经营企业未遵守GSP的，依据《药品管理法》第一百二十六条规定追究法律责任。需要注意的是，这里的经营主体既包括药品经营企业，也包括上市许可持有人。

（五）从无药品生产经营资格的企业或单位购进药品

1. **从无药品生产经营资格的企业购进药品**　从合法渠道购进药品，是确保药品质量安全有效的重要前提。《药品管理法》第五十五条规定："药品上市许可持有人、药品生产企业、药品经营企业和医疗机构应当从药品上市许可持有人或者具有药品生产、经营资格的企业购进药品；但是，购进未实施审批管理的中药材除外。"违反上述规定购进药品的，依照《药品管理法》第一百二十九条处罚。

2. **药品经营企业购进或者销售医疗机构配制的制剂的**　《药品管理法》第七十六条第三款规定："医疗机构配制的制剂不得在市场上销售。"药品经营企业违反上述规定购

进或销售医疗机构配制的制剂的，依据《药品管理法》第一百二十九条处罚。

（六）医疗机构违法销售制剂或使用其他医疗机构配制的制剂

1. 医疗机构将其配制的制剂在市场上销售　《药品管理法》第七十六条第三款规定："医疗机构配制的制剂不得在市场上销售。"否则，依据《药品管理法》第一百三十三条规定处罚。

2. 医疗机构擅自使用其他医疗机构配制的制剂　《药品管理法》第五十五条规定："药品上市许可持有人、药品生产企业、药品经营企业和医疗机构应当从药品上市许可持有人或者具有药品生产、经营资格的企业购进药品；但是，购进未实施审批管理的中药材除外。"第七十六条第二款规定："医疗机构配制的制剂应当按照规定进行质量检验；合格的，凭医师处方在本单位使用。经国务院药品监督管理部门或者省、自治区、直辖市人民政府药品监督管理部门批准，医疗机构配制的制剂可以在指定的医疗机构之间调剂使用。"未经批准，医疗机构擅自使用其他医疗机构配制的制剂的，依照《药品管理法》第一百二十九条处罚。

（七）药品经营企业购销药品未按照规定进行记录

药品经营企业购销药品未按照规定进行记录，零售药品未正确说明用法、用量等事项，或者未按照规定调配处方的，按照《药品管理法》第一百三十条责令改正，给予警告；情节严重的，吊销药品经营许可证。

（八）不按规定报告疑似药品不良反应

《药品管理法》第八十一条规定："药品上市许可持有人、药品生产企业、药品经营企业和医疗机构应当经常考察本单位所生产、经营、使用的药品质量、疗效和不良反应。发现疑似不良反应的，应当及时向药品监督管理部门和卫生健康主管部门报告。"否则，应当依据《药品管理法》第一百三十四条规定予以处罚。

（九）不依法实施药品召回

1. 上市许可持有人不依法实施药品召回　《药品管理法》第八十二条规定："药品存在质量问题或者其他安全隐患的，药品上市许可持有人应当立即停止销售，告知相关药品经营企业和医疗机构停止销售和使用，召回已销售的药品。药品上市许可持有人依法应当召回药品而未召回的，省、自治区、直辖市人民政府药品监督管理部门应当责令其召回。"药品上市许可持有人在省、自治区、直辖市人民政府药品监督管理部门责令其召回后，拒不召回的，依据《药品管理法》第一百三十五条规定实施处罚。

2. 药品生产企业、药品经营企业和医疗机构拒不配合召回　《药品管理法》第八十二条规定："上市许可持有人实施药品召回，药品生产企业、药品经营企业和医疗机构应当配合。"否则，依据《药品管理法》第一百三十五条规定处十万元以上五十万元以下的罚款。

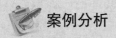 **案例分析**

　　案例：某医药公司与王某约定，在其经营场所提供柜台和票据，供王某销售药品注射用重组人干扰素α2b、人血白蛋白两种药品，王某定期向该公司支付管理费。经查，王某销售的药品系非法渠道购进，经进一步核查属假药，王某承认知道该上述情况。截止到案发，该药品已销售10.6万元。

　　分析：该医药公司在其经营场所内有偿提供柜台和票据，为王某非法经营药品提供便利条件的行为属于出租许可证行为，应依据《药品管理法》第一百二十二条："没收违法所得，并处违法所得一倍以上五倍以下的罚款；情节严重的，并处违法所得五倍以上十五倍以下的罚款，吊销药品生产许可证、药品经营许可证、医疗机构制剂许可证或者药品批准证明文件，对法定代表人、主要负责人、直接负责的主管人员和其他责任人员，处二万元以上二十万元以下的罚款，十年内禁止从事药品生产经营活动，并可以由公安机关处五日以上十五日以下的拘留；违法所得不足十万元的，按十万元计算。"王某不具备经营药品的资格，使用他人条件和资质销售药品的行为属于无证经营，由于其销售数额达到了十万元以上，根据两高《关于办理危害药品安全刑事案件适用法律若干问题的解释》第七条规定，已涉嫌构成非法经营罪；同时，由于其经营的药品系假药，且其系主观明知，根据《刑法》第一百四十一条规定，王某已涉嫌构成销售假药罪。因此，对王某的违法行为应当移送司法机关追究其刑事责任。该医药公司可能构成共同犯罪。

三、特殊管理药品流通环节常见违法行为及法律责任

　　为加强麻醉药品、精神药品等特殊药品的管理，保证其合法、安全、合理使用，防止流入非法渠道，国务院分别制定了《麻醉药品和精神药品管理条例》《易制毒化学品管理条例》《反兴奋剂条例》《医疗用毒性药品管理办法》等一系列行政法规，分别对特殊药品的研制、购买、生产、经营、使用作出了规定。流通、使用环节是麻醉、精神药品等流弊事件发生的主要环节，因此，相关法规对特殊药品的流通和使用都作出了非常严格的规定。违反规定经营和使用特殊药品的，应当承担相应的法律责任。

（一）违反规定销售麻醉药品、第一类精神药品及其原料药

　　国家对麻醉药品和精神药品实行定点经营制度，根据《麻醉药品和精神药品管理条例》第二十五、二十六条规定："全国性批发企业可以向区域性批发企业，或者经省级药品监督管理部门批准可以向取得麻醉药品和第一类精神药品使用资格的医疗机构以及依照规定批准的其他单位销售麻醉药品和第一类精神药品。区域性批发企业可以向本省区域内取得麻醉药品和第一类精神药品使用资格的医疗机构销售麻醉药品和第一类精神药品。"定点批发企业违反上述规定，向不具有经营、使用资质的单位销售麻醉药品、第一类精神药品及其原料药的，依据《麻醉药品和精神药品监督管理条例》第六十八条规定

实施处罚。

（二）违反规定储存、销售或者销毁第二类精神药品

《麻醉药品和精神药品监督管理条例》第三十二条规定："第二类精神药品零售企业应当凭执业医师出具的处方，按规定剂量销售第二类精神药品，并将处方保存2年备查；禁止超剂量或者无处方销售第二类精神药品；不得向未成年人销售第二类精神药品。"第四十九条规定："第二类精神药品经营企业应当在药品库房中设立独立的专库或者专柜储存第二类精神药品，并建立专用账册，实行专人管理。"第六十一条规定："麻醉药品和精神药品的生产、经营企业和使用单位对过期、损坏的精神药品应当登记造册，并向所在地县级药品监督管理部门申请销毁。"第二类精神药品零售企业违反上述规定的，依据《麻醉药品和精神药品管理条例》第七十条规定处罚。

（三）使用现金进行麻醉药品和精神药品交易

《麻醉药品和精神药品监督管理条例》第三十条第二款规定："禁止使用现金进行麻醉药品和精神药品交易，但是个人合法购买麻醉药品和精神药品的除外。"违反上述规定的，依据《麻醉药品和精神药品管理条例》第七十九条规定处罚。

（四）致使麻醉药品和精神药品流入非法渠道造成危害

麻醉药品和精神药品一旦流入非法渠道，极有可能造成特殊药品的滥用或引发毒品犯罪，因此，麻醉药品和精神药品经营企业、医疗机构应当按照规定经营、使用、储存和运输。《麻醉药品和精神药品监督管理条例》第八十二条规定："违反本条例的规定，致使麻醉药品和精神药品流入非法渠道造成危害，构成犯罪的，依法追究刑事责任；尚不构成犯罪的，由县级以上公安机关和药品监管部门追究法律责任。"

（五）未按规定购销药品类易制毒化学品

《药品类易制毒化学品管理办法》第二十三条规定："药品类易制毒化学品经营企业应当将药品类易制毒化学品原料药销售给本省区域内取得《购用证明》的单位。药品类易制毒化学品经营企业之间不得购销药品类易制毒化学品原料药。"第二十五条规定："麻醉药品区域性批发企业之间因医疗急需等特殊情况需要调剂药品类易制毒化学品单方制剂的，应当在调剂后2日内将调剂情况分别报所在地省级食品药品监督管理部门备案。"第二十九条规定："购用单位需要将药品类易制毒化学品退回原供货单位的，应当分别报其所在地和原供货单位所在地省级食品药品监督管理部门备案。原供货单位收到退货后，应当分别向其所在地和原购用单位所在地省级食品药品监督管理部门报告。"违反上述规定的，依据《药品类易制毒化学品管理办法》第四十三条规定处罚。

（六）药品经营企业擅自经营蛋白同化制剂、肽类激素

《反兴奋剂条例》第九条和第十四条规定："具备规定条件的药品批发企业，经省级食品药品监督管理部门批准，方可经营蛋白同化制剂、肽类激素，且只能向医疗机构、蛋白同化制剂、肽类激素的生产企业和其他同类批发企业供应蛋白同化制剂、肽类激

素。"第十条规定："除胰岛素外，药品零售企业不得经营蛋白同化制剂或者其他肽类激素。"违反上述规定的，应当依据《反兴奋剂条例》第三十八条规定追究法律责任。

第三节　药品经营使用监督检查技巧

 案例

　　小王带着新手小李来到了一家药店检查。小王从众多《药品经营许可证》中，挑出了南昌的某药品批发企业的《药品经营许可证》，该证证号为赣AA7980039，小王仔细查看后对小李说，这个《药品经营许可证》涉嫌是假证，小李一听疑惑了，明明这个企业的《药品经营许可证》与其他批发企业的证照几乎没什么区别，怎么说涉嫌是假证呢？

一、药品经营环节检查步骤

药品监管工作是一项细致且对专业知识要求较高的工作，针对不同的被检查单位应当有不同的检查重点以及检查步骤，这样有助于检查工作的有序开展，从而做到全面、有重点、有组织、有步骤，药品监督检查前必须要有准备，监督检查中必须有步骤、有条理，检查后必须有相应的处理。

（一）监督检查前的准备工作

在检查前应当为即将进行的检查进行必要的准备，包括了解待检查单位有关背景资料、制定药品监督检查方案、确定检查的重点和目的、检查时必须携带的材料等。

1. **了解待检查单位有关的背景资料**　检查前，应当参照以往对该经营企业检查所建立的档案，着重了解该经营企业的人员资料、药品经营范围、曾经受处罚的违法违规行为等基本情况，为顺畅地开展检查以及确定检查的重点提供必不可少的信息。

2. **确定检查的方式、步骤和重点内容**　确定监督检查的方式，首先查看企业的相关资质，重点关注其经营范围。然后从企业药品购进、贮存、养护、销售等环节进行检查。根据企业经营的范围确定重点检查的内容，如对中药饮片、注射剂、生物制品等药品进行重点检查。

3. **出发前带好检查中必需的物品**　检查前应当携带相关的法规文件，备好监督检查的执法文书、抽样记录和凭证；准备好照相机、具有无线卡的手提电脑等取证及查询工具；带好放大镜、紫外线灯、显微镜等辅助工具。

（二）监督检查中的实施工作

索取该经营企业的证照复印件，并要求企业提供两年来供货商的资料，包括《药品生产许可证》《药品经营许可证》《营业执照》复印件、企业法定代表人签字或者盖章的授权委托书复印件、销售人员的身份证复印件、所销售药品的批准证明文件复印件、《药品出厂检验报告书》复印件、进口药品的批准证明文件复印件、药品购进记录、药品购进凭证（如随货同行单、发票、使用台账、运货单、汇款凭证等资料）。

对检查中发现的违法违规行为进行取证，复印相关资料如购进凭证、购进记录、发票等相应材料。做好现场检查笔录、调查笔录等文书，对需要查封扣押的，予以查封扣押，对需要先行登记保存的证据，予以先行登记保存。

（三）监督检查后需要做的工作

在检查完成后，应当有步骤、有条理地完成以下几方面的工作：①对监督检查所发现的案件线索进行梳理；②符合立案条件的应当在规定期限内立案；③需补充检查的应当补充检查；④需补充证据材料的需要及时补充材料；⑤需要移送的及时移送。对检查中的经验进行及时总结，形成适合本地的检查方法，总结提高。

二、《药品生产许可证》检查技巧

对检查企业提供的《药品生产许可证》，主要查看企业名称、编号、分类码、生产范围、发证机关、有效期等内容。

（一）看企业名称

在药品经营中，供货方提供的证照为加盖本企业原印章的复印件，这一点被很多不法分子所利用，不法分子利用手中已有证照，将自行拟定的企业名称等内容打印在白纸上，并将其覆盖在已有证照上复印，即可得"新"的企业证照。检查时应当重点关注证件上企业名称、生产地址等内容，如发现证照复印件中企业名称栏目字体与证照中其他字体有区别，存在遮挡复印的印记，则应核实该证件的真伪。如某局在监督检查中发现唐某销售药品时提供的《药品生产许可证》上公司名称栏的字体与证上其他字体有细微差别，且该栏四周有细小的边框印迹，经协查，该公司并不存在，该证属假证。

（二）看编号

生产许可证编号格式为"省份简称+4位年号+4位顺序号"。如编号为京20100001表示北京市局在2010年许可的顺序号为0001的《药品生产许可证》。又如编号为赣20100111表示江西省局在2010年许可的顺序号为0111的《药品生产许可证》。如在监督检查中发现编号为赣21010125的《药品生产许可证》，从该证的编号来看，系2101年发证的，这一点与现实并不相符；又如在检查中发现有编号为冀20179863的《药品生产许可证》，其顺序号竟然为9863，这样大数位的流水号从目前生产企业的许可信息来看，可能性是很小的。

（三）看分类码

分类码是对许可证内生产范围进行统计归类的英文字母串。编码方法：大写字母用于归类产品类型（包括药品的类型和非药品的类型），其中药品的类型还需进一步以小写字母区分其原料药、制剂或提取物属性。

大写的字母代表产品类型代码：H表示化学药；Z表示中成药；S表示生物制品；T表

示按药品管理的体外诊断试剂；Y表示中药饮片；Q表示医用气体；F表示药用辅料；J表示空心胶囊；C表示特殊药品；X表示其他（如中药配方颗粒等）。小写的字母表示药品类型属性代码：a表示原料药；b表示制剂；e表示有国家标准的提取物。如某生产企业的许可证标明"分类码：HabZab"表示该企业的生产范围为"化学药：原料药、制剂；中成药：原料药及制剂"。如某《药品生产许可证》上标示"分类码：HabS"而生产范围栏却标明"中药饮片"，从分类码上看该企业的生产范围为化学药：原料药、制剂；生物制品。对比发现分类码与标明的生产范围不一致，该证涉嫌伪造，应当进行核实。

需要注意的是，新修订的《药品生产监督管理办法》于2020年7月1日实施后，分类码的编码方法将发生变化。大写字母用于归类药品上市许可持有人和产品类型，包括：A代表自行生产的药品上市许可持有人、B代表委托生产的药品上市许可持有人、C代表接受委托的药品生产企业、D代表原料药生产企业。小写字母用于区分制剂属性，包括：h代表化学药、z代表中成药、s代表生物制品、d代表按药品管理的体外诊断试剂、y代表中药饮片、q代表医用气体、t代表特殊药品、x代表其他。

（四）看生产范围

《药品生产许可证》的生产范围应按《中国药典》制剂通则及其他的药品国家标准填写，主要有：大容量注射剂、小容量注射剂、粉针剂、冻干粉针剂、片剂、硬胶囊剂、软胶囊剂、颗粒剂、散剂、丸剂（蜜丸、水蜜丸、水丸、浓缩丸、微丸、糊丸、蜡丸）、滴丸剂、干混悬剂、混悬剂、合剂、口服液、口服溶液剂、乳剂、糖浆剂、酒剂、酊剂、茶剂、露剂、搽剂、洗剂、栓剂、涂剂、软膏剂、乳膏剂、眼膏剂、凝胶剂、透皮贴剂、巴布膏剂、橡胶膏剂、膏药、锭剂、流浸膏剂、浸膏剂、煎膏剂（膏滋）、胶剂、膜剂、滴眼剂、滴耳剂、滴鼻剂、气雾剂、喷雾剂、鼻喷剂、甘油剂、海绵剂、进口药品分包装（注明剂型）。

其中青霉素类、头孢菌素类、激素类、抗肿瘤药、避孕药应同时在括弧内注明。一种剂型既有类别品种也有其他普通品种，应在类别前加"含"字；外用制剂应在制剂后加括弧注明外用，既有口服也有外用的制剂，应在制剂后括弧内注明含外用。例如：片剂（头孢菌素类、抗肿瘤类），小容量注射剂（含激素类）。如《药品生产许可证》上生产范围标明"片剂（含头孢菌素类）……"的药品生产企业，销售了本企业生产的青霉素类片剂，通过生产范围可以发现该企业并没有生产青霉素类片剂的资质。

另外，《药品流通监督管理办法》第九条规定："药品生产企业只能销售本企业生产的药品，不得销售本企业受委托生产的或者他人生产的药品。"生产企业只能销售自己生产的药品，除非办理了《药品经营许可证》，否则不能经营他厂生产的药品或接受委托生产的药品。通过《药品生产许可证》的生产范围可以确定药品生产企业经营的药品范围。

（五）看发证机关

发证机关为企业所在地省、自治区、直辖市人民政府药品监督管理部门。首先，发证机关应当与药品生产企业所地信息一致；其次，应当是省、自治区、直辖市人民政府药品监督管理部门。如在执法实践中，曾查获《药品生产许可证》载明的企业地址系江西某市，而许可的公章却为湖南省药品监督管理部门的印章。

（六）看有效期

《药品生产许可证》的有效期为五年，在证上如表现为发证日期 a 年 b 月 c 日，则"有效期至"表述为 $a+5$ 年 b 月 $c-1$ 日，特殊情况如2015年1月1日发证，有效期则至2019年12月31日。如某局在监督检查中发现张某在销售药品时，提供的某公司的《药品生产许可证》上发证日期为2010年8月9日，而标示的有效期至2019年8月8日，有效期竟长达9年，经过核实，该公司已于2015年6月被吊销了许可证，已无药品经营资格。

三、《药品经营许可证》检查技巧

检查《药品经营许可证》主要检查企业名称、编号、经营方式、经营范围、发证机关、有效期等内容。

（一）看企业名称

在药品经营中，提供的证照均为加盖企业原印章复印件，此时应当重点关注企业名称，如发现证照复印件中企业名称栏目字体与证照中其他字体有区别，或不符合相关规定，则应核实该证件的真伪。

（二）看编号

依据《药品经营许可证》编号要求：《药品经营许可证》证号统一由各省（区、市）的汉字简称加2位英文字母加3位设区市代号加4位流水证号组成。第1位为各省（区、市）的汉字简称；第2位为英文字母，用于区别批发、连锁、零售形式，A表示批发企业，B表示零售连锁企业，C表示零售连锁门店，D表示单体零售企业；第3位为英文字母，用于区别法人和非法人，A表示法人企业，B表示非法人企业；第4、5、6位为3个阿拉伯数字，为地（市、州）代码，用于区别企业所在地区（市、州），按照国内电话区号编写（区号为4位的去掉第一个0，区号为3位的全部保留）；第7、8、9、10位为4个阿拉伯数字，为发证机关自行编制的发放许可证流水号。例如：赣AA7910001，为江西南昌市某一法人批发企业。从全国《药品经营许可证》编号来看，药品批发企业均严格按照上述编号要求进行，但有部分省份药品零售企业却未按上述编号要求进行编制。如某供货商在销售药品时提供的《药品经营许可证》证号为赣BA7910026，经营方式栏标明为药品批发，证件编号显示这是一个连锁零售企业的证号，而不是一个批发企业的证号，正确的编号应当是"赣AA791×××"，所以该证涉嫌伪造，应当重点核实真伪。

（三）看经营方式

药品经营方式分为药品批发与药品零售。《药品管理法实施条例》第七十七条规定："药品批发企业，是指将购进的药品销售给药品生产企业、药品经营企业、医疗机构的药品经营企业。药品零售企业，是指将购进的药品直接销售给消费者的药品经营企业。"《药品流通监督管理办法》第十七条规定："未经药品监督管理部门审核同意，药品经营企业不得改变经营方式。药品经营企业应当按照《药品经营许可证》许可的经营范围经营药品。"如某药品零售企业将药品销售给诊所的行为，属于药品批发行为，应当办理药品批发相应的《药品经营许可证》。

（四）看经营范围

《药品经营许可证》的经营围有：麻醉药品、精神药品、医疗用毒性药品；生物制品；中药材、中药饮片、中成药、化学原料药及其制剂、抗生素原料药及其制剂、生化药品。从事药品零售的，应先核定经营类别，确定申办人经营处方药或非处方药、乙类非处方药的资格，并在经营范围中予以明确，再核定具体经营范围。医疗用毒性药品、麻醉药品、精神药品、放射性药品和预防性生物制品的核定按照国家特殊药品管理和预防性生物制品管理的有关规定执行。如某药店《药品经营许可证》经营范围显示该店的经营范围为"中成药、化学药制剂、抗生素、生化药品"，该药店正在经营人血白蛋白，该药店无生物制品经营范围却经营了生物制品人血白蛋白，属无证经营药品行为。向该药店销售人血白蛋白的企业违反了《药品流通监督管理办法》第十三条："药品生产、经营企业知道或者应当知道他人从事无证生产、经营药品行为的，不得为其提供药品。"可以依据《药品流通监督管理办法》第三十五条给予供货公司处罚。

（五）看发证机关

药品批发企业由企业所在地的省、自治区、直辖市药品监督管理部门发证；药品零售企业由企业所在地设区的市级药品监督管理机构或省、自治区、直辖市药品监督管理部门直接设置的县级药品监督管理机构发证。如在监督检查中发现某药品零售企业的《药品经营许可证》系省、自治区、直辖市药品监督管理部门发证，则应当核查证件的真伪。

（六）看有效期

《药品经营许可证》有效期为五年。如在执法中曾发现某《药品经营许可证》证发证时间为2010年，证上标示的有效期至2017年，有效期长达7年，与规定不符。供货商提供的材料均为复印件，这就为不法分子造假提供了便利。他们可以利用老证，遮挡住证上的部分信息进行复印就可以得到新证。

四、销售凭证检查技巧

《药品流通监督管理办法》第十一条规定："药品生产企业、药品批发企业销售药品时，应当开具标明供货单位名称、药品名称、生产厂商、批号、数量、价格等内容的销售凭证。药品零售企业销售药品时，应当开具标明药品名称、生产厂商、数量、价格、批号等内容的销售凭证。"

检查销售凭证时注意查看票号、抬头、开票时间、票据上开具的药品数量和批号等内容。

（一）看票号

这里指销售凭证即随货同行的票号，按相关要求均为电脑打印票据。电脑打印的票据的票号是由软件自动生成的流水号，目前大部分这种软件没有自由编辑票号的功能，那么我们就可以通过流水票号来确定票据开具的时间顺序，也可以根据票号的编辑规律来确定是不是公司的票据。检查这些票据时一是要注意票号与时间的关系，如果销售时间间隔较长，而票号却连续，则提示这些票据显示的药品购销系通过"走票"方式销售的，其销售的药品来源就值得调查了。如在执法实践中曾查获，张某以某公司名义向某医疗机构销售药品，而其销售药品时向该医疗机构提供的票据，竟出现了时间在后，而票号却比之前开具的票号小的情况。经过调查，张某销售的药品系个人用现金从某批发公司购入，加价后销售给该医疗机构，系个人行为。

（二）看抬头

检查中注意将票据与相关证照对应起来看。如有的不法分子以两家或两家以上业务员名义从事药品购销活动，而使用票据时，会存在票据与私刻公章混用的现象。此时就会出现票据抬头公司名称与提供的证照公司名称不符。如某局在检查中发现，江某向某药店销售药品时提供了一张票据，该票据抬头为甲公司而所加盖的公章为乙公司，而其提供给药店的证照为乙公司，经调查发现，江某同时以甲、乙两公司名义从事药品购销活动，其所用票据与所使用公章均为假冒。

（三）看开票时间

检查中将开票时间，经营或使用单位检查验收时间结合起来看。药品从公司发到终端客户需要运输时间，而不法分子从事无证经营时，常在药品购销所在地私设仓库，他们往往忽略时间因素，客户一下订单，他们马上就把药品送来了，所以就产生了发货时间与到货时间相同的情况。此时就会出现票据上发货的时间与药店、医疗机构到货时间相同。如某局在检查中发现，深圳某公司出具的票据与药店检查验收的时间为同一天，经调查确证，黄某以该公司名义与药店发生业务关系，实际上是在本市设立了地下仓库，药品全是从地下仓库调拨的，属个人行为。

另外，个别药品生产厂家质量意识淡漠，药品生产出来后未经检验就出厂销售，所以会出现生产时间与到货时间之间间隔少于检验时间等情形。如某市局在某经营公司检查发现，某厂生产的5%葡萄糖氯化钠注射液的生产日期是2016年2月19日，而发票上注明的到货时间是2016年2月22日。根据《中国药典》（2020年版）规定，大输液出厂前必须经过无菌检查，而无菌检查最少需要14天时间，该批产品从出厂到销售再到某经营公司只经过了4天时间，明显未经过无菌检查。

（四）看票据上开具的药品数量、批号

有些药品经营企业的业务员，在销售药品时存在过票或搭售的行为，就会产生药品实物与所开具的票据不符的情形。此时可能存在的情形有药品实物与票据上所开具的批号或数量不符。如某局在检查中发现某诊所购进的一批药品数量与票据开具的药品数量不符，超过票据数量较多，而该诊所不能提供多出的那部分药品购进票据，经调查确证，多出票的那些药品为该厂家业务员搭售的，属个人行为。

五、授权书检查技巧

《药品流通监督管理办法》第十条规定："药品生产企业、药品批发企业派出销售人员销售药品的，除本条前款规定的资料外，还应当提供加盖本企业原印章的授权书复印件。授权书原件应当载明授权销售的品种、地域、期限，注明销售人员的身份证号码，并加盖本企业原印章和企业法定代表人印章（或者签名）。销售人员应当出示授权书原件及本人身份证原件，供药品采购方核实。"法人委托授权书会明确授权销售的药品品种，销售地域以及授权时限，检查时要"三看"：看所销售的药品是否超出品种范围；看销售对象是否超出授权区域；看销售时间是否超出授权时限。

（一）看销售范围

有的不法分子在做某公司业务员时，在为公司做销售的同时，也以公司名义搭售药品，擅自扩大范围、区域；或不再是公司业务员时，仍以公司身份销售药品，超出授权时间。如某局在检查中发现，吴某向江西景德镇市某药店提供的深圳某公司的授权委托书上载明授权区域为东莞地区，而其凭该授权书在江西省景德镇地区开展药品购销活动，经进一步调查确定，吴某不是该公司的业务员。

（二）看编号

常见违法行为有不同时间开具的授权书，编号却连续。如某医药有限公司授权给其业务员李某的相隔半年的两张法人委托授权书上的编号是连续的。相隔半年开具的法人委托授权书编号是连续的，这种可能性并不大。如某医药有限公司是药品批发企业，拥有为数不少的业务员，在半年内未开具法人委托授权书给其他业务员，这一点值得注意，并需要进一步核实。

（三）看授权单位

检查发现，个别授权委托书还存在不具备资质的单位或组织出具的情况。如某医药有限公司业务员肖某提供的法人委托授权书上加盖的并不是公司公章，而是南昌分公司章，分公司是总公司（公司）管辖下的分支机构，没有独立的法人资格，不能独立享受相关权利和承担相关义务，必须在总公司的授权下分公司才能签订法人授权委托书，否则主体不合法，委托代理行为无效。

六、汇款凭证检查技巧

汇款凭证反映的是货款的最终去向，通过对汇款凭证的检查可以发现药品销售人员是否有违法违规行为。

常见的违法情形有：首先，货款以现金方式支付或汇入私人账户。无证经营的最终目的还是为了获取利益，是个人私自做的业务，货款最终流向只能是个人，所以就会产生现金支付或汇入私人账户情形。如某局发现某医疗机构长期与某中药饮片厂的业务员胡某有业务关系，但有几张汇款凭证显示货款均汇入了胡某账户而不是中药饮片厂。通过进一步调查取证后得知，这几批货是胡某在药材批发市场购进，并通过"过票"的形式销售给该医疗机构的，属于个人行为。其次，货款汇入其他公司账户。如经查某医疗机构药品购销汇款凭证，发现A医药有限公司经营的药品，购药款却汇入了B医药有限公司，提示这批药品购销中可能存在走票经营或无证经营药品的行为，出现这种情况可能是业务员同时通过两家药品批发企业走票，但却走其中一家收款，所以就会出现这种以某家批发公司名义经营药品，药款却汇入另一家批发公司的情况。

七、价格检查技巧

与同类药品相比，过高或过低的价格，往往是一个信号，暗示着药品渠道不正或是假劣药品。有的不法分子为获得巨大的利润，将药价抬高很多，以获取更多利润。此时就会出现价格比同品种药品高出许多的情形。如某局在检查中发现某药店销售的全鹿丸价格就高达150元每盒，而市场上同类药品价格不足几十元，遂对此药产生怀疑，经去函与当地药监部门协查，经生产企业确认，确定为假药。

仿冒药品价格会比同种药品价格低出很多，因为它们生产成本低，为了使某些贪图小利的商家上钩，将价格调低，便于销售。此时就会出现价格比同品种药品低出许多的情形。如某市局发现某药店某药品进价比其他店进价低较多，遂去函与生产厂家联系，经企业确认，为假冒该企业名义生产的药品。

另外，还有不法分子收购中成药厂提取过有效成分的药渣，经晾干后包装重新上市。这种药品的销售价格也明显低于正常价格。

八、印章检查技巧

国家机关、团体、企事业单位用自己法定主体行为名称制作的签名印章，称为"公章"。在监督检查中能看到的公章包括审批部门印章和企业印章。

《国务院关于国家行政机关和企事业单位社会团体印章管理的规定》中规定国家行政机关和企业事业单位、社会团体的印章为圆形，中央刊国徽或五角星。印章所刊汉字，应当使用国务院公布的简化字，字体为宋体。如股份有限公司印章一律为圆形，直径为4.2cm，圆边宽为0.12cm，专用章和公司所属部门印章直径为4.0cm，圆边宽为0.1cm，中央刊五角星，五角星外刊企业名称，自左而右环行，或者名称前段自左而右环行，后段自左而右横排，印章使用简化的宋体字。有限责任公司印章一律为圆形，直径为4.0cm，专用章和公司所属部门印章直径为3.8cm，圆边宽为0.1cm，中央刊五角星，五角星外刊企业名称，自左而右环行，或者名称前段自左而右环行，后段自左而右横行，印文使用简化的宋体字。发票专用章（加税号）：国税规格为4.0cm×2.8cm，边线宽为0.1cm，中间为税务登记号，地税规格为4.5cm×3.0cm，边线宽为0.1cm。如需刻制多枚发票专用章的，在下半圆"发票专用章"的正上方刻上顺序编号"（1）、（2）……"字样。

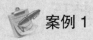 **案例 1**

伪造的企业公章

　　某市局在对一家医院检查中发现，该院从某医药公司购入药品，其公司业务员李某提供给该院的法人委托授权书的公司印章不符合规定，系利用其医药公司内设机构的章加上纸片遮挡后印下的结果，公章下半部分有明显空白。

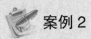 **案例 2**

加盖办事处的公章

　　在药品购销活动中，未办理《药品经营许可证》的办事处并不具备经营药品的资质。以未办理《药品经营许可证》办事处的名义销售药品是不符合相关法律法规规定的。如某医药有限公司与某院有药品购销往来，稽查人员在检查中发现该公司业务员张某提供的某医药有限公司销售出库单上加盖的却是某医药有限公司南昌办事处的公章，某医药有限公司南昌办事处是不具有《药品经营许可证》的单位，不具备销售药品的资格。《药品流通监督管理办法》第八条规定："药品生产、经营企业不得在经药品监督管理部门核准的地址以外的场所储存或者现货销售药品。"办事处不得储存或者现货销售药品。

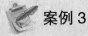 **案例 3**

证照上的公章与票据上的公章不一致

　　在监督检查中需要注重资料之间的联系与比较，如在监督检查中对公章的检查，就不能单独查看某一个材料上的公章。某局在监督检查中发现，某公司业务员王某提供给医院的《药品经营许可证》复印件上的公章与销售出库单上加盖的公章不一致。一个企业不可能同时拥有两个公章。这提示存在私刻公章、无证经营药品的案件线索。

第四节　药品购销环节常见违法行为查处技巧

案例

　　在某药品零售企业的监督检查中，小王从众多厂家生产的中药饮片中，挑出了某药品生产企业生产的中药饮片，该饮片标明生产日期为2017年3月，标示的执行标准为《中国药典》2010年版一部，小王看后对小李说，这个中药饮片涉嫌是劣药，小李一听疑惑了，小王在中药饮片未抽验的情况下，怎么判断它涉嫌劣药呢？

　　药品购销环节中，最常见的违法行为是药品"走票"、假冒合法生产企业名义生产中药饮片等问题，掌握发现药品"走票"、假冒合法生产企业名义生产中药饮片线索技巧，掌握固定相关证据方法，在药品监管工作中显得尤为重要。

一、假冒他厂名义的中药饮片查处技巧

　　近年来，各地查办了不少假冒合法生产企业名义生产中药饮片案，这类案件隐蔽性强，但执法人员可以在监管过程中，通过检查中药饮片的包装袋、合格证明等信息，敏锐及时地发现深藏在合法外衣下的不法行为。

（一）合格证明标示批号相同

　　有些不法分子销售给医疗机构的某一批或同一清单上所列的中药饮片，不论品种多少，均为同一个批号。查处此类中药饮片，只要走入批发公司仓库或医疗机构仓库，对比同厂家生产的不同品种饮片的包装上合格证明所标示的批号，就能发现线索。如某市局稽查人员发现案件线索就是"四同"饮片。清单显示卫生院从安徽省亳州市药材公司购进的丹参、乳香、黄芪等中药饮片系同一厂家"某市中药饮片厂"生产的，且均为同年同月同日生产的同一批号产品。该中药饮片厂规模不大，生产能力有限，在同一生产日期生产如此多品种中药饮片的可能性不大。

　　产生原因分析：为什么某一批或同一清单上开具的中药饮片均为同一批号？这是因为不法分子销售的中药饮片不是通过正规合法生产企业生产出来的，而是在市场上采购完中药饮片后，用买来的合格证明打印出来的。合格证明中的信息要一个一个填入，于是在更改品名、产地等信息的时候为了方便，批号保持不变，就产生了相同批号的中药饮片。

（二）合格证明标示批号相似

　　有些假冒中药饮片的批号相似或具有某一不变特征。如某市局在稽查过程中发现的假冒某中药饮片有限公司的饮片，其所有销售的饮片批号结尾的两个数字都无一例外地

是"01"。从批号的编辑方式来看，大部分企业的编号方式为"四位或二位年号+二位月份+二位数字（表示该月生产了某品种的第几批饮片）"。结尾两位数字为"01"表示该月生产的此品种第一批饮片。购进的全是不同月份生产的第一批饮片，从逻辑上来看，这种可能性是很小的。

（三）合格证明显示"三同"饮片

这里说的"三同"饮片是指同一厂家、同一天生产的同品种饮片。相同厂家在同一天生产的同一品种饮片有几个不同批号的可能性是很小的。如某市局查获的标示为某中药饮片生产企业生产的田七，该中药饮片外包装显示了其不同时间购入的三批田七，虽然生产厂家相同，生产日期相同，规格相同，但批号却各不相同。经调查，上述田七为假冒产品。

（四）合格证明标示小批发企业总经销

有些假冒中药饮片的合格证明上往往会标示某批发企业总经销，这个批发企业即销售者，而某批发企业往往是规模不大的小批发企业。如某市局在稽查过程中发现的假冒某中药饮片有限公司名义生产的假饮片。其合格证明标示某医药公司生产，某医药有限公司总经销。而该医药有限公司年中药饮片销售量不足20万，将总经销权跨省交给一个年销售量如此之小的公司，这是不符合逻辑的。

产生原因分析：因为不法分子假借某医药公司名义销售药品，为了使业务更具有真实性，不法分子在地下工厂制作合格证明时会要求其将经营公司的名称也印在合格证明上。其实恰恰是这个经营公司的信息暴露出了不正常。不法分子此行为可谓"画蛇添足"。

（五）合格证明标示同厂家不同总经销

有些假冒中药饮片的合格证明上往往会标示某批发企业总经销，合格证明上所印刷的总经销的批发企业名称往往与供货单位一致。这样通过不同批发公司"走票"经营的相同厂家的中药饮片包装上就会出现不同的总经销。如某局在稽查中发现的假冒甲中药饮片有限公司生产的中药饮片，A医疗机构系从乙医药有限公司购入，其供货的甲中药饮片有限公司生产的中药饮片合格证明标示丙有限公司总经销；B医疗机构使用的中药饮片系从丁药业有限公司购入，其供货的甲中药饮片有限公司生产的中药饮片合格证明标示丁药业有限公司总经销。经调查，上述饮片均为假冒。

产生原因分析：不法分子为了使购药方确信其中药饮片来路正，便在合格证明印上其"走票"公司总经销的字样。这样表面看来，销售票据上的经营企业与所经营的中药饮片合格证明上所印的总经销就对应起来了，一来可以显示批发公司有实力，可以承担某中药饮片生产企业的总经销；二来可以显示出中药饮片的渠道是"正规可靠"的。

（六）合格证明信息均为同次印刷

假冒有些中药饮片的合格证明上所有信息均为同一次印刷而成。中药饮片生产厂家生产中药饮片时会将饮片具体信息打印在已印好的合格证明上，这样的合格证明其实是由一次印刷、一次打印而成的。正常生产企业使用一次性印刷而成的合格证明是很少见的，因为这样一次性印刷的成本要高于一次印刷、一次打印的成本，而且会造成标签的印量与产量不相符，从而造成不必要的浪费。

（七）合格证明上标示的药品生产许可证号与执行标准不准确

有些假冒中药饮片的合格证明标示的药品生产许可证号已过期，标示的执行标准也已过期。如某局在检查中发现的假冒中药饮片标示生产日期为2012年，但执行标准却为《中国药典》（2005年版）。另外还有一些假冒中药饮片标示的生产许可证号不符合常理。如某局在稽查过程中发现的假冒某中药饮片有限公司生产的中药饮片，一部分合格证标示的生产许可证号为豫Y20090324，一部分合格证明标示的生产许可证号为豫Y20100205。从证号上看该企业在2009年申领了《药品生产许可证》，2010年又申领了一个《药品生产许可证》，《药品生产许可证》的有效期为五年，所以存在造假的可能。

产生原因分析：造假的不法分子对生产许可证号的编辑方式以及药品标准等信息不了解，所以在地下印刷厂印刷合格证明时对这些信息生搬硬套，张冠李戴，于是就产生了在市场上看到的合格证明上标示信息混乱的产品。

（八）包装袋上的信息与合格证明上的信息相矛盾

有些假冒中药饮片包装袋上的信息与包装袋上所贴合格证明上的信息并不一致。某局曾查获过中药饮片包装袋标示为江西某一中药饮片生产企业生产，但所贴合格证明却是云南某中药饮片生产企业生产。这种自相矛盾的中药饮片值得怀疑其合法性。

产生原因分析：由于包装袋与合格证明均为地下印刷厂印刷，而地下印刷厂印刷多个中药饮片生产企业的包装袋和合格证明。不法分子在购买合格证明和包装袋时，会存在个别合格证明与包装袋信息不相符的情况。

二、"走票"违法行为查处技巧

随着监管力度的加大，无证经营药品行为日趋隐蔽，不法分子为逃避监督，纷纷运用"走票"为手段，无证经营药品。所谓"走票"，是指一些没有药品经营资质，但掌握较固定的销售渠道和药品来源的自然人，通过挂靠合法药品经营企业，在支付一定额度的税款或"管理费"之后，将自身药品经营行为"正当"化的活动。其本质是没有药品经营资质的自然人使用有证企业的证照、票据进行的无证药品经营活动。"走票"行为隐藏在合法外衣之下，提供的均是合法经营公司证照和票据，表面上似与正常、合法的药品购销活动无异，这就为查处带来了困难，所以掌握"走票"行为的常见线索，对深挖案源，打击无证经营行为，保障人民用药安全是很必要的。

（一）箱外运货单露端倪

"走票"药品大部分通过货运从药品生产厂家或供货公司直接发送至要货单位，贴在包装箱外的运货单就会显示出药品的来龙去脉。如某局发现某医疗机构的某药品包装箱外所贴运货单显示，发货人为药品生产企业，收货人为该院药剂科科长，而该药品为占某以某批发公司名义销售给该医院的，调查后发现，该批药品为个人用现金从该生产厂家购入并销售给医院的，属个人行为。

（二）同一票据上所开具的药品，到货时间参差不齐

"走票"行为所经营的药品，大部分是自然人从各个不同渠道、不同时间购入，所以到货时间参差不齐，但其为了方便，一次性到提供"走票"的经营企业开具票据，所以就出现了同一票据上开具的药品，到货时间参差不齐的情形。如某局发现汪某以某医药公司的名义向某市某医疗机构销售药品，其提供的一张随货同行单上开具的五种药品，通过医疗机构验收记录显示，到货时间最早的和最晚的竟相隔一月有余。经外调核实，是个人通过某医药公司"走票"销售药品。

（三）随货同行单开具的时间比到货时间晚

药品到了购药单位后，从事"走票"行为的不法分子，才能知道药品的具体批号，再将信息传给提供"走票"的经营企业，经营企业才能开具随货同行单，这之间有个时间差，即随货同行单开具比到货时间的时间早。如某局检查发现李某所提供的随货同行单上开具的出货日期均比医院实际到货的时间晚3~6天不等，经调查核实，是李某通过药品经营企业"走票"销售药品。

（四）票据所开具的药品批号、数量与实际到货不符

部分不法分子为了避免出现票、货时间间隔的现象，要求药品供货商通过电话等方式告知药品具体数量、批号等信息，然后转告提供"走票"的经营公司，做到票、货同时，但由于种种原因，供货商实际提供的药品批号与告知的批号有出入，所以产生了票、货批号不符。另外，部分不法分子为了少交税和"管理费"，票据只开具其销售的部分药品，从而出现了票据所开数量与实际到货数量不符的情形。如某局检查发现黎某以湖北某医药企业名义向医院实际销售了400支头孢哌酮钠他唑巴坦钠，而其只能提供销售200支该药的票据。经调查核实，上述药品系个人用现金从生产厂家购入并以"走票"方式销往医院。

（五）不同时间提供的票据，票号连续或间隔很小

部分"走票"公司为了便于管理，对"走票"实行单独开票，不与公司实际销售药品混淆，这样就出现了不同时间的票据票号连续或间隔很小的情形。如某局在检查中发现张某以某医药企业名义销售药品，其提供的随货同行单，竟出现时间不同、票号相同、时间增大、票号减小的现象。经核查，张某所经营的药品为个人采购，通过"走票"方式销售。

（六）药款汇入个人账户或其他公司账户

无证经营的最终目的还是为了获取利益，是个人私自做的业务，货款最终流向只能是个人，所以就会产生现金支付或汇入私人账户的情形。如某局发现某医疗机构长期与某中药饮片厂的业务员胡某有业务关系，但有几张汇款凭证显示货款均汇入了胡某的账

户而不是中药饮片厂。通过进一步调查取证后得知，这几批货是胡某在药材批发市场购进，并通过"走票"的形式销售给该医疗机构的，属于个人行为。

（七）"走票"公司没有"走票"药品的购进票据

"走票"行为所销售的药品实际上并不是"走票"公司所购进并销售的，所以"走票"公司往往不能提供"走票"所销售药品的购进票据。但近年来不少"走票"公司已注意到了这一点，不少企业已会要求"走票"者提供药品购进凭证。

（八）"走票"公司没有"走票"药品购进记录

"走票"所销售的药品，根本就没有经过提供"走票"的公司，所以也就不可能检查验收，也就不可能形成验收记录。但是近年来不少提供"走票"的企业也注意到了这一点，也会形成购进记录了。

（九）"走票"公司财务上没有"走票"业务员工资表

"走票"者并非提供"走票"公司的业务员，所以查其工资表可以发现没有"走票"业务员工资表。《劳动法》和《合同法》规定用人单位必须买养老保险等，那么只要查其购买的养老保险名单中有没有该业务员的名字就能确定其是不是"走票"业务员。

（十）"走票"公司不能提供"走票"药品的转账凭单

这是很关键的一点，因为走票的药品大多为"走票"个人用现金买入，公司根本就没涉及药品的购销等事宜，所以其财务是绝对提供不出买药转账票据的。

（十一）"走票"公司不能提供"走票"药品企业汇款凭证

大多数"走票"药款，根本就没汇入公司，而是汇入了私人账户，或与"走票"人熟悉的其他公司账户，所以注意要求"走票"公司提供客户购买该药品的汇款凭证，这些公司大多不能提供或根本不能提供。

第五节　编造药品包装标签的药品外观查验技巧

 案例

　　刚参加工作的小张随稽查科李科长一起对一家零售药店进行检查，李科长直接从货架上取下一种批准文号为"国药准字Z10095678"的药品，告诉小张这种药品有可能是假药，把小张惊得目瞪口呆。结果据此查处了一起重大假药案。他一直有个疑问，李科长怎么就能从几百种药品里面直接看出这可能是假药呢？阅读完本节内容，相信小张就豁然开朗了。

近年来，违法药品的造假手法呈现出类型化特征：一类是虚构厂名厂址和药品名称，或者盗用已经取得相应许可的企业名称、药品名称、药品批准文号，但这两种情形均由造假者自己臆造包装标签，其药品包装标签与被假冒企业产品包装标签完全不同或不存在对应的真实企业，一般称其为"编造药品包装标签"；另一类是假冒已经取得相应许可的药品生产企业名称、药品名称、药品批准文号，重点是一些知名度较高或销量较大的药品，仿冒相应企业药品包装标签，消费者很难从包装上直接识别，一般称其为"仿冒药品包装标签"。根据这两种包装方式对药品进行外观识别，是药品监管人员应该重点掌握的基本技能之一。

由于大部分造假者并不了解经过许可的药品生产企业生产的合法药品包装应该遵守的有关规定。特别是造假者往往缺乏对《药品说明书和标签管理规定》（国家食品药品监督管理局令第24号）的了解，所以往往会出现其包装明显违反规定的特征。而合法审批的药品，按照该规定，药品说明书和标签由国家药品监督管理局予以核准，明显违反规定的药品包装标签一般不会通过审查。从工作实践来看，可重点从以下八个方面查找该类药品的疑点。

需要说明的是，修订后的《药品管理法》将未取得药品批准文号的药品从假药范围剥离出来，单独规定了法律责任。本节所描述的编造药品包装标签药品，往往成分也不符合国家药品标准规定，即使因为没有检验标准而难以出具检验报告，但大部分都涉及对公众生命健康权的侵害。建议执法人员，发现相应药品，尽可能做进一步检验，以便使违法犯罪行为受到应有的惩罚。

一、药品名称查验技巧

（一）与药品名称相关的几个概念

1. **通用名** 药品标准所规定的名称。药品必须使用通用名称，其命名应当符合《药品通用名称命名原则》的规定。根据该规定，药品制剂的命名、原料药名称列前，剂型名列后，如：吲哚美辛胶囊，盐酸昂丹司琼注射液；对于注射用粉针剂，原则上命名为注射用××××，如：注射用氨苄西林钠；中成药名称包括中文名、单味制剂应有拉丁名，单味制剂一般应采用中药材、中药饮片或中药提取物加剂型命名中成药中文名，一般字数不超过 8 个字。该名称在国家药品监督管理局核发的《药品注册批件》中均有标注。

2. **商品名** 按照原国家食品药品监督管理局《关于进一步规范药品名称管理的通知》（国食药监注〔2006〕99 号）规定，商品名称应当符合《药品商品名称命名原则》的规定，并得到批准后方可使用。除新的化学结构、新的活性成分的药物，以及持有化合物专利的药品外，其他品种一律不得使用商品名称。同一药品生产企业生产的同一药品，成分相同但剂型或规格不同的，应当使用同一商品名称。比如中成药"六味地黄丸"，不管多少个厂家在生产，每个厂家都只能叫这个名称而不准再取其他名称。

3. **商标** 商品的生产者、经营者在其生产、制造、加工、拣选或者经销的商品上，或者服务的提供者在其提供的服务上采用的，用于区别商品或服务来源的，包括文字、图形、字母、数字、三维标志、颜色组合和声音等，以及上述要素的组合，具有显著特征的标志。®是国际上通用的注册商标标记，是英语单词"register"首写大写字母，表示某个商标经过商标局注册，并受法律保护。需要说明的是，TM为英文trademark的缩写，意思就是商标，法律对TM标记的使用没有规定。使用"TM"标记，与商标是否申请注册，是否获得受理、是否获得初步审定公告、是否被异议，是否获准注册均无对应关系。

（二）看药品名称是否符合《药品通用名称命名原则》规定

比如中成药中文名要求：剂型应放在名称之后；不应采用人名、地名、企业名称；不应采用固有特定含义名词的谐音；不应采用夸大、自诩、不切实际的用语；不应采用封建迷信色彩及不健康内容的用语；复方制剂根据处方组成的不同情况可酌情采用：①由中药材、中药饮片及中药提取物制成的复方制剂的命名；②可采用处方中的药味数、中药材名称、药性、功能等并加剂型命名；③源自古方的品种，如不违反命名原则，可采用古方名称；④某一类成分或单一成分的复方制剂的命名，应采用成分加剂型命名；⑤采用处方主要药材名称的缩写并结合剂型命名；⑥采用主要功能加剂型命名；⑦采用主要药材名和功能结合并加剂型命名；⑧采用药味数与主要药材名或药味数与功能并结合剂型命名；⑨由两味药材组方者，可采用方内药物剂量比例加剂型命名；⑩采用象形比喻结合剂型命名等。总之，越是"怪异"的药品名称，往往越是造假者编造的药品名称。需要注意的是，原卫生部在命名原则规定之前曾经审批过的药品名称，目前仍然还在延续使用，比如：同仁乌鸡白凤丸、云南红药、飞龙夺命丸、嫦娥加丽丸、防衰益寿丸、男宝胶囊、心舒宝片、软脉灵口服液、治糜灵栓、感特灵胶囊、雏凤精、强力感冒片、速效牛黄丸、中华跌打丸、中华肝灵胶囊、东方活血膏、紫雪、一捻金、龟龄集、健延龄、御制平安丸、秘制舒肝丸、精制银翘解毒片、媚灵丸、雪山金罗汉止痛涂膜剂等，仍然为有效的名称。但新批准注册的药品一般不会出现类似名称。特别是造假者经常采用的"特效""神力"字样的药品名称，国家从未批准过带有此字样的药品。现行经批准的带有"特效"字样的中药也只有速效牛黄丸、速效救心丸、速效牙痛宁酊、速效止泻胶囊、速效心痛滴丸、速效心痛气雾剂、损伤速效止痛气雾剂、雪上一枝蒿速效止痛搽剂8种。近年来出现的"特效筋骨康""特效骨筋痛""神力平喘胶囊""复方川羚定喘胶囊""骨痛宁胶囊"等均为造假者编造的、未经注册的药品名称。

（三）看药品通用名称的书写方式

根据《药品说明书和标签管理规定》，药品的内标签和外标签应当注明药品通用名称；药品说明书和标签中标注的药品名称必须符合原国家食品药品监督管理局公布的药品通用名称和商品名称的命名原则，并与药品批准证明文件的相应内容一致；药品说明书和标签中禁止使用未经注册的商标以及其他未经国家药品监督管理局批准的药品名称；药品商品名称不得与通用名称同行书写，其字体和颜色不得比通用名称更突出和显著，其字体以单字面积计不得大于通用名称所用字体的二分之一；药品标签使用注册商标的，应当印刷在药品标签的边角，含文字的，其字体以单字面积计不得大于通用名称所用字体的四分之一。所以，药品标签中字号最大的药品名称就应该是药品通用名称。该名称在药品说明书中表述会更加明晰，一般会在"药品名称"项下单列有"通用名称"字样。如果发现某种药品出现多个药品名称、未经注册的商标、商品名或商标字号大于通用名称的现象，则应怀疑该药品可能是未经注册的假药。如2010年某省查处的假冒吉林某企业生产的"降糖胶囊"出现了"唐欣速康TM"字样，甚至假冒品比正品还多了防伪标识。

针对通用名称的书写，根据《药品说明书和标签管理规定》的规定，药品通用名称应当显著、突出，其字体、字号和颜色必须一致，并符合以下要求：①对于横版标签，必须在上三分之一范围内显著位置标出；对于竖版标签，必须在右三分之一范围内显著位置标出；②不得选用草书、篆书等不易识别的字体，不得使用斜体、中空、阴影等形式对字体进行修饰；③字体颜色应当使用黑色或者白色，与相应的浅色或者深色背景形成强烈反差；④除因包装尺寸的限制而无法同行书写的，不得分行书写。根据以上规定，如果发现某药品通用名称（可查看药品标签中字号最大的名称）采用的是黑、白颜色以外的文字，或者出现了完整药品通用名称不同文字之间字体、字号、颜色不一致，或者出现非因包装尺寸原因的分行书写现象，应该怀疑该药品可能是未经注册的假药。如某地查处的"胃炎灵胶囊""盆炎净胶囊""妇可婧胶囊"系造假者用猪饲料、鸡饲料混入化学药制成，药品通用名称均存在黑、白以外颜色或"胶囊"二字分行书写问题。

二、药品批准文号查验技巧

目前我国市场上的药品制剂一共有三种来源：①国内药品生产企业生产；②从境外进口；③医疗机构制剂。根据《药品管理法》的规定，生产药品"须经国务院药品监督管理部门批准，并发给药品批准文号"。药品批准文号是药品监督管理部门对特定生产企业按法定标准、生产工艺和生产条件对某一药品的法律认可凭证，每一个生产企业的每一个品种都有一个特定的批准文号。药品生产企业必须在取得药品批准文号后方可生产。截至2019年12月，官网数据库显示，国家核发的国产药品批准文号共165602个，国产药品商品名7095个，进口药品批准文号4087个。药品批准文号相当于药品的身份证，不允许随意改变，在核发的《药品注册批件》或《药品再注册批件》中载明。不同来源的药品，其批准文号格式各不相同，分述如下。

（一）国产药品批准文号

目前市场上销售的国产药品批准文号包括原国家药品监督管理局组建前卫生部门批准的药品，经国家药品监督管理部门换发的药品批准文号和国家药品监督管理部门批准的药品两种情况。如：国药准字Z10950077、国药准字H53021502、国药准字H20163465、国药准字S10820022等。8位数字中，后4位为顺序号。

1. 国产药品批准文号格式为国药准字H（Z、S、J）+4位年号+4位顺序号，其中H代表化学药品，Z代表中药，S代表生物制品，J代表进口药品分包装。如前例中国药准字H20163465，代表2016年批准的顺序号为3465的药品。

2. 卫生部门批准的药品经原国家药品监督管理局换发的药品批准文号格式分两种情况。

（1）经原卫生部批准的药品，其格式尽管也为国药准字+1位字母+8位数字，但8位数字的前4位有不同含义。其中前2位为"10"，第3位和第4位为卫生部门批准的年份后2位，由于原国家药品监督管理局自1998年组建后卫生部不再承担药品审批职责，故该数字应在"98"及其之前。如国药准字Z10950077代表原国家卫生部于1995年批准的中药，顺序号"0077"，经原国家药品监督管理局进行了国药准字文号换发。

（2）各省级卫生部门批准的药品，8位数字的前2位代表所在省份的地区代码，与当地省份身份证号前两位相同（代码编排规律见表8-1），第3位和第4位代表批准文号换发的年份，一般为"02"。由于国家局批准的《药品注册批件》有效期5年，之后由省级局核发《药品再注册批件》，但批准文号一般不变，故前述格式文号仍为现行有效文号。如国药准字H53021502，代表云南省卫生部门审批的化学药，2002年经原国家药品监督管理局进行了国药准字文号换发，顺序号为"1502"。需要特殊说明的是：①目前有个别国药准字B字样的药品，是由卫生部门批准的保健药品换发文号而来，在《药品再注册批件》有效期内的该文号仍然有效；②药用辅料并未进行"国药准字"统一文号换发，原辅料文号可能继续有效。

表8-1　区域代码编排规律表

	1	2	3	4	5	6	7	0
华北1	京	津	冀	晋	蒙			
东北2	辽	吉	黑					
华东3	沪	苏	浙	皖	闽	赣	鲁	
华南4	豫	鄂	湘	粤	桂	琼		
西南5	川	黔	滇	藏				渝
西北6	陕	甘	青	宁	新			

（二）进口药品批准文号

从境外进口的药品文号不是以"国药准字"开头，其分两种情况：①从其他国家进口药品由国家药品监督管理部门核发《进口药品注册证》，其证号的格式为：H（Z、S）+4位年号+4位顺序号；②由港澳台地区进口的药品，核发《医药产品注册证》，其证号的格式为H（Z、S）C+4位年号+4位顺序号，其中H代表化学药品，Z代表中药，S代表生物制品。对于境内分包装用大包装规格的注册证，其证号在原注册证号前加字母B。如某药品文号标注为"进口药品注册证号：H20160306"，表示该药品系从其他国家进口的化学药，2016年批准，顺序号为"0306"；某药品文号标注为"医药产品注册证号：ZC20100040"，表示该药品系从港澳台地区进口的中药，2010年批准，顺序号为"0040"。

（三）医疗机构制剂批准文号

医疗机构制剂批准文号的格式为 × 药制字H（Z）+4位年号+4位流水号。× 代表省、自治区、直辖市简称，H代表化学制剂，Z代表中药制剂。医疗机构制剂不得在市场销售，一般不得调剂使用。发生灾情、疫情、突发事件或者临床急需而市场没有供应时，需要调剂使用的，属省级辖区内医疗机构制剂调剂的，必须经所在地省、自治区、直辖市药品监督管理部门批准；属国家药品监督管理局规定的特殊制剂以及省、自治区、直辖市之间医疗机构制剂调剂的，必须经国家药品监督管理局批准。如冀药制字Z20150002，代表该药品系河北省药品监督管理部门2015年批准、顺序号为"0002"的中药医疗机构制剂。需要注意的是，根据2017年7月1日起实施的《中医药法》的规定，医疗机构配制的中药制剂品种，应当依法取得制剂批准文号。但是，仅应用传统工艺配制的中药制剂品种，向医疗机构所在地省、自治区、直辖市人民政府药品监督管理部门备案后即可配制，不需要取得制剂批准文号。

药品监管人员如果发现药品批准文号格式与以上规定不符，应怀疑文号存在疑点，并结合查询国家药品监督管理局网站药品批准文号数据库进行比对。

需要注意的是，新修订的《药品注册管理办法》于2020年7月1日实施后，药品批准文号格式将发生重大变化。境内生产药品批准文号格式为国药准字H（Z、S）+4位年号+4位顺序号。中国香港、澳门和台湾地区生产药品批准文号格式为国药准字H（Z、S）C+4位年号+4位顺序号。境外生产药品批准文号格式为国药准字H（Z、S）J+4位年号+4位顺序号。

三、生产企业名称和联系方式查验技巧

（一）生产企业名称的标注

《药品说明书和标签管理规定》第十八条规定："药品外标签应当注明药品通用名称、成分、性状、适应证或者功能主治、规格、用法用量、不良反应、禁忌、注意事项、贮藏、生产日期、产品批号、有效期、批准文号、生产企业等内容。"实践中通过生产企业名称标注发现的违法药品主要有以下三种情形。

（1）未标注生产企业名称，如"河南省台前县清水河乡丰刘程村"字样。

（2）标注了虚构的非生产企业名称，如"北京国际前列腺研究总院"字样。

（3）标注了"××监制"字样。比如某违法药品标注了"北京军事医学研究院监制"字样，根据《药品说明书和标签管理规定》的规定，药品的标签应当以说明书为依据，其内容不得超出说明书的范围，不得印有暗示疗效、误导使用和不适当宣传产品的文字和标识。药品标签不得印制"××省专销""原装正品""进口原料""驰名商标""专利药品""××监制""××总经销""××总代理"等字样。

（二）联系方式的标注

《药品说明书和标签管理规定》并没有要求在标签强制标示电话联系方式，但一般企业都会在说明书或外包装的标签标注固定电话联系方式。实践中通过联系方式标注发现的违法药品主要有以下两种情形。

1. 留下手机号作为联系方式 手机号作为联系方式并不违反规定，但一般合法企业

不会将个人的手机号作为单位的联系方式。往往是制售违法药品的个人为便于销售药品而保留个人联系方式比较常见。故发现此种现象的药品应重点检查。

2. **不留联系方式或伪造固定电话联系方式**   比如一种名为"复方川羚定喘胶囊"的违法药品，在其说明书中标注联系方式为"0158-36275673"，很容易让人误解为固定电话，实际是造假者采取了在手机号码前加0的手段蒙骗购药公众。

四、功能主治和适应证范围查验技巧

功能主治是针对中药而言，适应证一般是针对化学药、生物制品所做的表述。造假者为将其违法药品销售给更多的群体，往往针对这项内容进行漫无边际的夸大描述。《药品说明书和标签管理规定》第三条规定："药品说明书和标签由国家药品监督管理局予以核准。"药品的标签应当以说明书为依据，其内容不得超出说明书的范围，不得印有暗示疗效、误导使用和不适当宣传产品的文字和标识。造假者为诱导更多人购买药品，甚至不惜使用一些比较粗俗的文字对功能主治或适应证项目进行描述。比如一种名称为"藏王金丹"的违法药品，在其功能主治项下表述了一系列粗俗词语后还加入了"促进生殖器二次发育之功效"等表述，已经远远超出了对疾病专业术语的表述，国家药品监督管理部门不会核准这种功能主治的药品。即使是确实经过许可的药品，如果功能主治或适应证超出了批准的范围，也属于假药。

五、药品成分和警示语查验技巧

《药品说明书和标签管理规定》第十一条规定："药品说明书应当列出全部活性成分或者组方中的全部中药药味。注射剂和非处方药还应当列出所用的全部辅料名称。药品处方中含有可能引起严重不良反应的成分或者辅料的，应当予以说明。"但药品"成分"项目标题不能写成"主要成分"字样。编造包装的违法药品往往为了使购药者相信其使用了更多的药品原料，而可以增加成分内容的描述。一是标题往往写成"主要成分"；二是具体内容往往写成"××等"字样（注意和六神丸、云南白药胶囊等保密配方品种区别）。比如前述违法药品"藏王金丹"，不但写成"主要成分"，而且在项下描述"鹿茸（酥油炙）、藏牦牛鞭、鹿鞭（滑石粉烫）、藏驴鞭、海马鞭、猫鞭等名贵中药"。药品注册时，不可能把某种药品成分批准为"等名贵中药"，违法药品疑点非常明显。再如，某种名为"强阳保肾丸"的违法药品，该项描述为"成分：东北的雪苁蓉，南方的仙茅，再配以泰国特有的红野葛（英文缩写KK）等三味野生植物"。显然不是专业术语的描述，不符合24号令规定。

《药品说明书和标签管理规定》第八条规定："出于保护公众健康和指导正确合理用药的目的，药品生产企业可以主动提出在药品说明书或者标签上加注警示语，国家药品监督管理局也可以要求药品生产企业在说明书或者标签上加注警示语。"根据规定，非处方药的警示语应表述为"请仔细阅读药品使用说明书并按说明使用或在药师指导下购买和使用"，而某种违法药品的警示语表述为"请仔细阅读药品使用说明书并按说明使用"，出现明显漏洞。

六、药品包装方式查验技巧

药品名称为"××丹""××丸"类的声称壮阳补肾类的违法药品,往往采用带搭扣的比较大的外包装盒,药丸小包装采用六角形包装盒,包装方式特点比较明显,而且从标签文字上往往夹杂繁体、草书字体。比如分析2002年~2012年10年间的部分类似药品特征,"藏源肾丹""藏王金丹""藏肾精丹""藏王神鹿"四种违法药品的"藏"字均采用草书,而且字体书写方式完全一致。说明很可能是同一造假团伙所为。

七、标签可疑文字查验技巧

《药品说明书和标签管理规定》第三条规定:"药品的标签应当以说明书为依据,其内容不得超出说明书的范围,不得印有暗示疗效、误导使用和不适当宣传产品的文字和标识。"某局在检查一种标示为安徽某企业生产的药品"风湿骨痛丸"时发现,该药品外包装盒的标签上出现了"纯正中药"字样,进而引起怀疑。经核实,为假冒合法企业产品,且该违法药品外包装与正品从颜色、字体、字号、设计风格等方面都完全不同,且正品为处方药,该假冒药品却标注为甲类非处方药,而且商标也完全不同。所以监管人员对这些可疑的、画蛇添足的文字内容要注意观察。

八、药品说明书和内标签查验技巧

执法人员在进行药品检查时,一定要留意药品说明书的标注内容。

1. 注意查看说明书核准日期是否进行了准确标注　《药品说明书和标签管理规定》第十五条规定:"药品说明书核准日期和修改日期应当在说明书中醒目标示。"编造药品包装的违法药品,由于造假者不懂说明书必须标注核准日期和修改日期,所以大部分情况下都忽略了此项,没有在违法药品说明书对该日期进行标注。

2. 注意查看执行标准项　药品说明书应该列明所执行的药品标准。但编造包装的违法药品往往没有对执行标准进行标注,造假者往往不知道如何标注。此外,对于药品名称的命名、批准文号的编排方式、成分和功能主治项目内容的书写的检查也同样适用前面七项的检查方法。

对于药品内标签的检查更要有细心。《药品说明书和标签管理规定》第十七条规定:"药品的内标签应当包含药品通用名称、适应证或者功能主治、规格、用法用量、生产日期、产品批号、有效期、生产企业等内容。包装尺寸过小无法全部标明上述内容的,至少应当标注药品通用名称、规格、产品批号、有效期等内容。"执法人员在检查标示为某企业生产的"阿莫西林胶囊"时发现,该药品铝塑板内标签没有标注有效期,按照规定药品标签中的有效期应当按照年、月、日的顺序标注,年份用四位数字表示,月、日用两位数表示。有效期若标注到日,应当为起算日期对应年月日的前一天,若标注到月,应当为起算月份对应年月的前一月。经过协查发现,正品铝塑板内标签是标注了有效期的,以此为突破查处了一起违法药品案。某市局在一起外省协查的药品时发现,标注本辖区内某企业生产的一种名为"椎骨康胶囊"的药品,铝塑板正反面居然没有印刷任何文字，从内标签不能看出药品名称、批号、有效期、药品规格，此四项内容即便包装尺寸较小也是强制标注项目，这就是所谓的"万能药"，造假者印什么名称的包装盒就可以把这种药做什么品种来销售，是典型的违法药品。

总之，对这种编造包装标签的违法药品可以从药品名称、批准文号、企业名称和联系方式、功能主治适应证范围、成分和警示语、包装方式、标签可疑文字、说明书和内标签等方面进行全面检查。这类违法药品大部分都声称为中药，文号编排一般是"国药准字Z"开头，且一般会把包装盒加上甲类非处方药标记。监管人员发现这类药品疑点后，应首先查询数据库，看有无该药品名称和批准文号，与生产企业是否对应。如果不存在相应信息或信息不对应，应考虑协查或检验；如果存在对应信息，应考虑查询标示的生产企业网站，将可疑药品图片与企业网站展示的产品图片对照，不一致的就可能是违法药品，应进一步协查或检验。

第六节   仿冒药品包装标签的药品外观查验技巧

案例

2012年，犯罪分子赵某某在河北某地租用民房生产假药，根据公安部通报信息货值金额达到1.6亿元，涉及速效救心丸、复方丹参滴丸、特罗凯、波立维、立普妥、洛赛克肠溶片等16个品种，这16个品种的假冒药品大部分不含有任何有效成分。但是，执法人员根据平时积累的经验，经过细心地外观比对，很快发现了一系列疑点。执法人员是如何发现疑点的呢？本节为您详细介绍有关方法。

本节介绍的是如何发现"假冒"药品疑点的技巧。《药品管理法》将未取得药品批准文号的药品从假药范围剥离出来后，如果药品成分与国家药品标准规定相符，或因没有相应药品标准难以检验，出现"假冒"药品不能定性为"假药"问题。本节仅介绍一些经验性的外观识别方法，从工作实践来看，可重点从以下八个方面查找该类药品的疑点。

一、药品包装标签印刷工艺查验技巧

由于造假者需要对正品药品标签进行扫描制版，自行印制药品包装标签就很难与原版标签具有同样的清晰程度，只不过一般用肉眼很难发现而已，需要借助放大镜来查看。建议购买30倍以上的放大镜或直接与手机型号配套安装的专用放大镜软件，无放大镜的应急情况可用手机近距离高清晰度拍照后对图片进行放大观看。标签在二次制版过程中，需要经过扫描、制版、修版、印刷等步骤。扫描过程中，往往会出现图形或文字扫描后模糊不清、丢字、错字等现象，其原理与市面上见到的盗版图书经常出现错字、糊版等原理是一样的。比如某企业生产的"参松养心胶囊"，假冒药品在包装盒上将"盗汗"写成了"次汗"。执法人员需要注意观察可疑药品标签是否有类似问题。特别是文字笔画比较密集之处或商标等图形的边缘，用放大镜观察有无杂点、色斑、图案变形等现象。比如案例中提到的"速效救心丸"，内标签铝板上的"速效救心丸"是手写体，计算机字库一般没有该字体，造假者只能扫描制版。用60倍放大镜下观察"效"字，发现笔顺边缘有锯齿样排列的杂点，而正品因为是原版印刷，笔顺边缘会十分光滑。再比如某企业生产的"缬沙坦胶囊"注册商标为"代文"，放大镜下观察假冒药的铝塑板内标签"代"字可能有锯齿样杂点，正品非常顺滑。这是造假者难以解决的问题，也是比较通用的识别方法，且同样适用于其他假冒商品的识别。

二、药品包装材料查验技巧

越是知名度较高的药品，越容易成为这类造假者仿冒的目标。但越是知名度较高的药品，往往其生产自动化程度越高、包装材料的材质越好。一是造假者为降低成本往往采用质量比较低劣的包装材料，如果和正品包装材料对比，很容易发现疑点。比如某企业生产的"复方丹参滴丸"，正品药瓶采用一次性吹塑成型，底部留下的痕迹是一个完整的大圆，中间无接缝。执法人员在执法中发现的假冒药品采用将两个半个瓶子融合在一起的方式加工而成，甚至在瓶底中间部分还残存着很大的毛刺，显然不是正品。而且假冒药瓶与正品的光滑程度相差甚远。假冒药的外包装盒内侧封口连接处也没有正品包装盒经机器咬合过的压痕。二是造假者即便想高价采购与正品相同的包装材料，很多名牌正品包装的包材造假者也很难买到。比如某企业生产的"健胃消食片"，采用了从澳大利亚进口的防伪包装盒，用铝塑板边缘划包装盒内侧不显示任何痕迹。而假冒品或其他没有防伪功能的包装盒会出现类似铅笔书写后的划痕。假冒某企业生产的"人血白蛋白"与正品相比，其瓶口出现了明显毛刺，可明显看出不是自动生产线灌装的产品。

三、药品说明书折叠方式查验技巧

知名度较高的药品，其药品说明书大部分采用了机器自动折叠方式。比如部分企业片剂包装采取了"ヨ"字形包装方式，将铝塑板置于说明书中间，且折叠后的说明书上下长短并不相同。如果发现同一种药品，有的采用"ヨ"字形包装方式，有的采用其他方式，就有必要怀疑该药品为手工包装，需要根据具体企业具体品种进行进一步判定。从说明书折叠痕迹来看，由于机器自动折叠方式的折痕是固定的，比如某企业的所有药品均采用了七个折印的机器折叠方式，如果发现非七折的该企业药品，就要考虑该药品可能为假冒。此外，药品包装标签印刷工艺有关内容也同样适用于药品说明书印刷方面存在问题的检查。比如某假冒人血白蛋白将说明书中"阴离子"印刷为"阴离了"；某避孕药品的假冒品说明书存在中间部位断行缺字现象。

四、药品批号、生产日期和有效期的标注方式查验技巧

一般情况下，药品批号、生产日期、有效期三项内容，是在生产企业进行最后的外包装时加印或压印上去的。其加印方式主要有以下四种情况。

1. **油墨打印**　比如某企业生产的"复方丹参滴丸"，这种情况用橡皮擦或无水酒精可以相对容易擦掉。但假冒品为了减少工序，在扫描正品包装盒时有可能连同这三项内容一同扫描、一同印刷，这就是所谓的同版印刷。同版印刷的此三项内容看似油墨打印，但用橡皮擦很难擦掉，由此可以发现疑点。

2. **钢印压印方式打码**　比如某企业生产的"多潘立酮片"就采用了钢印压印打码方式。这些企业的印模往往具有一定的特殊性，加入一些暗记，比如故意把"6"写成类似于"b"，把"8"写成上圆圈大下圆圈小，需要监管人员细心总结观察。这类打码方式还有个比较共性的特征是，正品往往压痕深浅不一，假冒品往往深浅一致。此外，由于有些造假者难以进行钢印压印打码，会在印刷包装盒时直接加印此三项内容，此时会出现正品打码方式与假冒品不一致的现象，需要注意观察。

3. **激光喷码打码**　激光喷码方式的效果有些类似于人民币的盲文点，看似一个个圆点组成的数字，但手摸往往应有凹凸感。造假者在扫描包装标签时直接扫描制版，肉眼看上去也会由圆点组成相应数字，但手摸明显无凹凸感。

4. **激光镂刻打码**　在推行药品电子监管码后，采用此种打码方式的企业越来越多。此类打码最大特点是，手摸相应数字有刻痕的凹陷感。小规模造假者往往买不起此类设备，在扫描标签制版时会直接扫描印刷，肉眼看似光雕打码，但手摸是平滑的。

此外，药品批号的编排方式也值得执法人员深入研究，比如不同企业的批号编码规律是不同的。有的采用4位年份编码、有的采用2位年份编码、有的采用特定含义的字母加数字编排。比如某企业生产的人血白蛋白，是按照年度编排流水号，结果执法人员发现了标示为"20070136"批号的该药品，企业一个月就生产36批次该药品，可能性不大，至少企业要考虑该药品的批签发检验成本，经核实为假冒药品。

五、药品性状查验技巧

《药品说明书和标签管理规定》规定，药品外标签应当注明药品通用名称、成分、性状、适应证或者功能主治、规格、用法用量、不良反应、禁忌、注意事项、贮藏、生产日期、产品批号、有效期、批准文号、生产企业等内容。一般情况下，药品外标签和说明书中应该有"性状"项目的描述。监管人员应该重点掌握这一通用规律，根据药品性状对药品进行初步识别。比如某企业生产的牛黄解毒丸的性状为"本品为棕黄色的大蜜丸；有冰片香气，味微甜而后苦、辛"。结果执法人员发现该药丸为深黑色，经调查为假冒药品，且不含有有效成分。某企业生产的三金片，性状描述为"本品为薄膜衣片，除去包衣后显棕色至棕褐色；味酸、涩、微苦"，结果掰开药片发现里面为白色，显然是假冒药品，且不含有有效成分。某企业生产的"洛赛克肠溶片"，其说明书明确说明其内容物为"微丸"，掰开正品药片，发现里面是类似小米粒一样的微丸，而本节开头案例中的假冒品却没有微丸，也就意味着没有有效成分。

除了药品说明书、标签标注的性状项外，根据单个药品的理化特性，执法人员应注意总结药品的规律。比如复方氨酚烷胺片，用镊子夹住药片（注意安全），用打火机很容易点燃药片，且呈现出烧塑料样的滴油状态。类似的药品还有硫酸氢氯吡格雷、缬沙坦胶囊、复方甘草片、单硝酸异山梨酯片、格列吡嗪片等很多药品均有类似特征，需要执法人员注意总结。

六、药品防伪标识和暗记查验技巧

如前所述，越是知名度高的药品越容易成为造假者仿冒的目标。越是被仿冒，生产企业就要采取防伪措施进行应对，进而也造成了生产企业付出较大成本、采取各种手法来防止被假冒。以至于目前在人民币防伪技术中采用的高端防伪技术也在药品包装上得到了应用，防伪技术五花八门。可用于药品包装的防伪技术主要有：全息防伪、油墨防伪（包括紫外荧光油墨、红外激发油墨、热敏油墨、日光变色油墨、湿敏变色油墨、光学变色油墨、磁性油墨、水印油墨、镂空破坏型油墨、化学变色油墨等）、纸张或特殊材质防伪、定位烫印防伪、镭射膜防伪、核径迹防伪、生物防伪、版纹防伪、双层膜防伪、综合技术防伪、RFID等。在此仅介绍最常用的几种供读者参考。

1. **编码查询防伪**　类似于电子监管码，有的在瓶盖或瓶身印刷一组不同的、最小包装互不重复的数字，通过网站、电话、短信一次性查询进行防伪，比较典型的是当年的"兆信防伪"刮码查询和北京同仁堂、广州陈李济等企业生产的药品都曾经采用过的明码查询。

2. **水印防伪**　在药品说明书加上水印。假冒药品说明书无水印或水印使用蜡印，平铺和透光照射效果一样。执法人员需要注意的是水印不是后加印的，是内嵌在纸张中的，假冒药品也可能有水印，但无正品的立体感。比如云南白药胶囊、北京同仁堂的六味地黄丸说明书均采用了水印防伪技术。

3. **微缩文字防伪**　比如某企业生产的万通筋骨片，包装盒正面肉眼看似一条之间，放大镜观察是由若干连续不断的"WT"组成；某企业生产的"胃康灵胶囊"放大镜下观察包装盒正面横线，是由"咱老百姓的好药"微缩文字组成。某企业生产的"通心络胶囊"包装盒中间的红块，是由多个"以岭"组成。造假者扫描包装盒制版印刷后，往往会出现文字变形现象，从而起到防伪作用。

4. **团花和菲林开锁**　团花顾名思义就是图案看上去像一团花，实际是由多种颜色的超细线条组成，造假者扫描后印制的标签如果用放大镜观察会出现线条断线现象，从而起到防伪作用。比如某企业生产的商标"感康"的复方氨酚烷胺片，在包装盒舌口处就有此图案。菲林开锁，是用厂家提供的菲林（英文film）片覆盖到包装盒的图案条块处会显示隐藏的文字。比如某企业生产的速效救心丸、肠虫清片均采用了该技术。

5. **油墨防伪**　重点介绍荧光油墨防伪和变温油墨防伪技术。企业在印制包装盒或说明书时，加入了该种油墨。需要借助紫外线灯观察效果。比如某企业生产的"胃康灵胶囊"在紫外线灯照射下，会显示"治疗老胃病 六合一疗程"字样；某企业生产的花红片，紫外线灯照射铝塑板背面会显示红色的"花红片"字样；某企业的药品说明书紫外线灯照射会显示不规则的多种彩色杂点等。变温油墨在税票上应用比较广泛，一般的手温变色油墨只需要手摸后文字就消失，移开后又出现。比如某企业生产的"万通筋骨片"，商标的R位置靠近火源R会消失，离开后又显现。

6. **全息防伪**　采用全息立体图案进行防伪。比如某企业生产的"复方利血平氨苯蝶啶片"，防伪射条背景是星空，移动包装盒该射条应该能够转动，不能动的一般为假冒品。再如香港进口的某药品包装盒采取了四重防伪的全息防伪技术，其中的"念"的心字底第一点，有刻痕样。

防伪技术在药品包装标签中的应用非常广泛，不再逐一介绍。除此以外很多企业在标签和说明书中故意留下一些暗记。比如有的在说明书故意留下切口，有的在说明书中留下单个特殊字体的文字，有的把注册商标的R故意变形，有的故意留下手指印等，需要监管人员总结摸索。

七、互联网查询结果查验技巧

互联网不仅给售假者带来便利，也是执法人员的利器。执法人员除了要掌握查询国家药品监督管理局的数据库外，也要善于通过搜索引擎来发现假冒药线索和疑点，有关互联网案件的查处方法专章另述。标注了电子监管码的药品，要注意查询电子监管码。这里需要强调的是，执法人员发现药品疑点后，应通过搜索引擎查询一下是否有相应的可参考鉴别方法、其他地区是否发现过类似案件、是虚假宣传还是本身就是假冒药。一个案件办完后，一定要通过互联网查询一下其他地区查处情况，进而摸清制假售假规律，一追到底。

八、药品来源和价格查验技巧

假冒药往往伴随着非法渠道采购现象、往往伴随着过低的采购价和销售价，这应该是执法人员普遍了解的规律。所以在检查中发现非法渠道采购的低价药品，一定要注意药品的真伪，进而从根本上使违法案件得到查处。

总之，假冒药的外观识别是执法人员应该掌握的基本技能，假冒药的外观鉴别需要综合勘验，需要大家在执法中不断积累。但外观鉴别不能直接作为案件定性依据，仅能进行初步筛查，最终的处理还需要检验报告和协助调查来定性。

思考题

1.《药品生产许可证》上标识的分类码为HabZab，该生产厂家能生产什么类别的药品？

2.《药品经营许可证》的编码为赣DA7910001的企业，能从事药品批发业务吗？

3. 药品销售凭证上只能加盖经营公司公章，不能加盖其他印章，这种说法对吗？

4. 药品经营企业私自设立仓库和在未经许可的地址经营药品的处罚有什么不同？

5. 药品批准文号为国药准字Z10091092、国药准字H13080564、濮卫药制注字（1999）DJ-21、哈中药准字Z06121108、国药准字Z81027369、闽卫药准字Z20080018的药品均为造假者编造的药品批准文号，你知道是怎么看出来的吗？

第九章　药品行政执法与刑事司法衔接

学习导航

1. 掌握药品领域犯罪的构成要件及罪与非罪的边界问题，防止由于定性不准、标准不清出现应当移送而没有移送、以罚代刑现象；药品涉嫌犯罪案件移送的条件、一般程序和具体要求。

2. 熟悉我国一般证据规则以及药品涉罪案件中证据转换应当注意的问题。

3. 了解我国药品行政执法与刑事司法衔接的法律规定和相关司法解释。

我国药品监督管理主要涉及四大环节，即药品注册、生产、经营和使用。这些环节的违法行为，都可能导致犯罪。药品违法犯罪主要涉及提供虚假证明文件罪、生产销售假药罪、生产销售劣药罪、生产销售伪劣产品罪、非法经营罪等。这些犯罪，我国《刑法》第一百四十条至第一百四十二条以及第二百二十五条、第二百二十九条都有明确规定。为保证行政执法机关向公安机关及时移送涉嫌犯罪案件，《药品管理法》第一百一十三条明确规定："药品监督管理部门发现药品违法行为涉嫌犯罪的，应当及时将案件移送公安机关。"《行政执法机关移送涉嫌犯罪案件的规定》（国务院令第310号），明确了药品监督管理部门向公安机关移送药品涉嫌犯罪案件的有关程序和要求。2015年原国家食品药品监管总局、公安部、最高人民法院、最高人民检察院、国务院食品安全办联合下发了《关于印发食品药品行政执法与刑事司法衔接工作办法的通知》，明确了案件移送与法律监督、涉案物品检验与认定，以及相互之间协作配合、信息共享等。2016年公安部《关于印发公安机关受理行政执法机关移送涉嫌犯罪案件规定的通知》（公通字〔2016〕16号），进一步明确了接受药品监督管理部门移送涉嫌犯罪案件的条件和程序。

第一节　药品注册生产经营犯罪

案例

2011年7月至2013年3月间，被告人王某在明知其购进的"999皮炎平""狼毒软膏""维达宁喷剂""丁桂儿脐贴""妇科金鸡凝胶""妇科千金凝胶"等药品系假药的情况下，仍将上述假药销售给村卫生所、药店和个体诊所，销售金额为人民币5220元，从中非法获利人民币1950元。2014年2月7日，某区人民检察院以被告人王某犯销售假药罪向人民法院提起公诉。2014年2月27日，区人民法院一审认为，被告人王某违反药品管理法规，明知是假药仍予以销售，其行为已构成销售假药罪，判决被告人王某犯销售假药罪，判处有期徒刑7个月，并处罚金人民币1.5万元。

一、提供虚假证明文件罪

2017年4月10日由最高人民法院审判委员会第1714次会议、2017年6月8日由最高人民检察院第十二届检察委员会第65次会议通过的《最高人民法院、最高人民检察院关于办理药品、医疗器械注册申请材料造假刑事案件适用法律若干问题的解释》第一条明确，药物非临床研究机构、药物临床试验机构、合同研究组织（是指受药品或者医疗器械注册申请单位、药物非临床研究机构、药物或者医疗器械临床试验机构的委托，从事试验方案设计、数据统计、分析测试、监察稽查等与非临床研究或者临床试验相关活动的单位）的工作人员，故意提供虚假的药物非临床研究报告、药物临床试验报告及相关材料的，应当认定为刑法第二百二十九条规定的"故意提供虚假证明文件"。

实施上述规定的行为，具有下列情形之一的，认定为刑法第二百二十九条规定的"情节严重"，以提供虚假证明文件罪处五年以下有期徒刑或者拘役，并处罚金：①在药物非临床研究或者药物临床试验过程中故意使用虚假试验用药品的；②瞒报与药物临床试验用药品相关的严重不良事件的；③故意损毁原始药物非临床研究数据或者药物临床试验数据的；④编造受试动物信息、受试者信息、主要试验过程记录、研究数据、检测数据等药物非临床研究数据或者药物临床试验数据，影响药品安全性、有效性评价结果的；⑤曾因在申请药品、医疗器械注册过程中提供虚假证明材料受过刑事处罚或者二年内受过行政处罚，又提供虚假证明材料的；⑥其他情节严重的情形。其中，实施本解释第一条规定的行为，索取或者非法收受他人财物的，依照《刑法》第二百二十九条第二款规定，以提供虚假证明文件罪处五年以上十年以下有期徒刑，并处罚金；同时构成提供虚假证明文件罪和受贿罪、非国家工作人员受贿罪的，依照处罚较重的规定定罪处罚。

药品注册申请单位的工作人员指使药物非临床研究机构、药物临床试验机构、合同研究组织的工作人员提供本解释规定的虚假药物非临床研究报告、药物临床试验报告及相关材料的，以提供虚假证明文件罪的共同犯罪论处。具有下列情形之一的，可以认定为"指使"，但有相反证据的除外：①明知有关机构、组织不具备相应条件或者能力，仍委托其进行药物非临床研究、药物临床试验的；②支付的价款明显异于正常费用的。

单位犯上述罪的，对单位判处罚金，并依照本解释规定的相应自然人犯罪的定罪量刑标准对直接负责的主管人员和其他直接责任人员定罪处罚。

对是否属于虚假的药物非临床研究报告、药物或者医疗器械临床试验报告及相关材料，是否影响药品或者医疗器械安全性、有效性评价结果，以及是否属于严重不良事件等专门性问题难以确定的，可以根据国家药品监督管理部门设置或者指定的药品、医疗器械审评等机构出具的意见，结合其他证据作出认定。

二、生产、销售假药罪

为了严厉打击和准确认定药品犯罪行为，2011年2月25日第十一届全国人大常委会第十九次会议审议通过了《中华人民共和国刑法修正案（八）》，该修正案将《刑法》第一百四十一条第一款修改为"生产、销售假药的，处三年以下有期徒刑或者拘役，并处罚金；对人体健康造成严重危害或者有其他严重情节的，处三年以上十年以下有期徒刑，并处罚金；致人死亡或者有其他特别严重情节的，处十年以上有期徒刑、无期徒刑或者死刑，并处罚金或者没收财产"。这个修改内容，改变了生产、销售假药罪的犯罪构成条件，将生产、销售假药犯罪由危险犯改为行为犯，即只要有制售假药的行为，不论该行为是否产生危害后果（伤害人体健康），一般都要受到刑事追究。彰显了我国严厉打击生产、销售假药犯罪行为的态度和力度。对于药品监督管理部门来讲，发现有制售假药行为，符合刑事立案标准的，就应当依法移送公安机关。

2014年9月22日最高人民法院审判委员会第1626次会议、2014年3月17日最高人民检察院第十二届检察委员会第18次会议通过《关于办理危害药品安全刑事案件适用法律若干问题的解释》（法释〔2014〕14号）（以下简称《药品司法解释》）对药品犯罪的认定与处罚情节作出明确规定。

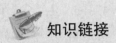

知识链接

犯罪构成要件

在我国，每一个犯罪都有其构成要件。犯罪构成由一系列主客观要素所组成，其中的"要素"就是构成犯必须条件（犯罪构成要素）；各个要素之中又包含若干因素（犯罪构成因素）。若干因素组成一个要素，若干要素形成一个犯罪构成。犯罪构成不是各个要素的简单相加，而是各个要素的有机统一。

构成犯罪所必需的要件，一般是犯罪主体（包括单位和自然人，其中自然人又考虑年龄、精神状态等）、犯罪主观方面（包括故意和过失）、犯罪客体（违法犯罪行为所侵害的法律保护的社会关系）、犯罪客观方面（包括危害行为、危害结果、因果关系等）。

哪些实施特征可以作为犯罪构成要件，是由立法者选择、通过刑法加以规定的。由于犯罪构成要件不同，刑法理论将犯罪分为行为犯、结果犯和危险犯等。所谓行为犯，就是说只要实施危害行为，不论是否有危害结果，就认定为犯罪，生产、销售假药的犯罪就是行为犯；所谓结果犯，就是说实施危害行为还必须造成一定结果，才认定为犯罪，生产、销售劣药就属于结果犯；所谓危险犯，就是说行为人实施某种行为，"足以"危害社会就以犯罪论处，如破坏交通工具罪、破坏交通设施罪等。

（一）生产、销售假药罪的立案标准

2008年6月25日最高人民检察院、公安部《关于公安机关管辖的刑事案件立案追诉标准的规定（一）的通知》（公通字〔2008〕36号）第十七条规定："生产（包括配制）、销售假药，涉嫌下列情形之一的，应予立案追诉：（一）含有超标准的有毒有害物质的；（二）不含所标明的有效成分，可能贻误诊治的；（三）所标明的适应证或者功能主治超出规定范围，可能造成贻误诊治的；（四）缺乏所标明的急救必需的有效成分的；（五）其他足以严重危害人体健康或者对人体健康造成严重危害的情形。"

本条规定的"假药"，是指依照《药品管理法》的规定属于假药和按假药处理的药品、非药品。根据新修订《药品管理法》第九十八条的规定，禁止生产（包括配制，下同）、销售、使用假药、劣药。有下列情形之一的，为假药：①药品所含成分与国家药品标准规定的成分不符；②以非药品冒充药品或者以他种药品冒充此种药品；③变质的药品；④药品所标明的适应证或者功能主治超出规定范围。取消了按照假药论处的情形，增加了使用假药的情形。

2017年4月27日最高人民检察院、公安部印发《关于公安机关管辖的刑事案件立案追诉标准的规定（一）的补充规定》（公通字〔2017〕12号）将上述《立案追诉标准（一）》第十七条修改为："生产、销售假药的，应予立案追诉。但销售少量根据民间传统配方私自加工的药品，或者销售少量未经批准进口的国外、境外药品，没有造成他人伤害后果或者延误诊治，情节显著轻微危害不大的除外"。

以生产、销售假药为目的，具有下列情形之一的，属于本条规定的"生产"：①合成、精制、提取、储存、加工炮制药品原料的；②将药品原料、辅料、包装材料制成成品过程中，进行配料、混合、制剂、储存、包装的；③印制包装材料、标签、说明书的。

医疗机构、医疗机构工作人员明知是假药还有偿提供给他人使用，或者为出售而购买、储存的，属于本条规定的"销售"。

本条规定的"假药"，是指依照《药品管理法》的规定属于假药和按假药处理的药品、非药品。是否属于假药难以确定的，可以根据地市级以上药品监督管理部门出具的认定意见等相关材料进行认定。必要时，可以委托省级以上药品监督管理部门设置或者确定的药品检验机构进行检验。

结合《药品管理法》和上述规定，生产、销售假药违法行为涉及刑事犯罪的立案标准，应当从以下几个方面把握。

1. 关于假药的认定　认定假药的根据是《药品管理法》第九十八条的规定。该法第一百二十一条同时规定："对假药、劣药的处罚决定，应当依法载明药品检验机构的质量检验结论。"就是说，今后认定是否假药必须由有资格的药品检验机构出具质量检验结论。

2. 不立案的例外情形　销售少量根据民间传统配方私自加工的药品，或者销售少量未经批准进口的国外、境外药品，没有造成他人伤害后果或者延误诊治，情节显著轻微危害不大的情形。这里明确了三层意思：一是"少量"，何谓"少量"，需要行政执法部门和司法机关在案件办理中进一步细化明确；二是"没有造成他人伤害后果或者延误诊治"；三是"情节显著轻微危害不大"。这三个条件必须同时具备方可不予刑事追究。即使"少量"，但事实上"造成他人伤害后果或者延误诊治"的，也要追究刑事责任。

3. 关于"生产""销售"的含义　以生产、销售假药为目的，具有下列情形之一的，属于"生产"行为：①合成、精制、提取、储存、加工炮制药品原料的；②将药品原料、辅料、包装材料制成成品过程中，进行配料、混合、制剂、储存、包装的；③印制包装材料、标签、说明书的。医疗机构、医疗机构工作人员明知是假药还有偿提供给他人使用，或者为出售而购买、储存的，也属于"销售"行为。这里的核心含义是，生产假药不一定必须已经是成品。只要以生产假药为目的，其中的每个环节或者过程，都构成生产行为，如合成、提取、加工炮制药品原料，将药品原料进行配料、混合，就属于生产假药行为。

《最高人民法院、最高人民检察院关于办理药品、医疗器械注册申请材料造假刑事案件适用法律若干问题的解释》第三条规定："药品注册申请单位的工作人员，故意使用虚假药物非临床研究报告、药物临床试验报告及相关材料，骗取药品批准证明文件生产、销售药品的，依照刑法第一百四十一条规定，以生产、销售假药罪定罪处罚。"

药品注册申请单位的工作人员和药物非临床研究机构、药物临床试验机构、合同研究组织的工作人员共同实施上述规定的行为，骗取药品批准证明文件生产、销售药品，同时构成提供虚假证明文件罪和生产、销售假药罪的，依照处罚较重的规定定罪处罚。

（二）生产、销售假药罪的情节认定

1. **酌情从重处罚情节**　《药品司法解释》第一条规定："生产、销售假药，具有下列情形之一的，应当酌情从重处罚：（一）生产、销售的假药以孕产妇、婴幼儿、儿童或者危重病人为主要使用对象的；（二）生产、销售的假药属于麻醉药品、精神药品、医疗用毒性药品、放射性药品、避孕药品、血液制品、疫苗的；（三）生产、销售的假药属于注射剂药品、急救药品的；（四）医疗机构、医疗机构工作人员生产、销售假药的；（五）在自然灾害、事故灾难、公共卫生事件、社会安全事件等突发事件期间，生产、销售用于应对突发事件的假药的；（六）两年内曾因危害药品安全违法犯罪活动受过行政处罚或者刑事处罚的；（七）其他应当酌情从重处罚的情形。"

2. **对人体健康造成严重危害情节**　《药品司法解释》第二条规定："生产、销售假药，具有下列情形之一的，应当认定为刑法第一百四十一条规定的'对人体健康造成严重危害'：（一）造成轻伤或者重伤的；（二）造成轻度残疾或者中度残疾的；（三）造成器官组织损伤导致一般功能障碍或者严重功能障碍的；（四）其他对人体健康造成严重危害的情形。"

3. **其他严重情节**　《药品司法解释》第三条规定："生产、销售假药，具有下列情形之一的，应当认定为刑法第一百四十一条规定的'其他严重情节'：（一）造成较大突发公共卫生事件的；（二）生产、销售金额二十万元以上不满五十万元的；（三）生产、销售金额十万元以上不满二十万元，并具有药品司法解释第一条规定情形之一的；（四）根据生产、销售的时间、数量、假药种类等，应当认定为情节严重的。"

4. **其他特别严重情节**　《药品司法解释》第四条规定："生产、销售假药，具有下列情形之一的，应当认定为刑法第一百四十一条规定的'其他特别严重情节'：（一）致人重度残疾的；（二）造成3人以上重伤、中度残疾或者器官组织损伤导致严重功能障碍的；（三）造成5人以上轻度残疾或者器官组织损伤导致一般功能障碍的；（四）造成10人以上轻伤的；（五）造成重大、特别重大突发公共卫生事件的；（六）生产、销售金额五十万元以上的；（七）生产、销售金额二十万元以上不满五十万元，并具有药品司法解释第一条规定情形之一的；（八）根据生产、销售的时间、数量、假药种类等，应当认定为情节特别严重的。"

（三）生产、销售假药罪的共犯认定

《药品司法解释》第八条规定："明知他人生产、销售假药、劣药，而有下列情形之一的，以共同犯罪论处：（一）提供资金、贷款、账号、发票、证明、许可证件的；（二）提供生产、经营场所、设备或者运输、储存、保管、邮寄、网络销售渠道等便利条件的；（三）提供生产技术或者原料、辅料、包装材料、标签、说明书的；（四）提供广告宣传等帮助行为的。"

构成共同犯罪必须具备两个条件：一是具有共同故意，二是具有共同行为。生产、销售假药的共犯，也必须符合上述两个条件。也就是说，只有行为人明知他人生产、销售假药而为其提供资金、贷款、发票等，才构成生产、销售假药犯罪的共犯。

（四）生产、销售假药罪的处罚原则

1. 重罪吸收轻罪原则　《药品司法解释》第十条规定："实施生产、销售假药犯罪，同时构成生产、销售伪劣产品、侵犯知识产权、非法经营、非法行医、非法采供血等犯罪的，依照处罚较重的规定定罪处罚。"

2. 严格缓刑、免予刑事处罚的适用原则　《药品司法解释》第十一条规定："对实施药品司法解释规定之犯罪的犯罪分子，应当依照刑法规定的条件，严格缓刑、免予刑事处罚的适用。对于适用缓刑的，应当同时宣告禁止令，禁止犯罪分子在缓刑考验期内从事药品生产、销售及相关活动。"

3. 罚金原则　《药品司法解释》第十二条规定："犯生产、销售假药罪的，一般应当依法判处生产、销售金额二倍以上的罚金。共同犯罪的，对各共同犯罪人合计判处的罚金应当在生产、销售金额的二倍以上。"

4. 单位犯罪处罚原则　《药品司法解释》第十三条规定："单位犯药品司法解释规定之罪的，对单位判处罚金，并对直接负责的主管人员和其他直接责任人员，依照药品司法解释规定的自然人犯罪的定罪量刑标准处罚。"

（五）认定生产、销售假药犯罪的几个问题

1. 关于"生产、销售金额"　《药品司法解释》第十五条规定："本解释所称'生产、销售金额'，是指生产、销售假药所得和可得的全部违法收入。"这里的销售"所得"和"可得"，实际就是已经售出和未售出的总和。比如行为人生产1000箱，已经售出500箱，库存500箱，每箱销售价格400元。那么，行为人的销售金额应当是40万元。

2. 关于人体伤害程度鉴定与评定　《药品司法解释》第十六条规定："药品司法解释规定的'轻伤''重伤'按照《人体损伤程度鉴定标准》进行鉴定。本解释规定的'轻度残疾''中度残疾''重度残疾'按照相关伤残等级评定标准进行评定。"

三、生产、销售劣药罪

《刑法》第一百四十二条规定："生产、销售劣药，对人体健康造成严重危害的，处三年以上十年以下有期徒刑，并处销售金额百分之五十以上二倍以下罚金；后果特别严重的，处十年以上有期徒刑或者无期徒刑，并处销售金额百分之五十以上二倍以下罚金

或者没收财产。"本条所称劣药，是指依照《药品管理法》的规定属于劣药的药品。

生产、销售劣药罪与生产、销售假药罪不同，前者是结果犯，后者是行为犯。也就是说，生产、销售劣药罪的构成条件是行为人有生产、销售劣药的客观行为，且对人体健康造成严重危害。而生产销售假药罪只要有生产、销售假药的行为，即使未对人体健康造成严重危害，也可能构成犯罪。

（一）生产、销售劣药罪的立案标准

2008年6月25日最高人民检察院、公安部《关于公安机关管辖的刑事案件立案追诉标准的规定（一）的通知》（公通字〔2008〕36号）第十八条规定："生产（包括配制）、销售劣药，涉嫌下列情形之一的，应予立案追诉：（一）造成人员轻伤、重伤或者死亡的；（二）其他对人体健康造成严重危害的情形。"

这里的劣药，是指《药品管理法》第九十八条规定的情形：①药品成分的含量不符合国家药品标准；②被污染的药品；③未标明或者更改有效期的药品；④未注明或者更改产品批号的药品；⑤超过有效期的药品；⑥擅自添加防腐剂、辅料的药品；⑦其他不符合药品标准的药品。

（二）生产、销售劣药罪的情节认定

1. 对人体健康造成严重危害情节 根据《药品司法解释》第五条的规定，具有下列情形之一的，应当认定为刑法第一百四十二条规定的'对人体健康造成严重危害'：①造成轻伤或者重伤的；②造成轻度残疾或者中度残疾的；③造成器官组织损伤导致一般功能障碍或者严重功能障碍的；④其他对人体健康造成严重危害的情形。

2. 后果特别严重情节 根据《药品司法解释》第五条的规定，具有下列情形之一的，应当认定为《刑法》第一百四十二条规定的"后果特别严重情节"：①致人死亡的；②致人重度残疾的；③造成3人以上重伤、中度残疾或者器官组织损伤导致严重功能障碍的；④造成5人以上轻度残疾或者器官组织损伤导致一般功能障碍的；⑤造成10人以上轻伤的；⑥造成重大、特别重大突发公共卫生事件的。

生产、销售劣药罪中的"生产""销售"认定、共同犯罪认定、处罚原则、犯罪金额确定、人体伤害程度确定等可以参照前文所述的生产、销售假药罪中的有关内容。

四、生产、销售伪劣产品罪

 案例

陆某、徐某等人为牟取非法利益，生产、销售假冒的"保妥适"注射用A型肉毒素以及"瑞蓝2号""纽拉""梵迪"等注射用修饰透明质酸钠凝胶（珀尿酸），非法交易数额共计38万多元。某市人民法院以陆某、徐某等人生产、销售伪劣产品罪和生产、销售假药罪，分别判处有期徒刑和罚金。

《刑法》第三章专门规定了破坏社会主义市场经济秩序罪，其中第一节"生产、销售伪劣商品罪"中包含生产、销售伪劣产品罪，生产、销售假药罪，生产、销售劣药罪，生产、销售不符合安全标准的食品罪，生产、销售有毒、有害食品罪，生产、销售不符合标准的卫生器材罪，生产、销售不符合安全标准的产品罪，生产、销售伪劣农药、兽药、化肥、种子罪和生产、销售不符合卫生标准的化妆品罪。

为了有效打击犯罪，防止司法实践中出现明显具有社会危害的违法行为而在《刑法》中难以找到相应罪名的问题，《刑法》第一百四十九条规定："生产、销售本节第一百四十一条至第一百四十八条所列产品，不构成各该条规定的犯罪，但是销售金额在五万元以上的，依照本节第一百四十条的规定定罪处罚。生产、销售本节第一百四十一条至第一百四十八条所列产品，构成各该条规定的犯罪，同时又构成本节第一百四十条规定之罪的，依照处罚较重的规定定罪处罚。"

以生产、销售劣药为例，生产、销售劣药的犯罪构成条件是：行为人具有生产、销售劣药的行为，并且对人体健康造成了严重危害。假如行为人具有生产、销售劣药的行为，但没有对人体健康造成严重危害，或者虽然对人体健康造成危害但没有达到严重程度。在此种情形下，行为人就不构成生产、销售劣药的犯罪。但行为人生产、销售劣药的违法行为，对社会来讲是十分危险的，甚至是有害的。正鉴于此，我国《刑法》明确规定，上述行为人的违法行为不构成生产、销售劣药罪，但是如果生产、销售劣药的金额在五万元以上，就以生产伪劣产品罪论处。司法实践中可能出现一种违法行为既构成生产、销售劣药罪，又构成生产、销售伪劣产品罪。对于此种情形，《刑法》明确规定按照其中处罚较重的定罪处罚。也就是说，如果前者处罚较重，就按照生产、销售劣药定罪处罚；如果后者处罚较重，就按照生产、销售伪劣产品定罪处罚。

五、药品领域非法经营罪

案例

2010年以来，张某在未取得《药品经营许可证》的情况下，从事药品批发活动。2011年8月，公安机关从张某处查获尚未销售的"人血白蛋白"6瓶、"人免疫球蛋白"35瓶。经鉴定均系假药。2012年2月，某区人民法院认定张某违反国家药品管理法律法规的规定，未经有关国家药品监督管理部门许可，无证经营药品，扰乱市场秩序，情节特别严重，其行为构成非法经营罪，其销售假药的行为又构成销售假药罪。依法以非法经营罪、销售假药罪，数罪并罚决定执行有期徒刑5年10个月，并处罚金人民币16万元。

《刑法》第二百二十五条规定："违反国家规定，有下列非法经营行为之一，扰乱市场秩序，情节严重的，处五年以下有期徒刑或者拘役，并处或者单处违法所得一倍以上五倍以下罚金；情节特别严重的，处五年以上有期徒刑，并处违法所得一倍以上五倍以下罚金或者没收财产：（一）未经许可经营法律、行政法规规定的专营、专卖物品或者其他限制买卖的物品的；（二）买卖进出口许可证、进出口原产地证明以及其他法律、行政法规规定的经营许可证或者批准文件的；（三）未经国家有关主管部门批准非法经营证券、期货、保险业务的，或者非法从事资金支付结算业务的；（四）其他严重扰乱市场秩序的非法经营行为。"

从这个规定来看，生产、销售假药、劣药构成非法经营罪，属于第四项"其他严重扰乱市场秩序的非法经营行为"情形。

（一）药品领域非法经营罪的立案标准

2010年5月7日《最高人民检察院、公安部关于公安机关管辖的刑事案件立案追诉标准的规定（二）》第七十九条规定："违反国家规定，从事其他非法经营活动，具有下列情形之一的，应予立案追诉：（一）个人非法经营数额在五万元以上，或者违法所得数额在一万元以上的；（二）单位非法经营数额在五十万元以上，或者违法所得数额在十万元以上的；（三）虽未达到上述数额标准，但两年内因同种非法经营行为受过二次以上行政处罚，又进行同种非法经营行为的；（四）其他情节严重的情形。"

《药品司法解释》第七条规定："违反国家药品管理法律法规，未取得或者使用伪造、变造的药品经营许可证，非法经营药品，情节严重的，依照刑法第二百二十五条的规定以非法经营罪定罪处罚。以提供给他人生产、销售药品为目的，违反国家规定，生产、销售不符合药用要求的非药品原料、辅料，情节严重的，依照刑法第二百二十五条的规定以非法经营罪定罪处罚。"

（二）药品领域非法经营罪的情节认定与处罚原则

1. **"情节严重"**　这是构成药品领域非法经营犯罪的条件之一。药品领域非法经营情节严重，是指实施上述行为，非法经营数额在十万元以上，或者违法所得数额在五万元以上。

2. **"情节特别严重"**　药品领域非法经营犯罪的"情节特别严重"，是对该类犯罪追究刑事责任的量刑情节。所谓"情节特别严重"，是指非法经营数额在五十万元以上，或者违法所得数额二十五万元以上。

3. **数罪处罚原则**　行为人实施药品领域非法经营行为，同时又构成生产、销售伪劣产品罪，以危险方法危害公共安全罪等犯罪的，依照处罚较重的规定定罪处罚。

第二节　药品涉嫌犯罪案件移送

❓ 问题

药品监督管理部门向公安机关移送涉嫌犯罪案件应当具备哪些条件？具体移送过程中需要办理哪些手续、经过哪些程序？公安机关对移送涉嫌犯罪案件有哪些具体要求？

一、移送条件与依据

（一）移送条件

从我国法律、行政法规规定来看，药品监督管理部门向公安机关移送涉嫌犯罪案件，应当具备以下条件。

1. 必须是属于药品监督管理部门管辖处理的案件　如果案件本身不属于药品监督管理部门管辖，即使药品监督管理部门发现了案件或者接到了举报，也应当先移交有管辖权的部门，而不应直接移送公安机关。

2. 必须是涉嫌犯罪的案件　判断的依据是《刑法》及其修正案的规定以及相关司法解释。《关于印发食品药品行政执法与刑事司法衔接工作办法的通知》第五条明确规定："药品监督管理部门向公安机关移送的案件，应当符合下列条件：（一）实施行政执法的主体与程序合法；（二）有证据证明涉嫌犯罪事实发生。"

（二）移送依据

药品监督管理部门向公安机关移送案件的事实依据是行为人的违法行为涉嫌构成犯罪，应当依法追究刑事责任；药品监督管理部门向公安机关移送案件的法律、法规依据主要包括：《药品管理法》《刑法》及其修正案，最高人民法院、最高人民检察院有关药品司法解释，最高人民检察院、公安部关于药品生产、销售犯罪立案追诉标准规定以及《行政执法机关移送涉嫌犯罪案件的规定》《关于印发食品药品行政执法与刑事司法衔接工作办法的通知》等。

二、移送程序与要求

（一）案件移送前准备

按照《行政执法机关移送涉嫌犯罪案件的规定》，药品监督管理部门在向公安机关移送涉嫌犯罪之前，应当做好以下准备工作。

1. 妥善保存证据　药品监督管理部门应当妥善保存所收集的与违法行为有关的证据。对查获的涉案物品应当如实填写涉案物品清单，并按照国家有关规定予以处理。对易腐烂、变质等不宜或者不易保管的涉案物品，应当采取必要措施，留取证据；对需要进行检验、鉴定的涉案物品，应当由法定检验、鉴定机构进行检验、鉴定，并出具检验报告或者鉴定结论。

2. 组成专案组　药品监督管理部门对应当向公安机关移送的涉嫌犯罪案件，应当立即指定两名或者两名以上行政执法人员组成专案组专门负责，核实情况后提出移送涉嫌犯罪案件的书面报告，报经本机关正职负责人或者主持工作的负责人审批。

3. 报批决定　专案组写出移送涉嫌犯罪案件的书面报告后，药品监督管理部门正职负责人或者主持工作的负责人应当自接到报告之日起三日内作出批准移送或者不批准移送的决定。决定不批准的，应当将不予批准的理由记录在案。

（二）案件移送要求

我国法律、行政法规对药品监督管理部门向公安机关移送涉嫌犯罪案件在时间上、材料上都有明确要求。

1. 时间要求　药品监督管理部门负责人决定批准移送的，应当在24小时内向同级公安机关移送。强调及时移送主要是防止行为人逃跑、自杀、毁灭证据等。如果由于不及时移送发生上述现象，相关责任人员应当承担相应责任。

2. 移送材料要求　按照《行政执法机关移送涉嫌犯罪案件的规定》，药品监督管理部门向公安机关移送涉嫌犯罪案件，应当附有下列材料：①涉嫌犯罪案件移送书；②涉嫌犯罪案件情况的调查报告；③涉案物品清单；④有关检验报告或者鉴定结论；⑤其他有关涉嫌犯罪的材料。公安机关认为需要补充材料的，药品监督管理部门应当及时提供。

2016年6月16日，公安部印发《公安机关受理行政执法机关移送涉嫌犯罪案件规定》第二条规定："对行政执法机关移送的涉嫌犯罪案件，公安机关应当接受，及时录入执法办案信息系统，并检查是否附有下列材料：（一）案件移送书，载明移送机关名称、行政违法行为涉嫌犯罪罪名、案件主办人及联系电话等。案件移送书应当附移送材料清单，并加盖移送机关公章；（二）案件调查报告，载明案件来源、查获情况、嫌疑人基本情况、涉嫌犯罪的事实、证据和法律依据、处理建议等；（三）涉案物品清单，载明涉案物品的名称、数量、特征、存放地等事项，并附采取行政强制措施、现场笔录等表明涉案物品来源的相关材料；（四）附有鉴定机构和鉴定人资质证明或者其他证明文件的检验报告或者鉴定意见；（五）现场照片、询问笔录、电子数据、视听资料、认定意见、责令整改通知书等其他与案件有关的证据材料。移送材料表明移送案件的行政执法机关已经或者曾经作出有关行政处罚决定的，应当检查是否附有有关行政处罚决定书。对材料不全的，应当在接受案件的二十四小时内书面告知移送的行政执法机关在三日内补正。但不得以材料不全为由，不接受移送案件。"药品监督管理部门向公安机关移送涉嫌犯罪案件的材料，应当符合上述规定要求。

第三节　药品涉罪案件行刑衔接

？ 问题

药品监督管理部门向公安机关移送涉嫌犯罪案件，假如公安机关不予立案，但药品监督管理部门认为公安机关不立案决定不当的，如何处理？药品监督管理部门向公安机关移送涉嫌犯罪案件之前或者之后，能否作出行政处罚决定？

一、案件移送的法律监督

（一）对应当移送而没有移送的法律监督

药品监督管理部门在查办食品药品违法案件过程中，发现涉嫌犯罪，依法需要追究刑事责任的，应当及时将案件移送公安机关，并抄送同级人民检察院。坚决防止有案不移、以罚代刑。《关于印发食品药品行政执法与刑事司法衔接工作办法的通知》第八条规定："人民检察院发现药品监督管理部门不依法移送涉嫌犯罪案件线索的，应当及时与药品监督管理部门协商，并可以派员调阅、查询有关案卷材料；对于涉嫌犯罪的，应当提出依法移送的检察意见。药品监督管理部门应当自收到检察意见之日起三日内将案件移送公安机关，并将执行情况通知人民检察院。"

事实上，由于药品监督管理部门执法人员的法律知识、罪与非罪的认知能力问题，出现应当移送的涉嫌犯罪案件而没有移送的情形是可能的，对于此种情况，检察机关即使发现也不应当以应当移送而没有移送为由追究执法人员的相关责任，而应当提出依法移送的检察意见。如果药品监督管理部门执法人员明知涉嫌犯罪而由于失职渎职，甚至收受贿赂不移送案件，则当事人应当承担相应法律责任。

（二）对公安机关不立案的法律监督

原则来讲，公安机关对药品监督管理部门移送的涉嫌犯罪案件，一般应当自受理之日起十日内依法作出立案或者不予立案的决定；案情重大的，应当自受理之日起三十日内作出立案或者不予立案的决定；特殊情况下，受案单位报经上一级公安机关批准，可以再延长三十日作出决定。公安机关作出不予立案决定的，应当自作出决定之日起三日内书面通知药品监督管理部门，并应当将案卷材料退回药品监督管理部门，并说明理由。同时抄送人民检察院。

药品监督管理部门认为公安机关不予立案决定不当的，可以在接到不予立案通知书之日起三日内提请复议，公安机关应当在接到复议请求之日起三日内作出立案或者不予立案的复议决定，并书面通知药品监督管理部门。对于公安机关逾期未作出是否立案决定，以及对不予立案决定、复议决定、立案后撤销案件决定有异议的，药品监督管理部门可以建议人民检察院予以立案监督。药品监督管理部门建议人民检察院进行立案监督的案件，应当提供立案监督建议书、相关案件材料，并附公安机关不予立案、立案后撤销案件决定及说明理由的材料，复议维持不予立案决定的材料或者公安机关逾期未作出是否立案决定的材料。人民检察院认为需要补充材料的，药品监督管理部门应当及时提供。

二、涉案物品检验与认定

（一）对涉案物品无法全部检验检测的情形处理

对此，《关于印发食品药品行政执法与刑事司法衔接工作办法的通知》第二十一条规定："对同一批次或者同一类型的涉案食品药品，如因数量较大等原因，无法进行全部检验检测，根据办案需要，可以依法进行抽样检验检测。公安机关、人民检察院、人民法院对符合行政执法规范要求的抽样检验检测结果予以认可，可以作为该批次或该类型全部涉案产品的检验检测结果。"

（二）对是否假药、劣药出具质量检验结论

《药品管理法》第一百二十一条规定："对假药、劣药的处罚决定，应当依法载明药品检验机构的质量检验结论。"

三、协作配合

（一）专业协助

公安机关、人民检察院、人民法院办理危害药品安全犯罪案件，商请药品监督管理部门提供检验结论、认定意见协助的，药品监督管理部门应当按照公安机关、人民检察院、人民法院刑事案件办理的法定时限要求积极协助，及时提供检验结论、认定意见，并承担相关费用。

（二）线索通报

药品监督管理部门在日常工作中发现属于《药品管理法》规定的明显涉嫌犯罪的案件线索，应当立即以书面形式向同级公安机关通报。公安机关应当及时进行审查，必要时可以进行初查。初查过程中，公安机关可以依法采取询问、查询、勘验、鉴定和调取证据材料等不限制被调查对象人身、财产权利的措施。对符合立案条件的，公安机关应当及时依法立案侦查。药品监督管理部门在日常监管、监督抽检、风险监测和处理投诉举报中发现的药品重要违法信息，应当及时通报同级公安机关；公安机关应当将侦办案件中发现的重大监管问题通报药品监督管理部门。公安机关在侦查食品药品犯罪案件中，已查明涉案药品流向的，应当及时通报同级药品监督管理部门依法采取控制措施。

（三）沟通协作

药品监督管理部门、公安机关、人民检察院、人民法院之间建立药品违法犯罪案件信息发布的沟通协作机制。发布案件信息前，应当互相通报情况；联合督办的重要案件信息应当联合发布。药品监督管理部门、公安机关、人民检察院应当定期召开联席会议，通报案件办理工作情况，研究解决重大问题。药品监督管理部门与司法机关之间加强协作沟通是非常必要的，特别是信息发布。事前沟通的目的在于防止相互发布的信息不一致引起社会舆论炒作，防止信息发布干扰办案机关侦察办案。

（四）信息共享

药品监督管理部门、公安机关、人民检察院应当积极建设行政执法与刑事司法衔接信息共享平台，逐步实现涉嫌犯罪案件的网上移送、网上受理、网上监督。已经接入信息共享平台的药品监督管理部门、公安机关、人民检察院，应当在作出相关决定之日起七日内分别录入下列信息：①适用一般程序的药品违法案件行政处罚、案件移送、提请

复议和建议人民检察院进行立案监督的信息；②移送涉嫌犯罪案件的立案、复议、人民检察院监督立案后的处理情况，以及提请批准逮捕、移送审查起诉的信息；③监督移送、监督立案以及批准逮捕、提起公诉的信息。尚未建成信息共享平台的药品监督管理部门、公安机关、人民检察院，应当自作出相关决定后及时向其他部门通报前款规定的信息。药品监督管理部门、公安机关、人民检察院应当对信息共享平台录入的案件信息及时汇总、分析，定期对平台运行情况总结通报。

（五）咨询答复

药品监督管理部门、公安机关、人民检察院、人民法院应当相互配合、支持，及时、全面答复专业咨询。药品监督管理部门占有药品认定、管理专业优势，司法机关占有证据认定、罪与非罪判定优势，相互之间专业问题咨询会经常发生。加强这方面的配合和支持有利于及时、准确地打击食品药品违法犯罪行为。

（六）联合督办

药品监督管理部门、公安机关和人民检察院，应当加强对重大案件的联合督办工作。国家药品监督管理部门、公安部、最高人民检察院可以对下列重大案件实行联合督办：①在全国范围内有重大影响的案件；②引发公共安全，对公民生命健康、财产造成特别重大损害、损失的案件；③跨地区，案情复杂、涉案金额特别巨大的案件；④其他有必要联合督办的重大案件。联合督办的意义在于加快案件办理速度，防止相互扯皮、中间干扰，精准案件定性，责任追究到位。

（七）案件互移

一般认为，只有药品监督管理部门向公安机关移送案件。事实上，公安、司法机关也应当向药品监督管理部门移交相关案件，核心是合力打击药品违法犯罪行为。《关于印发食品药品行政执法与刑事司法衔接工作办法的通知》第十三条规定："公安机关对发现的药品违法行为，经审查没有犯罪事实，或者立案侦查后认为犯罪事实显著轻微、不需要追究刑事责任，但依法应当予以行政处罚的，应当及时将案件移交药品监督管理部门。"人民检察院对作出不起诉决定的案件、人民法院对作出无罪判决或者免予刑事处罚的案件，认为依法应当给予行政处罚的，应当及时移交药品监督管理部门处理，并可以提出检察意见或者司法建议。

（八）证据转换

药品监督管理部门向公安机关移送涉嫌犯罪案件，必然涉及证据移交问题。那么，药品监督管理部门在办案在过程中依法收集的证据能否作为司法机关认定犯罪的证据呢？这就涉及行政执法办案证据与司法判案证据的转换问题。《关于印发食品药品行政执法与刑事司法衔接工作办法的通知》第十八条规定："药品监督管理部门在行政执法和查办案件过程中依法收集的物证、书证、视听资料、电子数据、检验报告、鉴定意见、勘验笔录、检查笔录等证据材料，经公安机关、人民检察院审查，人民法院庭审质证确认，可以作为证据使用。"

对于这个规定，可以从以下几个方面加以理解。

（1）药品监督管理部门在行政执法和查办案件过程中依法收集的证据，可以转换为刑事司法判案的证据。

（2）药品监督管理部门在执法和查办案件过程中，只有依法收集的证据，才可能转换成司法判案证据。这里特别强调"依法"，即证据的合法性。如果不是依法收集的证据，或者说是违法收集的证据，就不能转换成司法判案证据，如通过钓鱼执法取得的证据等。

（3）可以转换的证据是物证、书证、视听资料、电子数据、检验报告、鉴定意见、勘验笔录、检查笔录。这里不包括言词证据，即证人证言、当事人陈述。因为这些证据的收集需要特别的环境、特殊的记录手段等。

（4）药品监督管理部门向司法机关移交的证据材料，必须经公安机关、人民检察院审查，人民法院庭审质证确认，才可以作为证据使用。也就是说，药品监督管理部门移交的证据材料，必须经过"两道程序"，即公安、检察机关审查、经过法院庭审质证确认，才能作为司法证据使用。

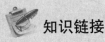

知识链接

我国《刑事诉讼法》对证据的规定

1. 可以用于证明案件事实的材料，都是证据。

2. 证据种类包括：物证，书证，证人证言，被害人陈述，犯罪嫌疑人、被告人的供述和辩解，鉴定意见，勘验、检查、辨认、侦查实验等笔录，视听资料，电子数据。

3. 证据必须经过查证属实，才能作为定案的根据。

4. 庭审中现有证据材料不能证明证据收集的合法性的，人民检察院可以提请人民法院通知有关侦查人员或者其他人员出庭说明情况；人民法院可以通知有关侦查人员或者其他人员出庭说明情况。有关侦查人员或者其他人员也可以要求出庭说明情况。

5. 证人证言必须在法庭上经过公诉人、被害人和被告人、辩护人双方质证并且查实以后，才能作为定案的根据。

四、行政处罚与司法衔接

在药品监督管理部门向公安机关移送涉嫌犯罪案件过程中，遇到的主要问题是案件移送前或者移送后，药品监督管理部门能不能对违法行为进行行政处罚？《行政执法机关移送涉嫌犯罪案件的规定》第十一条规定："行政执法机关向公安机关移送涉嫌犯罪案件前已经作出的警告，责令停产停业，暂扣或者吊销许可证、暂扣或者吊销执照的行政处罚决定，不停止执行。依照行政处罚法的规定，行政执法机关向公安机关移送涉嫌犯罪案件前，已经依法给予当事人罚款的，人民法院判处罚金时，依法折抵相应罚金。"

《关于印发食品药品行政执法与刑事司法衔接工作办法的通知》第十五条规定："对

于尚未作出生效裁判的案件，药品监督管理部门依法应当作出责令停产停业、吊销许可证等行政处罚，需要配合的，公安机关、人民检察院、人民法院应当给予配合。对于人民法院已经作出生效裁判的案件，依法还应当由药品监督管理部门作出吊销许可证等行政处罚的，药品监督管理部门可以依据人民法院生效裁判认定的事实和证据依法予以行政处罚。药品监督管理部门认为上述事实和证据有重大问题的，应当及时向人民法院反馈，并在人民法院通过法定程序重新处理后，依法作出处理。"

思考题

1. 药品领域各个具体犯罪的构成要件是什么？
2. 药品涉嫌犯罪案件移送的条件、依据和一般程序是什么？
3. 公安机关受理药品监督管理部门移送的涉嫌犯罪有哪些具体要求？
4. 药品领域行政执法与刑事司法衔接的工作有哪些具体内容？

附录

中华人民共和国药品管理法

（1984年9月20日第六届全国人民代表大会常务委员会第七次会议通过　2001年2月28日第九届全国人民代表大会常务委员会第二十次会议第一次修订　根据2013年12月28日第十二届全国人民代表大会常务委员会第六次会议《关于修改〈中华人民共和国海洋环境保护法〉等七部法律的决定》第一次修正　根据2015年4月24日第十二届全国人民代表大会常务委员会第十四次会议《关于修改〈中华人民共和国药品管理法〉的决定》第二次修正　2019年8月26日第十三届全国人民代表大会常务委员会第十二次会议第二次修订）

目　　录

第一章　总　　则

第一条　为了加强药品管理，保证药品质量，保障公众用药安全和合法权益，保护和促进公众健康，制定本法。

第二条　在中华人民共和国境内从事药品研制、生产、经营、使用和监督管理活动，适用本法。

本法所称药品，是指用于预防、治疗、诊断人的疾病，有目的地调节人的生理机能并规定有适应症或者功能主治、用法和用量的物质，包括中药、化学药和生物制品等。

第三条　药品管理应当以人民健康为中心，坚持风险管理、全程管控、社会共治的原则，建立科学、严格的监督管理制度，全面提升药品质量，保障药品的安全、有效、可及。

第四条　国家发展现代药和传统药,充分发挥其在预防、医疗和保健中的作用。

国家保护野生药材资源和中药品种,鼓励培育道地中药材。

第五条　国家鼓励研究和创制新药,保护公民、法人和其他组织研究、开发新药的合法权益。

第六条　国家对药品管理实行药品上市许可持有人制度。药品上市许可持有人依法对药品研制、生产、经营、使用全过程中药品的安全性、有效性和质量可控性负责。

第七条　从事药品研制、生产、经营、使用活动,应当遵守法律、法规、规章、标准和规范,保证全过程信息真实、准确、完整和可追溯。

第八条　国务院药品监督管理部门主管全国药品监督管理工作。国务院有关部门在各自职责范围内负责与药品有关的监督管理工作。国务院药品监督管理部门配合国务院有关部门,执行国家药品行业发展规划和产业政策。

省、自治区、直辖市人民政府药品监督管理部门负责本行政区域内的药品监督管理工作。设区的市级、县级人民政府承担药品监督管理职责的部门(以下称药品监督管理部门)负责本行政区域内的药品监督管理工作。县级以上地方人民政府有关部门在各自职责范围内负责与药品有关的监督管理工作。

第九条　县级以上地方人民政府对本行政区域内的药品监督管理工作负责,统一领导、组织、协调本行政区域内的药品监督管理工作以及药品安全突发事件应对工作,建立健全药品监督管理工作机制和信息共享机制。

第十条　县级以上人民政府应当将药品安全工作纳入本级国民经济和社会发展规划,将药品安全工作经费列入本级政府预算,加强药品监督管理能力建设,为药品安全工作提供保障。

第十一条　药品监督管理部门设置或者指定的药品专业技术机构,承担依法实施药品监督管理所需的审评、检验、核查、监测与评价等工作。

第十二条　国家建立健全药品追溯制度。国务院药品监督管理部门应当制定统一的药品追溯标准和规范,推进药品追溯信息互通互享,实现药品可追溯。

国家建立药物警戒制度,对药品不良反应及其他与用药有关的有害反应进行监测、识别、评估和控制。

第十三条　各级人民政府及其有关部门、药品行业协会等应当加强药品安全宣传教育,开展药品安全法律法规等知识的普及工作。

新闻媒体应当开展药品安全法律法规等知识的公益宣传,并对药品违法行为进行舆论监督。有关药品的宣传报道应当全面、科学、客观、公正。

第十四条　药品行业协会应当加强行业自律,建立健全行业规范,推动行业诚信体系建设,引导和督促会员依法开展药品生产经营等活动。

第十五条　县级以上人民政府及其有关部门对在药品研制、生产、经营、使用和监督管理工作中做出突出贡献的单位和个人,按照国家有关规定给予表彰、奖励。

第二章　药品研制和注册

第十六条　国家支持以临床价值为导向、对人的疾病具有明确或者特殊疗效的药物创新，鼓励具有新的治疗机理、治疗严重危及生命的疾病或者罕见病、对人体具有多靶向系统性调节干预功能等的新药研制，推动药品技术进步。

国家鼓励运用现代科学技术和传统中药研究方法开展中药科学技术研究和药物开发，建立和完善符合中药特点的技术评价体系，促进中药传承创新。

国家采取有效措施，鼓励儿童用药品的研制和创新，支持开发符合儿童生理特征的儿童用药品新品种、剂型和规格，对儿童用药品予以优先审评审批。

第十七条　从事药品研制活动，应当遵守药物非临床研究质量管理规范、药物临床试验质量管理规范，保证药品研制全过程持续符合法定要求。

药物非临床研究质量管理规范、药物临床试验质量管理规范由国务院药品监督管理部门会同国务院有关部门制定。

第十八条　开展药物非临床研究，应当符合国家有关规定，有与研究项目相适应的人员、场地、设备、仪器和管理制度，保证有关数据、资料和样品的真实性。

第十九条　开展药物临床试验，应当按照国务院药品监督管理部门的规定如实报送研制方法、质量指标、药理及毒理试验结果等有关数据、资料和样品，经国务院药品监督管理部门批准。国务院药品监督管理部门应当自受理临床试验申请之日起六十个工作日内决定是否同意并通知临床试验申办者，逾期未通知的，视为同意。其中，开展生物等效性试验的，报国务院药品监督管理部门备案。

开展药物临床试验，应当在具备相应条件的临床试验机构进行。药物临床试验机构实行备案管理，具体办法由国务院药品监督管理部门、国务院卫生健康主管部门共同制定。

第二十条　开展药物临床试验，应当符合伦理原则，制定临床试验方案，经伦理委员会审查同意。

伦理委员会应当建立伦理审查工作制度，保证伦理审查过程独立、客观、公正，监督规范开展药物临床试验，保障受试者合法权益，维护社会公共利益。

第二十一条　实施药物临床试验，应当向受试者或者其监护人如实说明和解释临床试验的目的和风险等详细情况，取得受试者或者其监护人自愿签署的知情同意书，并采取有效措施保护受试者合法权益。

第二十二条　药物临床试验期间，发现存在安全性问题或者其他风险的，临床试验申办者应当及时调整临床试验方案、暂停或者终止临床试验，并向国务院药品监督管理部门报告。必要时，国务院药品监督管理部门可以责令调整临床试验方案、暂停或者终止临床试验。

第二十三条　对正在开展临床试验的用于治疗严重危及生命且尚无有效治疗手段的疾病的药物，经医学观察可能获益，并且符合伦理原则的，经审查、知情同意后可以在开展临床试验的机构内用于其他病情相同的患者。

第二十四条　在中国境内上市的药品，应当经国务院药品监督管理部门批准，取得药品注册证书；但是，未实施审批管理的中药材和中药饮片除外。实施审批管理的中药材、中药饮片品种目录由国务院药品监督管理部门会同国务院中医药主管部门制定。

申请药品注册，应当提供真实、充分、可靠的数据、资料和样品，证明药品的安全性、有效性和质量可控性。

第二十五条 对申请注册的药品，国务院药品监督管理部门应当组织药学、医学和其他技术人员进行审评，对药品的安全性、有效性和质量可控性以及申请人的质量管理、风险防控和责任赔偿等能力进行审查；符合条件的，颁发药品注册证书。

国务院药品监督管理部门在审批药品时，对化学原料药一并审评审批，对相关辅料、直接接触药品的包装材料和容器一并审评，对药品的质量标准、生产工艺、标签和说明书一并核准。

本法所称辅料，是指生产药品和调配处方时所用的赋形剂和附加剂。

第二十六条 对治疗严重危及生命且尚无有效治疗手段的疾病以及公共卫生方面急需的药品，药物临床试验已有数据显示疗效并能预测其临床价值的，可以附条件批准，并在药品注册证书中载明相关事项。

第二十七条 国务院药品监督管理部门应当完善药品审评审批工作制度，加强能力建设，建立健全沟通交流、专家咨询等机制，优化审评审批流程，提高审评审批效率。

批准上市药品的审评结论和依据应当依法公开，接受社会监督。对审评审批中知悉的商业秘密应当保密。

第二十八条 药品应当符合国家药品标准。经国务院药品监督管理部门核准的药品质量标准高于国家药品标准的，按照经核准的药品质量标准执行；没有国家药品标准的，应当符合经核准的药品质量标准。

国务院药品监督管理部门颁布的《中华人民共和国药典》和药品标准为国家药品标准。

国务院药品监督管理部门会同国务院卫生健康主管部门组织药典委员会，负责国家药品标准的制定和修订。

国务院药品监督管理部门设置或者指定的药品检验机构负责标定国家药品标准品、对照品。

第二十九条 列入国家药品标准的药品名称为药品通用名称。已经作为药品通用名称的，该名称不得作为药品商标使用。

第三章 药品上市许可持有人

第三十条 药品上市许可持有人是指取得药品注册证书的企业或者药品研制机构等。

药品上市许可持有人应当依照本法规定，对药品的非临床研究、临床试验、生产经营、上市后研究、不良反应监测及报告与处理等承担责任。其他从事药品研制、生产、经营、储存、运输、使用等活动的单位和个人依法承担相应责任。

药品上市许可持有人的法定代表人、主要负责人对药品质量全面负责。

第三十一条 药品上市许可持有人应当建立药品质量保证体系，配备专门人员独立负责药品质量管理。

　　药品上市许可持有人应当对受托药品生产企业、药品经营企业的质量管理体系进行定期审核，监督其持续具备质量保证和控制能力。

　　第三十二条　药品上市许可持有人可以自行生产药品，也可以委托药品生产企业生产。

　　药品上市许可持有人自行生产药品的，应当依照本法规定取得药品生产许可证；委托生产的，应当委托符合条件的药品生产企业。药品上市许可持有人和受托生产企业应当签订委托协议和质量协议，并严格履行协议约定的义务。

　　国务院药品监督管理部门制定药品委托生产质量协议指南，指导、监督药品上市许可持有人和受托生产企业履行药品质量保证义务。

　　血液制品、麻醉药品、精神药品、医疗用毒性药品、药品类易制毒化学品不得委托生产；但是，国务院药品监督管理部门另有规定的除外。

　　第三十三条　药品上市许可持有人应当建立药品上市放行规程，对药品生产企业出厂放行的药品进行审核，经质量受权人签字后方可放行。不符合国家药品标准的，不得放行。

　　第三十四条　药品上市许可持有人可以自行销售其取得药品注册证书的药品，也可以委托药品经营企业销售。药品上市许可持有人从事药品零售活动的，应当取得药品经营许可证。

　　药品上市许可持有人自行销售药品的，应当具备本法第五十二条规定的条件；委托销售的，应当委托符合条件的药品经营企业。药品上市许可持有人和受托经营企业应当签订委托协议，并严格履行协议约定的义务。

　　第三十五条　药品上市许可持有人、药品生产企业、药品经营企业委托储存、运输药品的，应当对受托方的质量保证能力和风险管理能力进行评估，与其签订委托协议，约定药品质量责任、操作规程等内容，并对受托方进行监督。

　　第三十六条　药品上市许可持有人、药品生产企业、药品经营企业和医疗机构应当建立并实施药品追溯制度，按照规定提供追溯信息，保证药品可追溯。

　　第三十七条　药品上市许可持有人应当建立年度报告制度，每年将药品生产销售、上市后研究、风险管理等情况按照规定向省、自治区、直辖市人民政府药品监督管理部门报告。

　　第三十八条　药品上市许可持有人为境外企业的，应当由其指定的在中国境内的企业法人履行药品上市许可持有人义务，与药品上市许可持有人承担连带责任。

　　第三十九条　中药饮片生产企业履行药品上市许可持有人的相关义务，对中药饮片生产、销售实行全过程管理，建立中药饮片追溯体系，保证中药饮片安全、有效、可追溯。

　　第四十条　经国务院药品监督管理部门批准，药品上市许可持有人可以转让药品上市许可。受让方应当具备保障药品安全性、有效性和质量可控性的质量管理、风险防控和责任赔偿等能力，履行药品上市许可持有人义务。

第四章　药品生产

第四十一条　从事药品生产活动，应当经所在地省、自治区、直辖市人民政府药品监督管理部门批准，取得药品生产许可证。无药品生产许可证的，不得生产药品。

药品生产许可证应当标明有效期和生产范围，到期重新审查发证。

第四十二条　从事药品生产活动，应当具备以下条件：

（一）有依法经过资格认定的药学技术人员、工程技术人员及相应的技术工人；

（二）有与药品生产相适应的厂房、设施和卫生环境；

（三）有能对所生产药品进行质量管理和质量检验的机构、人员及必要的仪器设备；

（四）有保证药品质量的规章制度，并符合国务院药品监督管理部门依据本法制定的药品生产质量管理规范要求。

第四十三条　从事药品生产活动，应当遵守药品生产质量管理规范，建立健全药品生产质量管理体系，保证药品生产全过程持续符合法定要求。

药品生产企业的法定代表人、主要负责人对本企业的药品生产活动全面负责。

第四十四条　药品应当按照国家药品标准和经药品监督管理部门核准的生产工艺进行生产。生产、检验记录应当完整准确，不得编造。

中药饮片应当按照国家药品标准炮制；国家药品标准没有规定的，应当按照省、自治区、直辖市人民政府药品监督管理部门制定的炮制规范炮制。省、自治区、直辖市人民政府药品监督管理部门制定的炮制规范应当报国务院药品监督管理部门备案。不符合国家药品标准或者不按照省、自治区、直辖市人民政府药品监督管理部门制定的炮制规范炮制的，不得出厂、销售。

第四十五条　生产药品所需的原料、辅料，应当符合药用要求、药品生产质量管理规范的有关要求。

生产药品，应当按照规定对供应原料、辅料等的供应商进行审核，保证购进、使用的原料、辅料等符合前款规定要求。

第四十六条　直接接触药品的包装材料和容器，应当符合药用要求，符合保障人体健康、安全的标准。

对不合格的直接接触药品的包装材料和容器，由药品监督管理部门责令停止使用。

第四十七条　药品生产企业应当对药品进行质量检验。不符合国家药品标准的，不得出厂。

药品生产企业应当建立药品出厂放行规程，明确出厂放行的标准、条件。符合标准、条件的，经质量受权人签字后方可放行。

第四十八条　药品包装应当适合药品质量的要求，方便储存、运输和医疗使用。

发运中药材应当有包装。在每件包装上，应当注明品名、产地、日期、供货单位，并附有质量合格的标志。

第四十九条　药品包装应当按照规定印有或者贴有标签并附有说明书。

标签或者说明书应当注明药品的通用名称、成份、规格、上市许可持有人及其地址、生产企业及其地址、批准文号、产品批号、生产日期、有效期、适应症或者功能主治、用法、用量、禁忌、不良反应和注意事项。标签、说明书中的文字应当清晰，生产日期、有效期等事项应当显著标注，容易辨识。

麻醉药品、精神药品、医疗用毒性药品、放射性药品、外用药品和非处方药的标签、说明书，应当印有规定的标志。

第五十条 药品上市许可持有人、药品生产企业、药品经营企业和医疗机构中直接接触药品的工作人员，应当每年进行健康检查。患有传染病或者其他可能污染药品的疾病的，不得从事直接接触药品的工作。

第五章 药品经营

第五十一条 从事药品批发活动，应当经所在地省、自治区、直辖市人民政府药品监督管理部门批准，取得药品经营许可证。从事药品零售活动，应当经所在地县级以上地方人民政府药品监督管理部门批准，取得药品经营许可证。无药品经营许可证的，不得经营药品。

药品经营许可证应当标明有效期和经营范围，到期重新审查发证。

药品监督管理部门实施药品经营许可，除依据本法第五十二条规定的条件外，还应当遵循方便群众购药的原则。

第五十二条 从事药品经营活动应当具备以下条件：

（一）有依法经过资格认定的药师或者其他药学技术人员；

（二）有与所经营药品相适应的营业场所、设备、仓储设施和卫生环境；

（三）有与所经营药品相适应的质量管理机构或者人员；

（四）有保证药品质量的规章制度，并符合国务院药品监督管理部门依据本法制定的药品经营质量管理规范要求。

第五十三条 从事药品经营活动，应当遵守药品经营质量管理规范，建立健全药品经营质量管理体系，保证药品经营全过程持续符合法定要求。

国家鼓励、引导药品零售连锁经营。从事药品零售连锁经营活动的企业总部，应当建立统一的质量管理制度，对所属零售企业的经营活动履行管理责任。

药品经营企业的法定代表人、主要负责人对本企业的药品经营活动全面负责。

第五十四条 国家对药品实行处方药与非处方药分类管理制度。具体办法由国务院药品监督管理部门会同国务院卫生健康主管部门制定。

第五十五条 药品上市许可持有人、药品生产企业、药品经营企业和医疗机构应当从药品上市许可持有人或者具有药品生产、经营资格的企业购进药品；但是，购进未实施审批管理的中药材除外。

第五十六条 药品经营企业购进药品，应当建立并执行进货检查验收制度，验明药品合格证明和其他标识；不符合规定要求的，不得购进和销售。

第五十七条 药品经营企业购销药品，应当有真实、完整的购销记录。购销记录应当注明药品的通用名称、剂型、规格、产品批号、有效期、上市许可持有人、生产企业、购销单位、购销数量、购销价格、购销日期及国务院药品监督管理部门规定的其他内容。

第五十八条 药品经营企业零售药品应当准确无误，并正确说明用法、用量和注意事项；调配处方应当经过核对，对处方所列药品不得擅自更改或者代用。对有配伍禁忌或者超剂量的处方，应当拒绝调配；必要时，经处方医师更正或者重新签字，方可调配。

药品经营企业销售中药材，应当标明产地。

依法经过资格认定的药师或者其他药学技术人员负责本企业的药品管理、处方审核和调配、合理用药指导等工作。

第五十九条　药品经营企业应当制定和执行药品保管制度，采取必要的冷藏、防冻、防潮、防虫、防鼠等措施，保证药品质量。

药品入库和出库应当执行检查制度。

第六十条　城乡集市贸易市场可以出售中药材，国务院另有规定的除外。

第六十一条　药品上市许可持有人、药品经营企业通过网络销售药品，应当遵守本法药品经营的有关规定。具体管理办法由国务院药品监督管理部门会同国务院卫生健康主管部门等部门制定。

疫苗、血液制品、麻醉药品、精神药品、医疗用毒性药品、放射性药品、药品类易制毒化学品等国家实行特殊管理的药品不得在网络上销售。

第六十二条　药品网络交易第三方平台提供者应当按照国务院药品监督管理部门的规定，向所在地省、自治区、直辖市人民政府药品监督管理部门备案。

第三方平台提供者应当依法对申请进入平台经营的药品上市许可持有人、药品经营企业的资质等进行审核，保证其符合法定要求，并对发生在平台的药品经营行为进行管理。

第三方平台提供者发现进入平台经营的药品上市许可持有人、药品经营企业有违反本法规定行为的，应当及时制止并立即报告所在地县级人民政府药品监督管理部门；发现严重违法行为的，应当立即停止提供网络交易平台服务。

第六十三条　新发现和从境外引种的药材，经国务院药品监督管理部门批准后，方可销售。

第六十四条　药品应当从允许药品进口的口岸进口，并由进口药品的企业向口岸所在地药品监督管理部门备案。海关凭药品监督管理部门出具的进口药品通关单办理通关手续。无进口药品通关单的，海关不得放行。

口岸所在地药品监督管理部门应当通知药品检验机构按照国务院药品监督管理部门的规定对进口药品进行抽查检验。

允许药品进口的口岸由国务院药品监督管理部门会同海关总署提出，报国务院批准。

第六十五条　医疗机构因临床急需进口少量药品的，经国务院药品监督管理部门或者国务院授权的省、自治区、直辖市人民政府批准，可以进口。进口的药品应当在指定医疗机构内用于特定医疗目的。

个人自用携带入境少量药品，按照国家有关规定办理。

第六十六条　进口、出口麻醉药品和国家规定范围内的精神药品，应当持有国务院药品监督管理部门颁发的进口准许证、出口准许证。

第六十七条　禁止进口疗效不确切、不良反应大或者因其他原因危害人体健康的药品。

第六十八条　国务院药品监督管理部门对下列药品在销售前或者进口时，应当指定药品检验机构进行检验；未经检验或者检验不合格的，不得销售或者进口：

（一）首次在中国境内销售的药品；

（二）国务院药品监督管理部门规定的生物制品；

（三）国务院规定的其他药品。

第六章　医疗机构药事管理

第六十九条　医疗机构应当配备依法经过资格认定的药师或者其他药学技术人员，负责本单位的药品管理、处方审核和调配、合理用药指导等工作。非药学技术人员不得直接从事药剂技术工作。

第七十条　医疗机构购进药品，应当建立并执行进货检查验收制度，验明药品合格证明和其他标识；不符合规定要求的，不得购进和使用。

第七十一条　医疗机构应当有与所使用药品相适应的场所、设备、仓储设施和卫生环境，制定和执行药品保管制度，采取必要的冷藏、防冻、防潮、防虫、防鼠等措施，保证药品质量。

第七十二条　医疗机构应当坚持安全有效、经济合理的用药原则，遵循药品临床应用指导原则、临床诊疗指南和药品说明书等合理用药，对医师处方、用药医嘱的适宜性进行审核。

医疗机构以外的其他药品使用单位，应当遵守本法有关医疗机构使用药品的规定。

第七十三条　依法经过资格认定的药师或者其他药学技术人员调配处方，应当进行核对，对处方所列药品不得擅自更改或者代用。对有配伍禁忌或者超剂量的处方，应当拒绝调配；必要时，经处方医师更正或者重新签字，方可调配。

第七十四条　医疗机构配制制剂，应当经所在地省、自治区、直辖市人民政府药品监督管理部门批准，取得医疗机构制剂许可证。无医疗机构制剂许可证的，不得配制制剂。

医疗机构制剂许可证应当标明有效期，到期重新审查发证。

第七十五条　医疗机构配制制剂，应当有能够保证制剂质量的设施、管理制度、检验仪器和卫生环境。

医疗机构配制制剂，应当按照经核准的工艺进行，所需的原料、辅料和包装材料等应当符合药用要求。

第七十六条　医疗机构配制的制剂，应当是本单位临床需要而市场上没有供应的品种，并应当经所在地省、自治区、直辖市人民政府药品监督管理部门批准；但是，法律对配制中药制剂另有规定的除外。

医疗机构配制的制剂应当按照规定进行质量检验；合格的，凭医师处方在本单位使用。经国务院药品监督管理部门或者省、自治区、直辖市人民政府药品监督管理部门批准，医疗机构配制的制剂可以在指定的医疗机构之间调剂使用。

医疗机构配制的制剂不得在市场上销售。

第七章　药品上市后管理

第七十七条　药品上市许可持有人应当制定药品上市后风险管理计划，主动开展药品上市后研究，对药品的安全性、有效性和质量可控性进行进一步确证，加强对已上市药品的持续管理。

第七十八条　对附条件批准的药品，药品上市许可持有人应当采取相应风险管理措施，并在规定期限内按照要求完成相关研究；逾期未按照要求完成研究或者不能证明其获益大于风险的，国务院药品监督管理部门应当依法处理，直至注销药品注册证书。

第七十九条　对药品生产过程中的变更，按照其对药品安全性、有效性和质量可控性的风险和产生影响的程度，实行分类管理。属于重大变更的，应当经国务院药品监督管理部门批准，其他变更应当按照国务院药品监督管理部门的规定备案或者报告。

药品上市许可持有人应当按照国务院药品监督管理部门的规定，全面评估、验证变更事项对药品安全性、有效性和质量可控性的影响。

第八十条　药品上市许可持有人应当开展药品上市后不良反应监测，主动收集、跟踪分析疑似药品不良反应信息，对已识别风险的药品及时采取风险控制措施。

第八十一条　药品上市许可持有人、药品生产企业、药品经营企业和医疗机构应当经常考察本单位所生产、经营、使用的药品质量、疗效和不良反应。发现疑似不良反应的，应当及时向药品监督管理部门和卫生健康主管部门报告。具体办法由国务院药品监督管理部门会同国务院卫生健康主管部门制定。

对已确认发生严重不良反应的药品，由国务院药品监督管理部门或者省、自治区、直辖市人民政府药品监督管理部门根据实际情况采取停止生产、销售、使用等紧急控制措施，并应当在五日内组织鉴定，自鉴定结论作出之日起十五日内依法作出行政处理决定。

第八十二条　药品存在质量问题或者其他安全隐患的，药品上市许可持有人应当立即停止销售，告知相关药品经营企业和医疗机构停止销售和使用，召回已销售的药品，及时公开召回信息，必要时应当立即停止生产，并将药品召回和处理情况向省、自治区、直辖市人民政府药品监督管理部门和卫生健康主管部门报告。药品生产企业、药品经营企业和医疗机构应当配合。

药品上市许可持有人依法应当召回药品而未召回的，省、自治区、直辖市人民政府药品监督管理部门应当责令其召回。

第八十三条　药品上市许可持有人应当对已上市药品的安全性、有效性和质量可控性定期开展上市后评价。必要时，国务院药品监督管理部门可以责令药品上市许可持有人开展上市后评价或者直接组织开展上市后评价。

经评价，对疗效不确切、不良反应大或者因其他原因危害人体健康的药品，应当注销药品注册证书。

已被注销药品注册证书的药品，不得生产或者进口、销售和使用。

已被注销药品注册证书、超过有效期等的药品，应当由药品监督管理部门监督销毁或者依法采取其他无害化处理等措施。

第八章　药品价格和广告

第八十四条　国家完善药品采购管理制度，对药品价格进行监测，开展成本价格调查，加强药品价格监督检查，依法查处价格垄断、哄抬价格等药品价格违法行为，维护药品价格秩序。

第八十五条　依法实行市场调节价的药品，药品上市许可持有人、药品生产企业、药品经营企业和医疗机构应当按照公平、合理和诚实信用、质价相符的原则制定价格，为用药者提供价格合理的药品。

药品上市许可持有人、药品生产企业、药品经营企业和医疗机构应当遵守国务院药品价格主管部门关于药品价格管理的规定，制定和标明药品零售价格，禁止暴利、价格垄断和价格欺诈等行为。

第八十六条　药品上市许可持有人、药品生产企业、药品经营企业和医疗机构应当依法向药品价格主管部门提供其药品的实际购销价格和购销数量等资料。

第八十七条　医疗机构应当向患者提供所用药品的价格清单，按照规定如实公布其常用药品的价格，加强合理用药管理。具体办法由国务院卫生健康主管部门制定。

第八十八条　禁止药品上市许可持有人、药品生产企业、药品经营企业和医疗机构在药品购销中给予、收受回扣或者其他不正当利益。

禁止药品上市许可持有人、药品生产企业、药品经营企业或者代理人以任何名义给予使用其药品的医疗机构的负责人、药品采购人员、医师、药师等有关人员财物或者其他不正当利益。禁止医疗机构的负责人、药品采购人员、医师、药师等有关人员以任何名义收受药品上市许可持有人、药品生产企业、药品经营企业或者代理人给予的财物或者其他不正当利益。

第八十九条　药品广告应当经广告主所在地省、自治区、直辖市人民政府确定的广告审查机关批准；未经批准的，不得发布。

第九十条　药品广告的内容应当真实、合法，以国务院药品监督管理部门核准的药品说明书为准，不得含有虚假的内容。

药品广告不得含有表示功效、安全性的断言或者保证；不得利用国家机关、科研单位、学术机构、行业协会或者专家、学者、医师、药师、患者等的名义或者形象作推荐、证明。

非药品广告不得有涉及药品的宣传。

第九十一条　药品价格和广告，本法未作规定的，适用《中华人民共和国价格法》、《中华人民共和国反垄断法》、《中华人民共和国反不正当竞争法》、《中华人民共和国广告法》等的规定。

第九章　药品储备和供应

第九十二条　国家实行药品储备制度，建立中央和地方两级药品储备。

发生重大灾情、疫情或者其他突发事件时，依照《中华人民共和国突发事件应对法》的规定，可以紧急调用药品。

第九十三条　国家实行基本药物制度，遴选适当数量的基本药物品种，加强组织生产和储备，提高基本药物的供给能力，满足疾病防治基本用药需求。

第九十四条　国家建立药品供求监测体系，及时收集和汇总分析短缺药品供求信息，对短缺药品实行预警，采取应对措施。

第九十五条　国家实行短缺药品清单管理制度。具体办法由国务院卫生健康主管部门会同国务院药品监督管理部门等部门制定。

药品上市许可持有人停止生产短缺药品的，应当按照规定向国务院药品监督管理部门或者省、自治区、直辖市人民政府药品监督管理部门报告。

第九十六条　国家鼓励短缺药品的研制和生产，对临床急需的短缺药品、防治重大传染病和罕见病等疾病的新药予以优先审评审批。

第九十七条　对短缺药品，国务院可以限制或者禁止出口。必要时，国务院有关部门可以采取组织生产、价格干预和扩大进口等措施，保障药品供应。

药品上市许可持有人、药品生产企业、药品经营企业应当按照规定保障药品的生产和供应。

第十章　监督管理

第九十八条　禁止生产（包括配制，下同）、销售、使用假药、劣药。

有下列情形之一的，为假药：

（一）药品所含成份与国家药品标准规定的成份不符；

（二）以非药品冒充药品或者以他种药品冒充此种药品；

（三）变质的药品；

（四）药品所标明的适应症或者功能主治超出规定范围。

有下列情形之一的，为劣药：

（一）药品成份的含量不符合国家药品标准；

（二）被污染的药品；

（三）未标明或者更改有效期的药品；

（四）未注明或者更改产品批号的药品；

（五）超过有效期的药品；

（六）擅自添加防腐剂、辅料的药品；

（七）其他不符合药品标准的药品。

禁止未取得药品批准证明文件生产、进口药品；禁止使用未按照规定审评、审批的原料药、包装材料和容器生产药品。

第九十九条　药品监督管理部门应当依照法律、法规的规定对药品研制、生产、经营和药品使用单位使用药品等活动进行监督检查，必要时可以对为药品研制、生产、经营、使用提供产品或者服务的单位和个人进行延伸检查，有关单位和个人应当予以配合，不得拒绝和隐瞒。

药品监督管理部门应当对高风险的药品实施重点监督检查。

对有证据证明可能存在安全隐患的，药品监督管理部门根据监督检查情况，应当采取告诫、约谈、限期整改以及暂停生产、销售、使用、进口等措施，并及时公布检查处理结果。

药品监督管理部门进行监督检查时，应当出示证明文件，对监督检查中知悉的商业秘密应当保密。

第一百条 药品监督管理部门根据监督管理的需要，可以对药品质量进行抽查检验。抽查检验应当按照规定抽样，并不得收取任何费用；抽样应当购买样品。所需费用按照国务院规定列支。

对有证据证明可能危害人体健康的药品及其有关材料，药品监督管理部门可以查封、扣押，并在七日内作出行政处理决定；药品需要检验的，应当自检验报告书发出之日起十五日内作出行政处理决定。

第一百零一条 国务院和省、自治区、直辖市人民政府的药品监督管理部门应当定期公告药品质量抽查检验结果；公告不当的，应当在原公告范围内予以更正。

第一百零二条 当事人对药品检验结果有异议的，可以自收到药品检验结果之日起七日内向原药品检验机构或者上一级药品监督管理部门设置或者指定的药品检验机构申请复验，也可以直接向国务院药品监督管理部门设置或者指定的药品检验机构申请复验。受理复验的药品检验机构应当在国务院药品监督管理部门规定的时间内作出复验结论。

第一百零三条 药品监督管理部门应当对药品上市许可持有人、药品生产企业、药品经营企业和药物非临床安全性评价研究机构、药物临床试验机构等遵守药品生产质量管理规范、药品经营质量管理规范、药物非临床研究质量管理规范、药物临床试验质量管理规范等情况进行检查，监督其持续符合法定要求。

第一百零四条 国家建立职业化、专业化药品检查员队伍。检查员应当熟悉药品法律法规，具备药品专业知识。

第一百零五条 药品监督管理部门建立药品上市许可持有人、药品生产企业、药品经营企业、药物非临床安全性评价研究机构、药物临床试验机构和医疗机构药品安全信用档案，记录许可颁发、日常监督检查结果、违法行为查处等情况，依法向社会公布并及时更新；对有不良信用记录的，增加监督检查频次，并可以按照国家规定实施联合惩戒。

第一百零六条 药品监督管理部门应当公布本部门的电子邮件地址、电话，接受咨询、投诉、举报，并依法及时答复、核实、处理。对查证属实的举报，按照有关规定给予举报人奖励。

药品监督管理部门应当对举报人的信息予以保密，保护举报人的合法权益。举报人举报所在单位的，该单位不得以解除、变更劳动合同或者其他方式对举报人进行打击报复。

第一百零七条 国家实行药品安全信息统一公布制度。国家药品安全总体情况、药品安全风险警示信息、重大药品安全事件及其调查处理信息和国务院确定需要统一公布的其他信息由国务院药品监督管理部门统一公布。药品安全风险警示信息和重大药品安全事件及其调查处理信息的影响限于特定区域的，也可以由有关省、自治区、直辖市人民政府药品监督管理部门公布。未经授权不得发布上述信息。

公布药品安全信息，应当及时、准确、全面，并进行必要的说明，避免误导。

任何单位和个人不得编造、散布虚假药品安全信息。

第一百零八条　县级以上人民政府应当制定药品安全事件应急预案。药品上市许可持有人、药品生产企业、药品经营企业和医疗机构等应当制定本单位的药品安全事件处置方案，并组织开展培训和应急演练。

发生药品安全事件，县级以上人民政府应当按照应急预案立即组织开展应对工作；有关单位应当立即采取有效措施进行处置，防止危害扩大。

第一百零九条　药品监督管理部门未及时发现药品安全系统性风险，未及时消除监督管理区域内药品安全隐患的，本级人民政府或者上级人民政府药品监督管理部门应当对其主要负责人进行约谈。

地方人民政府未履行药品安全职责，未及时消除区域性重大药品安全隐患的，上级人民政府或者上级人民政府药品监督管理部门应当对其主要负责人进行约谈。

被约谈的部门和地方人民政府应当立即采取措施，对药品监督管理工作进行整改。

约谈情况和整改情况应当纳入有关部门和地方人民政府药品监督管理工作评议、考核记录。

第一百一十条　地方人民政府及其药品监督管理部门不得以要求实施药品检验、审批等手段限制或者排斥非本地区药品上市许可持有人、药品生产企业生产的药品进入本地区。

第一百一十一条　药品监督管理部门及其设置或者指定的药品专业技术机构不得参与药品生产经营活动，不得以其名义推荐或者监制、监销药品。

药品监督管理部门及其设置或者指定的药品专业技术机构的工作人员不得参与药品生产经营活动。

第一百一十二条　国务院对麻醉药品、精神药品、医疗用毒性药品、放射性药品、药品类易制毒化学品等有其他特殊管理规定的，依照其规定。

第一百一十三条　药品监督管理部门发现药品违法行为涉嫌犯罪的，应当及时将案件移送公安机关。

对依法不需要追究刑事责任或者免予刑事处罚，但应当追究行政责任的，公安机关、人民检察院、人民法院应当及时将案件移送药品监督管理部门。

公安机关、人民检察院、人民法院商请药品监督管理部门、生态环境主管部门等部门提供检验结论、认定意见以及对涉案药品进行无害化处理等协助的，有关部门应当及时提供，予以协助。

第十一章　法律责任

第一百一十四条　违反本法规定，构成犯罪的，依法追究刑事责任。

第一百一十五条　未取得药品生产许可证、药品经营许可证或者医疗机构制剂许可证生产、销售药品的，责令关闭，没收违法生产、销售的药品和违法所得，并处违法生产、销售的药品（包括已售出和未售出的药品，下同）货值金额十五倍以上三十倍以下的罚款；货值金额不足十万元的，按十万元计算。

　　第一百一十六条　生产、销售假药的，没收违法生产、销售的药品和违法所得，责令停产停业整顿，吊销药品批准证明文件，并处违法生产、销售的药品货值金额十五倍以上三十倍以下的罚款；货值金额不足十万元的，按十万元计算；情节严重的，吊销药品生产许可证、药品经营许可证或者医疗机构制剂许可证，十年内不受理其相应申请；药品上市许可持有人为境外企业的，十年内禁止其药品进口。

　　第一百一十七条　生产、销售劣药的，没收违法生产、销售的药品和违法所得，并处违法生产、销售的药品货值金额十倍以上二十倍以下的罚款；违法生产、批发的药品货值金额不足十万元的，按十万元计算，违法零售的药品货值金额不足一万元的，按一万元计算；情节严重的，责令停产停业整顿直至吊销药品批准证明文件、药品生产许可证、药品经营许可证或者医疗机构制剂许可证。

　　生产、销售的中药饮片不符合药品标准，尚不影响安全性、有效性的，责令限期改正，给予警告；可以处十万元以上五十万元以下的罚款。

　　第一百一十八条　生产、销售假药，或者生产、销售劣药且情节严重的，对法定代表人、主要负责人、直接负责的主管人员和其他责任人员，没收违法行为发生期间自本单位所获收入，并处所获收入百分之三十以上三倍以下的罚款，终身禁止从事药品生产经营活动，并可以由公安机关处五日以上十五日以下的拘留。

　　对生产者专门用于生产假药、劣药的原料、辅料、包装材料、生产设备予以没收。

　　第一百一十九条　药品使用单位使用假药、劣药的，按照销售假药、零售劣药的规定处罚；情节严重的，法定代表人、主要负责人、直接负责的主管人员和其他责任人员有医疗卫生人员执业证书的，还应当吊销执业证书。

　　第一百二十条　知道或者应当知道属于假药、劣药或者本法第一百二十四条第一款第一项至第五项规定的药品，而为其提供储存、运输等便利条件的，没收全部储存、运输收入，并处违法收入一倍以上五倍以下的罚款；情节严重的，并处违法收入五倍以上十五倍以下的罚款；违法收入不足五万元的，按五万元计算。

　　第一百二十一条　对假药、劣药的处罚决定，应当依法载明药品检验机构的质量检验结论。

　　第一百二十二条　伪造、变造、出租、出借、非法买卖许可证或者药品批准证明文件的，没收违法所得，并处违法所得一倍以上五倍以下的罚款；情节严重的，并处违法所得五倍以上十五倍以下的罚款，吊销药品生产许可证、药品经营许可证、医疗机构制剂许可证或者药品批准证明文件，对法定代表人、主要负责人、直接负责的主管人员和其他责任人员，处二万元以上二十万元以下的罚款，十年内禁止从事药品生产经营活动，并可以由公安机关处五日以上十五日以下的拘留；违法所得不足十万元的，按十万元计算。

　　第一百二十三条　提供虚假的证明、数据、资料、样品或者采取其他手段骗取临床试验许可、药品生产许可、药品经营许可、医疗机构制剂许可或者药品注册等许可的，撤销相关许可，十年内不受理其相应申请，并处五十万元以上五百万元以下的罚款；情节严重的，对法定代表人、主要负责人、直接负责的主管人员和其他责任人员，处二万元以上二十万元以下的罚款，十年内禁止从事药品生产经营活动，并可以由公安机关处五日以上十五日以下的拘留。

第一百二十四条 违反本法规定，有下列行为之一的，没收违法生产、进口、销售的药品和违法所得以及专门用于违法生产的原料、辅料、包装材料和生产设备，责令停产停业整顿，并处违法生产、进口、销售的药品货值金额十五倍以上三十倍以下的罚款；货值金额不足十万元的，按十万元计算；情节严重的，吊销药品批准证明文件直至吊销药品生产许可证、药品经营许可证或者医疗机构制剂许可证，对法定代表人、主要负责人、直接负责的主管人员和其他责任人员，没收违法行为发生期间自本单位所获收入，并处所获收入百分之三十以上三倍以下的罚款，十年直至终身禁止从事药品生产经营活动，并可以由公安机关处五日以上十五日以下的拘留：

（一）未取得药品批准证明文件生产、进口药品；

（二）使用采取欺骗手段取得的药品批准证明文件生产、进口药品；

（三）使用未经审评审批的原料药生产药品；

（四）应当检验而未经检验即销售药品；

（五）生产、销售国务院药品监督管理部门禁止使用的药品；

（六）编造生产、检验记录；

（七）未经批准在药品生产过程中进行重大变更。

销售前款第一项至第三项规定的药品，或者药品使用单位使用前款第一项至第五项规定的药品的，依照前款规定处罚；情节严重的，药品使用单位的法定代表人、主要负责人、直接负责的主管人员和其他责任人员有医疗卫生人员执业证书的，还应当吊销执业证书。

未经批准进口少量境外已合法上市的药品，情节较轻的，可以依法减轻或者免予处罚。

第一百二十五条 违反本法规定，有下列行为之一的，没收违法生产、销售的药品和违法所得以及包装材料、容器，责令停产停业整顿，并处五十万元以上五百万元以下的罚款；情节严重的，吊销药品批准证明文件、药品生产许可证、药品经营许可证，对法定代表人、主要负责人、直接负责的主管人员和其他责任人员处二万元以上二十万元以下的罚款，十年直至终身禁止从事药品生产经营活动：

（一）未经批准开展药物临床试验；

（二）使用未经审评的直接接触药品的包装材料或者容器生产药品，或者销售该类药品；

（三）使用未经核准的标签、说明书。

第一百二十六条 除本法另有规定的情形外，药品上市许可持有人、药品生产企业、药品经营企业、药物非临床安全性评价研究机构、药物临床试验机构等未遵守药品生产质量管理规范、药品经营质量管理规范、药物非临床研究质量管理规范、药物临床试验质量管理规范等的，责令限期改正，给予警告；逾期不改正的，处十万元以上五十万元以下的罚款；情节严重的，处五十万元以上二百万元以下的罚款，责令停产停业整顿直至吊销药品批准证明文件、药品生产许可证、药品经营许可证等，药物非临床安全性评价研究机构、药物临床试验机构等五年内不得开展药物非临床安全性评价研究、药物临床试验，对法定代表人、主要负责人、直接负责的主管人员和其他责任人员，没收违法行为发生期间自本单位所获收入，并处所获收入百分之十以上百分之五十以下的罚款，十年直至终身禁止从事药品生产经营等活动。

第一百二十七条　违反本法规定，有下列行为之一的，责令限期改正，给予警告；逾期不改正的，处十万元以上五十万元以下的罚款：

（一）开展生物等效性试验未备案；

（二）药物临床试验期间，发现存在安全性问题或者其他风险，临床试验申办者未及时调整临床试验方案、暂停或者终止临床试验，或者未向国务院药品监督管理部门报告；

（三）未按照规定建立并实施药品追溯制度；

（四）未按照规定提交年度报告；

（五）未按照规定对药品生产过程中的变更进行备案或者报告；

（六）未制定药品上市后风险管理计划；

（七）未按照规定开展药品上市后研究或者上市后评价。

第一百二十八条　除依法应当按照假药、劣药处罚的外，药品包装未按照规定印有、贴有标签或者附有说明书，标签、说明书未按照规定注明相关信息或者印有规定标志的，责令改正，给予警告；情节严重的，吊销药品注册证书。

第一百二十九条　违反本法规定，药品上市许可持有人、药品生产企业、药品经营企业或者医疗机构未从药品上市许可持有人或者具有药品生产、经营资格的企业购进药品的，责令改正，没收违法购进的药品和违法所得，并处违法购进药品货值金额二倍以上十倍以下的罚款；情节严重的，并处货值金额十倍以上三十倍以下的罚款，吊销药品批准证明文件、药品生产许可证、药品经营许可证或者医疗机构执业许可证；货值金额不足五万元的，按五万元计算。

第一百三十条　违反本法规定，药品经营企业购销药品未按照规定进行记录，零售药品未正确说明用法、用量等事项，或者未按照规定调配处方的，责令改正，给予警告；情节严重的，吊销药品经营许可证。

第一百三十一条　违反本法规定，药品网络交易第三方平台提供者未履行资质审核、报告、停止提供网络交易平台服务等义务的，责令改正，没收违法所得，并处二十万元以上二百万元以下的罚款；情节严重的，责令停业整顿，并处二百万元以上五百万元以下的罚款。

第一百三十二条　进口已获得药品注册证书的药品，未按照规定向允许药品进口的口岸所在地药品监督管理部门备案的，责令限期改正，给予警告；逾期不改正的，吊销药品注册证书。

第一百三十三条　违反本法规定，医疗机构将其配制的制剂在市场上销售的，责令改正，没收违法销售的制剂和违法所得，并处违法销售制剂货值金额二倍以上五倍以下的罚款；情节严重的，并处货值金额五倍以上十五倍以下的罚款；货值金额不足五万元的，按五万元计算。

第一百三十四条　药品上市许可持有人未按照规定开展药品不良反应监测或者报告疑似药品不良反应的，责令限期改正，给予警告；逾期不改正的，责令停产停业整顿，并处十万元以上一百万元以下的罚款。

药品经营企业未按照规定报告疑似药品不良反应的，责令限期改正，给予警告；逾期不改正的，责令停产停业整顿，并处五万元以上五十万元以下的罚款。

医疗机构未按照规定报告疑似药品不良反应的，责令限期改正，给予警告；逾期不改正的，处五万元以上五十万元以下的罚款。

第一百三十五条 药品上市许可持有人在省、自治区、直辖市人民政府药品监督管理部门责令其召回后，拒不召回的，处应召回药品货值金额五倍以上十倍以下的罚款；货值金额不足十万元的，按十万元计算；情节严重的，吊销药品批准证明文件、药品生产许可证、药品经营许可证，对法定代表人、主要负责人、直接负责的主管人员和其他责任人员，处二万元以上二十万元以下的罚款。药品生产企业、药品经营企业、医疗机构拒不配合召回的，处十万元以上五十万元以下的罚款。

第一百三十六条 药品上市许可持有人为境外企业的，其指定的在中国境内的企业法人未依照本法规定履行相关义务的，适用本法有关药品上市许可持有人法律责任的规定。

第一百三十七条 有下列行为之一的，在本法规定的处罚幅度内从重处罚：

（一）以麻醉药品、精神药品、医疗用毒性药品、放射性药品、药品类易制毒化学品冒充其他药品，或者以其他药品冒充上述药品；

（二）生产、销售以孕产妇、儿童为主要使用对象的假药、劣药；

（三）生产、销售的生物制品属于假药、劣药；

（四）生产、销售假药、劣药，造成人身伤害后果；

（五）生产、销售假药、劣药，经处理后再犯；

（六）拒绝、逃避监督检查，伪造、销毁、隐匿有关证据材料，或者擅自动用查封、扣押物品。

第一百三十八条 药品检验机构出具虚假检验报告的，责令改正，给予警告，对单位并处二十万元以上一百万元以下的罚款；对直接负责的主管人员和其他直接责任人员依法给予降级、撤职、开除处分，没收违法所得，并处五万元以下的罚款；情节严重的，撤销其检验资格。药品检验机构出具的检验结果不实，造成损失的，应当承担相应的赔偿责任。

第一百三十九条 本法第一百一十五条至第一百三十八条规定的行政处罚，由县级以上人民政府药品监督管理部门按照职责分工决定；撤销许可、吊销许可证件的，由原批准、发证的部门决定。

第一百四十条 药品上市许可持有人、药品生产企业、药品经营企业或者医疗机构违反本法规定聘用人员的，由药品监督管理部门或者卫生健康主管部门责令解聘，处五万元以上二十万元以下的罚款。

第一百四十一条 药品上市许可持有人、药品生产企业、药品经营企业或者医疗机构在药品购销中给予、收受回扣或者其他不正当利益的，药品上市许可持有人、药品生产企业、药品经营企业或者代理人给予使用其药品的医疗机构的负责人、药品采购人员、医师、药师等有关人员财物或者其他不正当利益的，由市场监督管理部门没收违法所得，并处三十万元以上三百万元以下的罚款；情节严重的，吊销药品上市许可持有人、药品生产企业、药品经营企业营业执照，并由药品监督管理部门吊销药品批准证明文件、药品生产许可证、药品经营许可证。

药品上市许可持有人、药品生产企业、药品经营企业在药品研制、生产、经营中向国家工作人员行贿的，对法定代表人、主要负责人、直接负责的主管人员和其他责任人员终身禁止从事药品生产经营活动。

第一百四十二条　药品上市许可持有人、药品生产企业、药品经营企业的负责人、采购人员等有关人员在药品购销中收受其他药品上市许可持有人、药品生产企业、药品经营企业或者代理人给予的财物或者其他不正当利益的，没收违法所得，依法给予处罚；情节严重的，五年内禁止从事药品生产经营活动。

医疗机构的负责人、药品采购人员、医师、药师等有关人员收受药品上市许可持有人、药品生产企业、药品经营企业或者代理人给予的财物或者其他不正当利益的，由卫生健康主管部门或者本单位给予处分，没收违法所得；情节严重的，还应当吊销其执业证书。

第一百四十三条　违反本法规定，编造、散布虚假药品安全信息，构成违反治安管理行为的，由公安机关依法给予治安管理处罚。

第一百四十四条　药品上市许可持有人、药品生产企业、药品经营企业或者医疗机构违反本法规定，给用药者造成损害的，依法承担赔偿责任。

因药品质量问题受到损害的，受害人可以向药品上市许可持有人、药品生产企业请求赔偿损失，也可以向药品经营企业、医疗机构请求赔偿损失。接到受害人赔偿请求的，应当实行首负责任制，先行赔付；先行赔付后，可以依法追偿。

生产假药、劣药或者明知是假药、劣药仍然销售、使用的，受害人或者其近亲属除请求赔偿损失外，还可以请求支付价款十倍或者损失三倍的赔偿金；增加赔偿的金额不足一千元的，为一千元。

第一百四十五条　药品监督管理部门或者其设置、指定的药品专业技术机构参与药品生产经营活动的，由其上级主管机关责令改正，没收违法收入；情节严重的，对直接负责的主管人员和其他直接责任人员依法给予处分。

药品监督管理部门或者其设置、指定的药品专业技术机构的工作人员参与药品生产经营活动的，依法给予处分。

第一百四十六条　药品监督管理部门或者其设置、指定的药品检验机构在药品监督检验中违法收取检验费用的，由政府有关部门责令退还，对直接负责的主管人员和其他直接责任人员依法给予处分；情节严重的，撤销其检验资格。

第一百四十七条　违反本法规定，药品监督管理部门有下列行为之一的，应当撤销相关许可，对直接负责的主管人员和其他直接责任人员依法给予处分：

（一）不符合条件而批准进行药物临床试验；

（二）对不符合条件的药品颁发药品注册证书；

（三）对不符合条件的单位颁发药品生产许可证、药品经营许可证或者医疗机构制剂许可证。

第一百四十八条 违反本法规定，县级以上地方人民政府有下列行为之一的，对直接负责的主管人员和其他直接责任人员给予记过或者记大过处分；情节严重的，给予降级、撤职或者开除处分：

（一）瞒报、谎报、缓报、漏报药品安全事件；

（二）未及时消除区域性重大药品安全隐患，造成本行政区域内发生特别重大药品安全事件，或者连续发生重大药品安全事件；

（三）履行职责不力，造成严重不良影响或者重大损失。

第一百四十九条 违反本法规定，药品监督管理等部门有下列行为之一的，对直接负责的主管人员和其他直接责任人员给予记过或者记大过处分；情节较重的，给予降级或者撤职处分；情节严重的，给予开除处分：

（一）瞒报、谎报、缓报、漏报药品安全事件；

（二）对发现的药品安全违法行为未及时查处；

（三）未及时发现药品安全系统性风险，或者未及时消除监督管理区域内药品安全隐患，造成严重影响；

（四）其他不履行药品监督管理职责，造成严重不良影响或者重大损失。

第一百五十条 药品监督管理人员滥用职权、徇私舞弊、玩忽职守的，依法给予处分。

查处假药、劣药违法行为有失职、渎职行为的，对药品监督管理部门直接负责的主管人员和其他直接责任人员依法从重给予处分。

第一百五十一条 本章规定的货值金额以违法生产、销售药品的标价计算；没有标价的，按照同类药品的市场价格计算。

第十二章 附 则

第一百五十二条 中药材种植、采集和饲养的管理，依照有关法律、法规的规定执行。

第一百五十三条 地区性民间习用药材的管理办法，由国务院药品监督管理部门会同国务院中医药主管部门制定。

第一百五十四条 中国人民解放军和中国人民武装警察部队执行本法的具体办法，由国务院、中央军事委员会依据本法制定。

第一百五十五条 本法自2019年12月1日起施行。

后 记

本书将要与广大读者见面了，欣慰之余，还要感谢参与教材编写的各位专家。

本书由主编国家药品监督管理局高级研修学院罗杰教授、副主编杨占新及张宗利、许学先、高博共同完成统稿工作。具体章节编写分工：

第一章，吉林省药品监督管理局稽查专员许学先；

第二章，山东省药品监督管理局政策法规处一级调研员张宗利；

第三章，江苏省药品监督管理局副局长陈和平，稽查处一级主任科员李竹；

第四章，江苏省药品监督管理局政策法规处三级调研员张爱华；

第五章，浙江省药品监督管理局信息中心主任张海军；

第六章，沈阳药科大学杨悦教授；

第七章，河北省药品监督管理局药品注册和化妆品监管处处长王连水；

第八章，河北省市场监督管理局法规处处长杨占新、陕西省药品监督管理局政策法规处处长宋健、江西省景德镇市市场监管局医疗器械科科长王张明；

第九章，原内蒙古自治区食品药品监督管理局食品安全总监王月明。

本书在编写过程中，参考了相关论著，在此一并致谢！在教材即将付梓之际，感谢各位编者为本书付出的努力！感谢编者所在单位的大力支持！